国医大师李今庸医学全集

经典医教讲析

李今庸 著

学苑出版社

图书在版编目（CIP）数据

经典医教讲析/李今庸著 . —北京：学苑出版社，2019. 7

（国医大师李今庸医学全集）

ISBN 978 - 7 - 5077 - 5717 - 0

Ⅰ . ①经… 　 Ⅱ . ①李… 　 Ⅲ . ①中国医药学 - 医学院校 - 教学参考资料 　 Ⅳ . ①R2

中国版本图书馆 CIP 数据核字（2019）第 109509 号

责任编辑：黄小龙
出版发行：学苑出版社
社　　址：北京市丰台区南方庄 2 号院 1 号楼
邮政编码：100079
网　　址：www. book001. com
电子邮箱：xueyuanpress@ 163. com
销售电话：010 - 67601101（销售部）67603091（总编室）
印 刷 厂：北京画中画印刷有限公司
开本尺寸：710 × 1000　1/16
印　　张：19. 25
字　　数：287 千字
版　　次：2019 年 7 月第 1 版
印　　次：2019 年 7 月第 1 次印刷
定　　价：80. 00 元

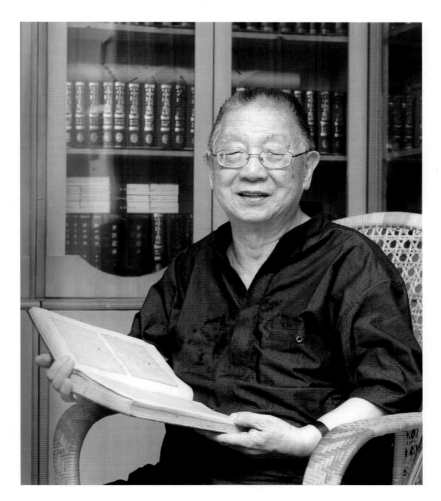

　　李今庸，男，1925年出生，湖北枣阳市人，当代著名中医学家，中医教育学家，湖北中医药大学终身教授，国医大师，国家中医药管理局评定的第一批全国老中医药专家学术经验继承工作指导老师。

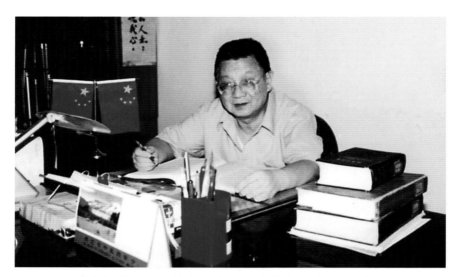

李今庸教授主持湖北省中医药学会工作 20 余年

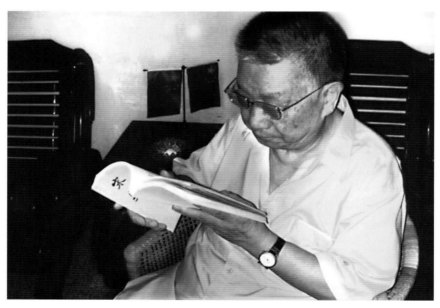

李今庸教授在研读史书

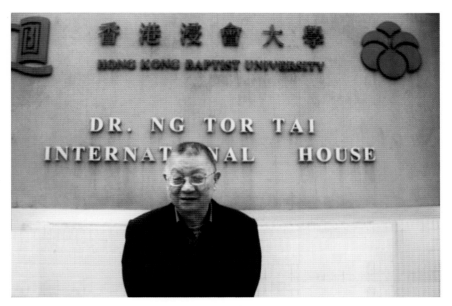

李今庸教授在香港浸会大学讲学期间留影

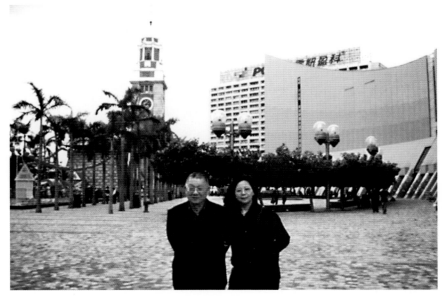

李今庸教授在香港讲学期间与女儿李琳合影

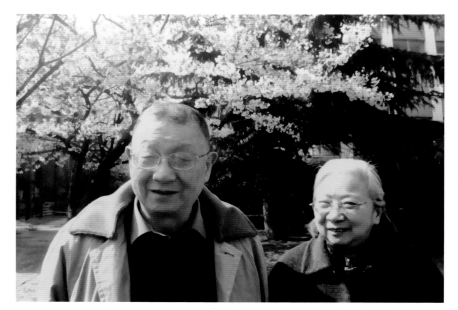

李今庸教授与夫人齐立秀合影

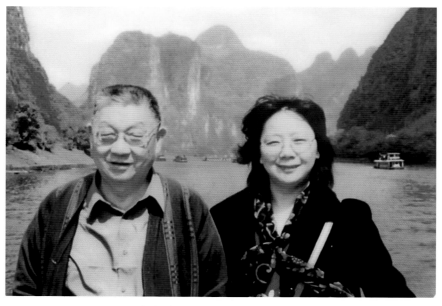

李今庸教授与女儿李琳合影

中国的长期封建社会中，创造了灿烂的古代文化。清理古代文化的发展过程，剔除其封建性的糟粕，吸收其民主性的精华，是发展民族新文化提高民族自信心的必要条件，但是决不能无批判地兼收并蓄。

摘自《新民主主义论》

李今庸教授书法（一）

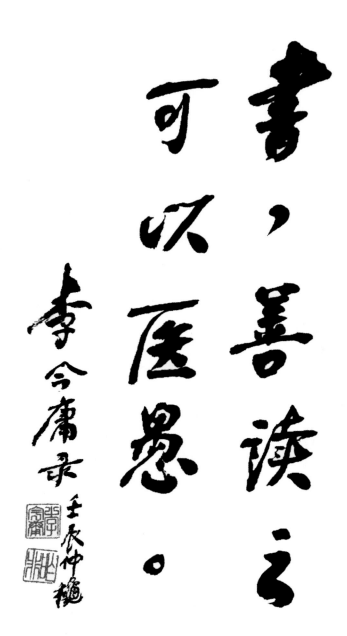

书，善读之可以医愚。

李今庸录 壬辰仲秋

李今庸教授书法（二）

富於筆墨窮於命

老去鬚眉牡丹心

李今庸書
乙酉初冬

李今庸教授书法（三）

鞠躬顾职，岂能尽如人意；

竭诚斯任，但求无愧我心。

李今庸教授书法（四）

通古博今研岐黄　精勤不倦育桃李

（代总序）

　　李今庸先生，字昨非，1925 年出生于湖北省枣阳市唐家店镇一个世医之家。今庸之名取自《三字经》："中不偏，庸不易。"意为立定志向，矢志不移，永不改易。昨非，语出陶渊明《归去来兮辞》："实迷途其未远，觉今是而昨非。"含有不断修正自己错误认识的意思。书斋曰莲花书屋，义出周敦颐《爱莲说》："出淤泥而不染，濯清涟而不妖。"李今庸先生平生行止，诚如斯言。《孟子·滕文公章句上》说："舜何人也，予何人也，有为者亦若是。"他把这句话作为座右铭。

　　李今庸先生从医 80 载，执教 62 年，在漫长的医教研生涯中积累了宝贵的治学经验。其治学之道，建造了弟子成才的阶梯，是后学登堂入室的通途。听其教、守其道、恭其行者，多能登堂入室，攀登高峰。

博学强志　医教研优

　　李今庸先生 7 岁入私塾读书，开始攻读《论语》《孟子》《大学》《中庸》《礼记》等儒家经典，他博闻强志，日记千言，常过目成诵。1938 年随父学医，兼修文学，先后研读《黄帝内经》《针灸甲乙经》《难经》《伤寒论》《金匮要略》《脉经》《诸病源候论》《千金要方》《千金翼方》《外台秘要》《神农本草经》等，随后其父又命其继续攻读历代各家论著和各科著作，并指导他阅读《毛诗序》《周易》《尚书》等书。对于《黄帝内经》，他大约只用了一年的时间，即将其内容烂熟于心。现在只要提到《黄帝内经》的某一内容，他都能不假思索明确无误地给你指出，本段内容是在《素问》或《灵枢》的某一篇，所以被人们誉为"《内经》王""活字典"。

　　1961 年，时任湖北中医学院副院长的蒋立庵先生，将一本《江汉论坛》杂志给了李今庸先生。他认真阅读后，敏锐地意识到蒋老是希望他掌握校勘训诂学的知识，以便有效地研究整理古典医籍。从 20 世纪 60 年代初开始，他先后阅读了大量有关古代小学类书籍。通过认真阅读《说文解字》《说文解字注》《说文通训定声》《说文解字义证》《说文解字注笺》等，他对许学相当熟悉。又广泛阅读了雅学、韵书以及与小学有关的一些书籍。从此，他掌握了治学之道，并以此助推医教之道。

　　一般而言，做学问应具备三个条件：一为深厚的家学，二为名师指点，三为个人勤奋。这三点李今庸先生都具备了，所以先生才有了今天的成就。

　　李今庸先生在 1987～1999 年间，先后被中国中医研究院（现中国中医科学院）研究生部、张仲景国医大学、长春中医学院（现长春中医药大学）等单位聘为客座教授和临床教授，为这些单位的中医药人才培养做出了贡献。1991 年 5 月被确认为第一批全国老中医药专家学术经验继承工作指导老师，同年获国务院政府特殊津贴；1999 年被中华中医药学会授予全国十大"国医楷模"称号；2002 年获"中医药学术最高成就奖"；2006 年获中华中医药学会"中医药传承特别贡献奖"；2011 年被国家中医药管理局确定为全国名老中医药专家传承工作室建设项目专家；2013 年 1 月被人事部确定为首批中医药传承博士后合作导师，为国家培养中医药高层次人才。

校勘医典　著作等身

　　李今庸先生在治学上锲而不舍，勇攀高峰，正所谓"路漫漫其修远兮，吾将上下而求索"。他在 20 世纪 60 年代就步入了校勘医典这条漫长而又崎岖的治学之路。在这方面他着力最勤，费神最深，几乎是举毕生之力。他曾说道：首先要善于发现古书中的问题，然后对所发现的问题，进行深入研究考证，并搜集大量的古代文献加以证实。当写成文章时，又必须考虑所选用文献的排列先后，使层次分明，说明透彻，让人易于读懂。如此每写一篇文章，头痛数日不已，然而他仍乐此不疲。虽是辛苦，然也获得了丰硕的成果。经一番整理后，不仅使这些古籍中的文字义理畅达，而且其医学理论也明白易晓，从而使千百年的疑窦涣然冰释，实有功于后学。

李今庸先生首创以治经学方法研究古典医籍。他将清朝乾嘉时期所兴起的治经学方法，引入到古医籍的研究整理之中。他依据训诂学、校勘学、音韵学、古文字学的基本原理，以及方言学、历史学、古文献学、考古学和历代避讳规律等相关知识，对古医书中的疑难问题进行了深入研究。对古医书中有问题的内容，则采用多者刈之、脱者补之、隐者彰之、错者正之、难者考之、疑者存之的方法，细心疏爬。他治学态度严谨，一言之取舍必有于据，一说之弃留必合于理。其研究所涉及的范围相当广泛，如《素问》《灵枢》《难经》《甲乙经》《太素》《伤寒论》《金匮要略》《神农本草经》《肘后方》《新修本草》《千金要方》《千金翼方》《马王堆汉墓帛书》以及周秦两汉典籍中有关医学的内容。每有得则笔之以文，其研究的千古疑难问题多达数百处。从 20 世纪 50 年代末至现在，他发表了诸如"析疑""揭疑""考释""考义"这类文章 200 多篇。2008 年，他在外地休养的时候，凭记忆又搜集了古医书中疑问之处 88 条，其中部分内容现已整理成文。由此可见，先生对古医籍疏爬之勤。

设帐杏坛　传道授业

李今庸先生执教已 62 个春秋，在中医教育学上，开创和建立了两门中医经典学科教育（《黄帝内经》《金匮要略》）。他先后给师资班、西学中班、本科生、研究生等各类不同层次学生讲授《金匮要略》《黄帝内经》《难经》及《中医学基础》等课程。自 1978 年开始，又在全国中医界率先开展《内经》专业研究生教育。同时，李今庸先生还先后赴辽宁、广西、上海等地的中医药院校讲授《黄帝内经》《金匮要略》等经典课程。

李今庸先生非常重视教材建设。1958—1959 年，他首先在湖北中医学院筹建金匮教研组，并担任组长，其间编写了《金匮讲义》，作为本院本科专业使用。1963 年代理主编了全国中医学院第二版试用教材《金匮要略讲义》，从而将金匮这一学科推向了全国；1973 年为适应社会上的需求，对该书稍作润色，作为全国中医学院第三版试用教材再版发行；1974 年协编全国中医学院教材《中医学基础》；1978 年，主编《内经选读》，供中医本科专业使用，该教材受到全国《内经》教师的好评；1978 年，参与编著高等中医药院校教学参考丛书《内经》；1982年主编高等中医药院校本科生、研究生两用教材《黄帝内经选读》；1987 年为光明中医函授大学编写了《金匮要略讲解》。几十年来，李今庸先生为中医药院校教材建设，倾注了满腔心血。

李今庸先生注重师资队伍建设。先生在主持原湖北中医学院内经教研室工作时，非常重视对教师的培养。1981 年，他在教研室提出了"知识非博不能反约，非深不能至精"的思想。他要求教师养成"读书习惯和写作习惯"。为配合教师读书方便，他在教研室创建了图书资料室，收藏各类图书 800 余册。并随时对教师的学习情况进行督促检查。1983—1986 年，他组织教研室教师编写了《黄帝内经索引》；1986 年，他又组织教研室教师编写了《新编黄帝内经纲目》。通过编辑书籍及教学参考资料，以提高教师的专业水平。在对教师的使用上，尽量做到人尽其才，才尽其用。通过十几年坚持不懈努力，现已培养出一批较高素质的中医药教师队伍。

在半个多世纪的中医药教学生涯中，先生主张择人而教、因材施教，注重传授真知和问答教学。他要求学生学习中医时必须树立辩证唯物主义和历史唯物主义思维方式，将不同时代形成的医学著作和理论体系置于特定历史时代背景中研究，重视经典著作教学和学生临床实践。1962 年，先生辅导高级西医离职学习中医班集体写作《从藏府学说看祖国医学的理论体系》一文，全文刊登于《光明日报》，并被《人民日报》摘要登载、《中医杂志》全文收载，在全国产生很大影响。

扎根一线　累起沉疴

李今庸先生在 80 年的医疗实践中，形成了独特的医疗风格、完整的临床医学思想，积累了大量的临床经验。其一，形成了完整的临床医学指导思想，即坚持辩证历史唯物主义思想指导下的"辨证论治"；其二，独创个人的临床医疗经验病证证型治疗分类约 580 余种。著有《李今庸临床经验辑要》《中国百年百名中医临床家丛书·李今庸》《李今庸医案医论精华》等临床著作。

李今庸先生通晓中医内外妇儿及五官各科，尤长于治疗内科和妇科疾病。在 80 年的临床实践中，他在内伤杂病的补泻运用上形成了自己独特的风格，即泻重痰瘀，补主脾肾。脾肾两藏，一为后天之本，一为先天之本，是人体精气的主要来源。二藏荣则一身俱荣，二藏损则一身俱损。因此，在治虚损证时，补主脾肾。在临床运用中，具体又有所侧重，小儿重脾胃，老人重脾肾，妇女重肝肾。慢性久病，津血易滞，痰瘀易生，痰瘀互结互病，易成窠囊。他对于此类病证的治疗是泻重痰瘀，或治其痰，或泻其瘀，或痰瘀同治。他临床经验丰富，辨证准确，用药精良，常出奇兵以制胜，其经验可见于《国医大师李今庸医学全集》中。

李今庸先生非常强调临床实践对理论的依赖性，他常说："治病如同打仗一样，没有一定的医学理论做指导，就不可能进行正确的医疗活动。"如一壮年男子，突发前阴上缩，疼痛难忍，呼叫不已，李今庸先生据《素问·厥论》"前阴者，宗筋之所聚"，《素问·痿论》"阳明者，五藏六府之海，主润宗筋"的理论，为之针刺足阳明经之归来穴，留针10分钟，病愈，后数十年未再发。此案正印证了其善于以经典理论对临床的指导运用。李老常言："方不在大，对证则效；药不在贵，中病即灵。"

从1976年起，李老应邀赴北京、上海、南京、南宁、福州、香港、韩国大田等多地讲学，传授临床经验，深入开展中外学术交流。

振兴中医　奔走疾呼

李今庸先生作为一代中医药思想家，从未停止过对中医药学理论、临床、教育的反复深入思考。1982年、1984年，他两次同全国十余名中医药专家联名上书党中央、国务院，建议成立国家中医药管理总局，加强党对中医药事业的领导，受到中央领导重视和采纳。1986年，国家中医药管理局成立。其后，又积极支持组建中医药专业出版社。1989年，中国中医药出版社成立。2003年，向党中央和国务院领导写信陈述中医药学优越性和东方医学特色，建议制定保护和发展中医药的法规，同年，国务院颁布《中华人民共和国中医药条例》。

李老在担任湖北省政协常委及教科文卫体委员会副主任期间，深入基层考察调研，写了大量提案及信函建议。在湖北省第五届政协会议上，提出"请求省委、省政府批准和积极筹建'湖北省中医管理局'，以振兴我省中医药事业"等提案。2006年，湖北省中医药管理局成立。

1986年李老当选为湖北省中医药学会理事长。此后，主持湖北省中医药学会工作长达二十余年。组织举行"鄂港澳台国际学术交流大会""国际传统医学大会"等各种大型中医药学术研讨会和国际学术交流会议。其间，向省委、省政府致信建议召开李时珍学术会议，成立李时珍研究会，开展相关研究，为在全国范围内形成纪念李时珍学术活动氛围奠定了坚实根基。主编《湖北中医药信息》《中医药文化有关资料选编》等。

近年来，李老对中医药学术发展方向继续进行深入思考与研究。认为中西医学不能互相取代，只能在发展的基础上取长补短，必须努力促使西医中国化、中医现代化，先后撰写和发表了《论中医药学理论体系的构成和意义》《发扬中医药学特色和优势提高民族自信心和自豪感》《试论我国"天人合一"思想的产生及中医药文化的思想特征》《中医药学应以东方文化的面貌走向现代化》《关于中西医结合与中医药现代化的思考》《略论中医学史和发展前景》等文章。

今将李今庸先生历年间写作刊印出版和未出版的各种学术著作，集中起来编辑整理，勒成一部总集，定名为《国医大师李今庸医学全集》，予以出版，一则是彰显李老半个多世纪以来，在中医药学术上所取得的具有系统性和创造性的重要成就，二则是为中医药学的传承留下一份丰厚的学术遗产。

李今庸先生历年间写作并刊印和出版的各种著作数十部，附列如下（以年代先后为序）：

《金匮讲义》，李今庸编著，原湖北中医学院中医专业本科生用教材。1959 年，内部油印。

《金匮要略讲义》，李今庸编著，全国中医学院中医专业本科生用第二版统一教材。1963 年 9 月，上海科学技术出版社出版。

《中医基础学》，李今庸编著，原湖北中医学院中医专业用教材。1971 年，内部铅印。

《金匮要略释义》，李今庸编著，中医临床参考丛书，全国中医学院西医学习中医者、中医专业用第三版统一教材。1973 年，上海科学技术出版社出版。

《内经选读》，李今庸主编，原湖北中医学院中医专业本科生用教材。1978 年，内部刊印。

《黄帝内经选读》，李今庸主编，原湖北中医学院中医专业本科生、研究生两用教材。1982 年，内部刊印。

《内经函授辅导资料》，李今庸主编，原湖北中医学院中医专业函授辅导教材。1983 年，内部刊印。

《读医心得》，李今庸著，是研究中医古典著作中理论部分的学术专著。1982 年 4 月，上海科学技术出版社出版。

《中医学辩证法简论》，李今庸主编，全国中医院校教学参考用书。1983 年 1 月，山西人民出版社出版。

《黄帝内经索引》，李今庸主编，原湖北中医学院中医《内经》专业教学参考用书。1983 年 12 月，内部刊印。

《读古医书随笔》，李今庸著，运用考据学知识和方法研究古典医籍的学术专著。1984 年 6 月，人民卫生出版社出版。

《金匮要略讲解》，李今庸著，全国高等中医函授教材。1987 年 5 月，光明日报出版社出版，后由人民卫生出版社于 2008 年更名为《李今庸金匮要略讲稿》再版。

《新编黄帝内经纲目》，李今庸主编，中医内经专业、西医学习中医者教学参考用书。1988 年 11 月，上海科学技术出版社出版。

《奇治外用方》，李今庸编著，运用现代思想和通俗语言，对中医药古今奇治外用方治给予整理的专著。1993 年 1 月，中国中医药出版社出版。

《湖北医学史稿》，李今庸主编，是整理和反映湖北地方医学史事的专门著作。1993 年 5 月，湖北科学技术出版社出版。

《李今庸临床经验辑要》，李今庸著，作者集数十年临床医疗实践之学术思想和临证经验的总结专著。1998 年 1 月，中国医药科技出版社出版。

《古代医事编注》，李今庸编著，选录了古代著名典籍笔记中关于中医药医事史料文献而编注的人文著作。1999 年，内部手稿。

《中华自然疗法图解》，李今庸主编，刮痧疗法、按摩疗法、针灸疗法和天然药食疗法等中医自然疗法治病图解的专著。2001 年 1 月，湖北科学技术出版社出版。

《中国百年百名中医临床家·李今庸》，李今庸著，作者集多年临床学术经验之专著。2002 年 4 月，中国中医药出版社出版。

《中医药学发展方向研究》，李今庸著，研究中医药学发展方向的专著。2002 年 9 月，内部刊印。

《古医书研究》，李今庸著，继《读古医书随笔》之后，再以校勘学、训诂学、音韵学、古文字学、方言学、历史学以及古代避讳知识等，研究考证中医古典著作的学术专著。2003 年 4 月，中国中医药出版社出版。

《中医药治疗非典型传染性肺炎》，李今庸编著，选用报刊上有关中医药治疗"非典"（严重急性呼吸综合征）的内容，集而成册。2003 年 8 月，内部刊印。

《汉字、教育、中医药文化资料选编》（1－6 编），李今庸编著，选用报刊上发表的有关文字文化、教育和中医药文化资料而汇编的专门集册。2003—2009 年，内部刊印。

《舌耕馀话》，李今庸著，作者在兼任政协等多项社会职务期间，从事中医药事业的医政医事专门著作。2004 年 10 月，中国中医药出版社出版。

《古籍录语》，李今庸编著，选录古代典籍中关于启迪思想，予人智慧，为人道德之锦句名言而编著的人文专著。2006 年 8 月，内部刊印。

《李今庸医案医论精华》，李今庸著，作者临床验案精选和中医学术问题研究的专著。2009 年 4 月，北京科学技术出版社出版。

《李今庸中医科学理论研究》，李今庸著，中医科学基础理论体系和基本学术思想研究的专著。2015 年 1 月，中国中医药出版社出版。

《李今庸黄帝内经考义》，李今庸著，作者历半个世纪对《黄帝内经》疑难问题研究的学术专著。2015 年 1 月，中国中医药出版社出版。

《李今庸读古医书札记》，李今庸著，辑作者历年来在全国各地刊物上发表的关于古典医籍和古典文献的考释、考义、揭疑、析疑类文章的学术著作。2015 年 4 月，科学出版社出版。

《李今庸特色疗法》，李今庸主编，整理和总结了具有中医学特色的穴敷疗法、艾灸疗法、拔罐疗法、耳穴贴压法等治疗病证的专著。2015 年 4 月，科学出版社出版。

《李今庸经典医教与临床研究》，李今庸著，作者集中医经典教学和经典性临床研究的教研专著。2016 年 1 月，科学出版社出版。

《李今庸医惑辨识与经典讲析》，李今庸著，对有关经典医籍、医学疑问的解疑辨惑及经典著作课堂讲解分析的学术专著。2016 年 1 月，科学出版社出版。

《李今庸临床医论医话》，李今庸著，作者关于中医临床的医学论述和医语医话的学术专著。2017 年 3 月，中国中医药出版社出版。

《李今庸中医思考·读医心得》，李今庸著，作者独立思考中医药学实质和中医药学术发展方向性研究的学术专著。2018 年 3 月，学苑出版社出版。

《续古医书研究》，李今庸著，为《古医书研究》续笔，再以开创性的中医治经学方法继续研究中医古典著作之学术力作。将由学苑出版社出版。

另有待出版著作（略）。

李琳　湖北中医药大学

2018 年 5 月 1 日

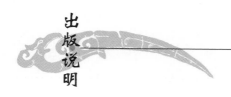

出版说明

　　本书收集了李今庸教授在各个不同时期为原湖北中医学院等教学、研究机构有关《金匮要略》《黄帝内经》的教学内容。其中，"经典医教"的部分内容及"经典讲析"，是源自于1979年前后为原北京中医学院，原中国中医研究院联合招生的"全国中医研究生班"《金匮要略》主讲课程的原始录音和原始讲稿。另外，书中还收录了李老1976年应岳美中先生之邀为"全国中医研究生班"而讲授的"藏象学说三篇"原始稿。本书可供中医工作者及广大中医爱好者学习参考。

湖北中医药大学　李　琳

2019 年 5 月

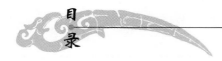

经典医教笔记讲稿 / 1

　我对湖北中医学院高级西医离职学习中医班金匮要略课教学的几点
　　体会 / 3

　《金匮要略》各篇的题义和结语 / 9

　《金匮要略讲义》"绪言" / 11

　湖北中医学院 65 级青年教师培训班内容 / 15

　张仲景的平生及其《金匮要略》演讲大纲 / 46

　《金匮要略》一书的形成 / 51

　张仲景和《金匮要略》的基本内容及其学习方法 / 55

　血痹虚劳病脉证并治第六 / 65

　肺痿肺痈咳嗽上气病脉证治第七 / 67

　痰饮咳嗽病脉证并治第十二 / 69

　惊悸吐衄下血胸满瘀血病脉证治第十六 / 71

　《金匮要略》中"天雄散方"考 / 72

　葶苈大枣泻肺汤主治肺痈病证考 / 75

　甘草粉蜜汤的方证考 / 78

　咳喘的病因病机及其辨证施治 / 82

　《金匮要略选读》函授教学大纲 / 88

　《金匮要略讲解》"绪论" / 90

　　一、《金匮要略》的源流 / 90

　　二、《金匮要略》主要内容 / 92

　　三、如何学习《金匮要略》 / 96

《金匮要略》授学时数与目的要求 / 104

《金匮要略讲解》各篇基本内容与思考 / 115

怎样学习经典课《黄帝内经》及其全书著作 / 136

"藏象学说"三篇 / 142

《黄帝内经选读》"绪论" / 166

《黄帝内经》的学习方法 / 173

《黄帝内经》的成书年代和成书地点考 / 183

　　一、《黄帝内经》成书时间的上限 / 183

　　二、《黄帝内经》成书时间的下限 / 186

　　三、《黄帝内经》的成书地点 / 187

《黄帝内经》的营卫理论及其临床作用 / 191

经典语言对临床医疗的指导作用举例 / 199

心脑血管病的传统医学理论基础 / 212

《中医内科学》前言 / 218

关于李时珍一课的辅导报告 / 220

全国医学基础学科规划座谈会（回报稿） / 224

附录：从藏府学说来看祖国医学的理论体系 / 230

经典《金匮要略》讲析 / 245

张仲景和他所著《金匮要略》的基本内容和学习方法 / 247

血痹虚劳病篇 / 257

肺痿肺痈咳嗽上气病篇 / 264

痰饮咳嗽病篇 / 270

惊悸吐衄下血胸满瘀血病篇 / 280

经典医教笔记讲稿

我对湖北中医学院高级西医离职学习中医班金匮要略课教学的几点体会

前 言

自党中央发出西医学习中医、继承和发扬祖国医学遗产的伟大号召以来，全国各省、市差不多都相继举办了西医离职学习中医班。在西医中，出现了轰轰烈烈的学习中医高潮。这种形势，给我们中医带来了一个重大的新任务，那就是要负担起对西医进行中医教学的工作。谁都知道，中医在旧社会是被压迫、被摧残、不被重视的，从来没有也不可能有正规学校，而只是家传师授的。因此，既没有课堂教学经验，更没有对西医进行教学的方法，破天荒地第一次进行这项工作，显然是一项存在着一定困难的事情。然而我们全国中医在党的正确领导与积极培养下，通过一些时间对这项工作的摸索，在这项工作方面现在也积累了一定程度的经验。为了提高教学水平，完成党交给我们的这项光荣而又艰巨的工作任务，不断提高教学质量，目前有必要把全国各地积累起来的这项教学工作的经验进行一次广泛的交流。现在我将个人在对西医离职学习中医班金匮课教学上的几点不很成熟的体会写出来，以和同志们交流和分享。不妥之处，希尚指正！

一、摸底工作

摸底工作，是教学工作中的一项重要预备工作。因为教是为学服务的，并且还是进行有目的的教学服务。要想使教能够为学好好服务，首先就要把教学对象认识清楚，先搞清学习的是些什么人，学习后又要达到什么目的，然后才能根据其具体情况制定教学方案，有的放矢。否则，教学就会成为盲目的，不是讲得令人听之不懂，就是讲得令人听之生厌，结果是讲归讲，听归听，两不相干，各还是各。这样，任你是怎样讲得天花乱坠，也是无法收获效果的。西医离职学习中医班的教学对象都是高级西医，他们既具有相当程度的文化水平，又具有和中医学术不同体系、不同术语的现代医学知识及多年医学临床经验，他们在党的中医政策的启示下，对中医学术有极大的求知欲。这种情况，给他们在接受中医学术上，一方面具备了相当有利的条件；另一方面也给他们开始学习时具备了某些不方便，因此，给教学工作也就带来了两个方面。教师只有了解了这一点，才有可能搞好对他们的教学工作。

二、备课工作

备课，是教学工作中的一个重要过程，其课备得好坏，严重地关系到教学工作的效果。因此，要想完成教学任务，首先必须备好课。在备课当中，应该做到下列几点：

1. 要紧紧抓住"备课备人"这一重要环节

备课首先要备人，备好人了才能备好课。在备课当中，要切实掌握原则，严格认真地分析、研究全班学员的情况，根据其接受能力和思想情况进行课前的准备工作。这种工作，在教学工作中具有极端重要的地位，必须把它放在备课的适当位置上。否则，就会使此课程的分量与学员的接受水平不相符合，不是过轻，就是过重。这样，在讲课后，就会引起学员对此讲授课程不是得出饥饿病症就是得出消化不良。

2. 备课方针

在备课当中，要防止脱离政治倾向，避免为教学而教学、为备课而备课的单纯教学，备课观点，对备课内容，要有思想性。在课程内容上必须结合政治对学员进行一些必要的和适当的思想教育，以提高其思想认识，如备《藏府经络先后病》篇第二节"若人能养慎，不令邪风干忤经络。适中经络，未流传藏府，即医治之，四肢才觉重滞，即导引、吐纳、针、灸、膏、摩，勿令九窍闭塞，更能勿犯王法，禽兽灾伤，房室勿令竭乏，服食节其冷热苦酸辛甘，不遗形体有衰，病则无由入其腠理"这一段时，说明祖国医学的伟大预防医学思想，以灌输党的中医政策和"预防为主"的工作方针；又如备《血痹虚劳病》篇第一节"问曰：血痹病，从何得之？师曰：夫尊荣人，骨弱肌肤盛，重因疲劳汗出，卧不时动摇，加被微风遂得之"这一段时，阐明辛勤劳动的人，皮腠致密，筋骨坚强，虽然有风寒的邪气也不能侵犯。其封建时代有地位、有资产、不从事劳动而专事享乐的所谓尊荣人，尽处安逸不从事劳动，光事享乐，饮食甘美，造成了肾阳不振、脾阳有余，肌肤虽然丰盛，内气确实虚弱，虽然遇小邪也容易导致疾病。

3. 要深透熟练讲授课程的内容和步骤

上课前对照要讲授的课程内容和步骤，不深透，不熟练，心中没有底，是没有办法把课讲好的。因此，在备课当中，要认真地精细研究课文内容及其与其他课文的相互关系，反复考虑哪些东西先讲好，哪些东西后讲好，哪些东西应该这样讲，哪些东西应该那样讲，对讲授内容进行缜密的组织，使其条理化，系统化。在组织过程中，要紧密联系讲堂实际，处处从便于讲授、便于学员易于领会易于接受着手。这样做，才能把课备好，才能给下一步讲课创造便利条件，奠定成功基础。否则，就会使下一步讲课工作陷于泛泛乱讲和纸上空谈的地步。

4. 要适当地引证与本课文有关的其他文献

以便在下一步讲课时用来说明、阐释、发挥本课文的内容，使学员更易领会，但必须避免引证过多，喧宾夺主。另外，还须注意，在引证其他文献时，一般不要引用学员尚没有学过的东西，以免画虎类犬。

5. 要做到集体备课

备课是一项艰巨的工作，充分发挥自己的主观作用，积极努力，固然是一个主要条件，但是只依靠自己一个人是不够的，结果只会是无法把课备好，必须依靠教研组集体备课，充分发挥教研组在备课方面的积极作用，以便利用集体智慧把课备好。事实证明，教研组集体备课，是搞好备课工作的保证。

三、讲课工作

讲课，是教学过程中的一个主要环节，它决定着教学工作的成功与失败。讲课工作，应该做到下面几点：

1. 要先介绍《金匮》一书的概况

《金匮》一书，是一个1700多年以前的汉代著作，文学古奥，错简又多，对初学《金匮》的人必定会有很多困难。因此，在讲课时，首先要清楚地介绍《金匮》一书的概况，其中包括作为张仲景的学术思想、《金匮》一书的内容、特点、实用价值和对它的读法，以及其主要参考书籍，使学员初步在思想上对《金匮》一书有一整体概念并掌握其阅读该书的方法。在介绍参考书籍时，要说明其各书的特点和参考价值，并着重指出参考各书时必须以此学讲义的学术观点为依据。这样，就给学员学好金匮课创造了有利条件，因而也给教好金匮课，完成金匮课的教学任务打下了良好基础。

2. 要有系统性

讲课系统与否，是讲课工作成败的关键。讲课如果没有系统，讲得乱七八糟，凌乱不堪，学习的人就会听得没有头绪而无法听懂，当然就更谈不上什么领会，所以讲课必须要有系统性。然讲课的系统性，还不只是在某一课时，而是要贯串于整个教学过程中，即讲一门的课程要如此，讲一篇的课程也要如此，讲一节的课程仍然要如此。

3. 要重点突出、一般清楚

讲课能够突出重点，可以给学习的人在学习上带来很大方便。但是课程当中，都有它的重点，其一门课中有重点，一篇课中也有重点，一节课中同样有重点。为了使学员能够很好地吸收、消化和掌握所讲的课程内容，首先必须在讲课中把重点突出出来，在强调重点的基础上再清楚地讲授。重点内容的讲解不能一般化，一般内容的讲解也要细致，不能马虎，必须是讲重点照顾一般，讲一般服从重点，使讲课成为在突出重点的原则下，讲授重点内容和讲授一般内容相结合。这样做，使学员在学习后对此讲的内容既能掌握重点又能了解一般。

4. 讲课要在讲清本文的基础上进行辨证比较

中医学术的特点，是在于中医学术理论为指导辨证论治。在讲课中，应该要高度注意前后内容的比较，病证与病证比较，条文与条文比较，讲课才能够达到使学员掌握辨证方法的要求，但是必须要首先把本文讲解清楚，然后才能和其他病证或条文进行分析比较。如果没有先把本文交代清楚，就和其他的东西比较起来，这是没有益处的，因为学员还没有掌握住本文的精神，就缺乏对本文进行辨证认识的基础，当然对所讲的所谓辨证的东西，听到就会茫然不知所以而无法领会。因此，讲课中的辨证比较方法，必须要在讲清本文的基础上进行。

5. 要态度生动活泼、语言通俗化、形象化

教师在课堂上讲课和演员在舞台上演剧一样具有很大的艺术性。弄得好，可以使课堂内长期保持紧张的学习气氛而又心情舒畅，学员的全部注意力都集中在教师身上，反之，就会出现另外一种现象，精神涣散，纪律松弛。因此，教师在课堂上就要有优良的姿态，既要严肃，又要生动活泼。在讲课中，对每一个病证的发病机理和临床症状，都要联系实际，以明晰而又通俗的语言讲解，使其形象化地表达出来。这样，就使学员易听易懂，不致发生两种学术术语的混淆。

6. 要正确地运用黑板

黑板，是辅导教学不可缺少的工具，它可以补教材之不足，但必须要正确的加以利用才可发生作用，否则，就无法发挥它应有的作用，甚或还会影响教学。教师在教学过程中，需要写黑板的一定要写，而写黑板又一定要是必要的，是重点部分或是讲义所无的。一般的东西不必写黑板。版书要清楚整洁，让学员容易看清。黑板上写的材料，尽量让它在黑板上多保留一个必要时间，以发挥它的更大效用。

7. 要利用直观教学

直观教学法，是一种不可缺少的教学方法，它在教学工作中具有极大的价值，它能够给学员以直接而又明了的认识，它能够很快地使所讲的课程内容在学员思想中更为深刻化。《金匮》一书，是一个古代的著作，比较难学，然在正确的教学方法中利用各种图表模型来帮助讲课，学员还是容易接受的。课程中复杂的内容，只要通过图表就可一目了然，如痉湿暍病篇的痉病和湿病内容，我们分别拟就了"金匮痉病示意图"和"金匮湿病示意图"两图，在讲完两病的每一病时，即用该病的示意图进行该病的总结，使学员即掌握了金匮该病内容的全貌；又如黄疸病篇的谷疸、酒疸、女劳疸，我们拟就了"金匮黄疸病三疸简明

表"，在讲三疸时，即用该表将三疸作一比较，使学员清楚地看到三疸的发病原因，主要证候、治疗方法的区别。因此，他们反映说："……图表真解决问题！"

8. 要适当地介绍生动病例

讲课中介绍生动的病例，有助于所讲课程的理解和巩固，同时还可以激起学员听课的兴趣。在介绍病例时，切忌浮夸，应简明扼要、实事求是。成功的经验可以介绍，失败的教训也可以介绍，但要多介绍自己临床的成功经验，以便增强学员对学习中医学术的信念。

四、辅导工作

辅导工作，是教学过程中必不可少的一项重要工作，它可以补课堂讲授的不足，它是巩固已讲课程的保证。同时，它还是教师不断改进教学方法的提议者。在辅导工作中，要切实做到深入课堂，深入到学员中间，经常和学员打成一片，和学员尤其和学员干部如学委、本科科代表等要保持密切联系，以便不断发现问题，解决问题。在解答学员所提出的学术性问题时，要以认真负责的实事求是态度，能当时解答的，就及时给以耐心、细致的解答，不能当时解答的当时就不必勉强作答，待研究后再作答复，以免答得不恰当造成学员更多疑问致学员莫知所是。

五、结语

上述教学方法，是我们在西医离职学习中医班金匮课教学中所运用的一种方法，是我们现在尚不很成熟的几点体会。虽然它经过一个学期来的教学实践证明这是一种比较行之有效的教学方法，虽然它在教学工作中起到过很大作用，虽然它受到了西医离职学习中医班学员的热烈欢迎、被学员们评论为"在中医教学中具有独创性"是"古典文学新讲法"，但是我们觉得这只能说明这种教学方法对西医离职学习中医班的教学还比较适合，它里面也还存在着有一定缺点，这尚有待于我们今后的继续改进和提高。

（李今庸 1959 年写于湖北省中医学院金匮教研组）

《金匮要略》各篇的题义和结语

第一篇

题义：本篇内容，说明人身藏府经络隐于内而不见于外，然其活动情况却外著之于声息色脉，寒热痛痒、喜怒爱憎、便溺饮食之中，可以用望、闻、问、切的方法来诊知。所载关于藏府经络先后患病的脉象、证候和诊治法则的概念，具有全书纲领的意义，所以学习的人是应当首先研究的。

结语：本篇见于《金匮要略》书首，共有 17 节。篇中首先扼要地承因了内、难诸经的医学理论，内容相当广泛，包括预防、预后、病因、病理、诊断以及治疗的一些原则和方法，指导着临床工作的具体实践，实具有全书纲领的意义。

本篇根据《黄帝内经》人与天地相参、阴阳平秘、五行生克的整体观念，认为四时气候对于人体的影响很大，人体内藏与内藏之间更有不可分割的联系，因此首先昭示了气候的变化有助于万物的生长，在另一情况下又是引起人体发病的主要因素，说："夫人禀五常，因风气而生长，风气虽能生万物，亦能害万物。"且以肝病传脾案例说明内藏相互影响的必然性和规律性。

本篇在整体观的思想指导下，认为邪气之所以能害人，首先是由于正气的亏虚，若五藏元真通畅，则人即会安和无病，与《黄帝内经》里"邪之所凑，其气必虚""正气存内，邪不可干"的理论完全一致，因而教人内养正气，外慎邪风，使病邪无由入其腠理。这种预防医学思想，坚强地提出了保卫健康的前提。

本篇基于宇宙间皆"物从其类"的精神，说明邪气中人，也是各有法度的，总是阳邪亲上，阴邪亲下，热邪归阳，寒邪归阴的，且又本于经络藏府的外内表里，说明病邪的进展，一般都是从外而内、从表而里、从经络而藏府的。

人类疾病的来源和发展，本来是千头万绪和变化多端的，甚至会引起严重的恶果。本篇根据内外虚实及其他，把许多疾病的起因，归纳而分为三条，并因之以论及治疗疾病应当防微杜渐和"知肝传脾、当先实脾"的治此顾彼。构成了本篇在治疗学上优良的"治未病"的防治医学思想。

注：余篇手稿未见，略。

（1959 年 7 月 1 日写成）

《金匮要略讲义》"绪言"

　　《金匮要略》是祖国医学的古典医籍之一，是古代治疗杂病的典范。它原与《伤寒论》合为一书。全书共为 25 篇，其中第一篇《藏府经络先后病脉证》相当于全书的总论。从《痉湿暍病脉证治》篇到《呕吐哕下利病脉证治》篇是属于内科范围的疾病。第十八篇《疮痈肠痈浸淫病脉证并治》篇则属于外科。第十九篇是将不便归纳的几种疾患，如跌蹶、手指臂肿、转筋、阴狐疝、蚘虫病等合而为一。第二十至二十二篇，是专论妇产科疾患。最后三篇为杂疗方和食物禁忌。

　　全书包括 40 多种疾病，共载方剂 205 首（其中 4 首只载方名而药味未见）。在剂型方面，有汤剂、丸剂、散剂、酒剂、坐药、洗剂以及外敷药等。此外，对于煎药和服药方法，以及药后反应等，都有详细记载。

　　关于本书疾病分篇问题，大体上是以病机相同、证候相似或病位相近者为主。例如痉、湿、暍三种疾病，都由外邪为患，在初起时多有恶寒发热的表证，故合为一篇；百合、狐蜃、阴阳毒三者的病机，或由热病转归，或由感染病毒，由于性质相近，故合为一篇。如《中风历节病脉证并治》篇，因为中风有半身不遂，历节有疼痛遍历关节等症状，两者病势发展善行数变，故古人用"风"字来形容，其病机相仿，故合为一篇。血痹病虽然与感受外邪有关，但其主因则由阳气痹阻，血行不畅所导致；虚劳病是由五劳、七伤、六极引起内藏血气虚损的疾病，两者病机相似，故合为一篇。《胸痹心痛短气病脉证治》篇则是结合病机、病位分篇，因为胸痹、心痛两者皆由于胸阳或胃阳不振，水饮或痰涎停滞于胸或胃中所致，两者病机与病位都相近，故合为一篇。《惊悸吐衄下血胸满瘀血病脉证治》篇所列举几种病的发病机理都与心、肝两藏有关，因为心主血，肝藏血，两藏功能失常，就会引起惊悸、吐血、衄血、下血或瘀血，故将这些病合在一篇论述。消渴、小便不利、淋病，都属肾藏或膀胱的病变，故合为一篇。又如肺痿、肺痈、咳嗽上气三者虽发病机理不同，证候有异，但皆属于肺部病变，故合为一篇。腹满、寒疝、宿食三者虽病因不同，但因发病部位都与胃肠有关，且皆有胀满或疼痛的症状，故合并论述。至于呕吐、哕、下利三者的发病主因和发病机理虽有所不同，但也都属于胃肠病变，故有合并论述的必要。

此外，也有一病成篇者，如疟疾、水气、黄疸、痰饮、奔豚气等；也有因许多疾病不便归类，合并成为一篇者，如《跌蹶手指臂肿转筋阴狐疝蛔虫病脉证治》篇。至于《五藏风寒积聚病脉证并治》篇则别具一格，主要论述五藏的发病机理和证候。

本书是以藏府经络学说作为基本论点，认为证候的产生，都是藏府病理变化的反应。除在《藏府经络先后病脉证》篇对与此有关问题做了原则性的阐述外，这一基本论点，渗透到全书各个病篇中。如《中风历节病脉证治》篇指出内因是中风病的主要致病因素，根据其经络藏府所产生的病理变化，以在络、在经、入府、入藏来进行辨证。又如《水气病脉证治》篇，根据内脏病变所出现的证候，有五藏之水的论述。《五藏风寒积聚病脉证并治》篇还论述五藏中风、中寒，五藏积聚以及五藏死脉等。这都说明了不论伤寒或杂病，都是藏府病理变化所反应的临床证候，而且又各有不同的证候特点。根据藏府病机进行辨证，是本书中的主要精神，即病与证相结合的辨证方法。

这一基本论点，又从本书脉法中体现出来。因为脉象的变化，同样是内藏病理变化所反应的一部分，所以本书往往用几种脉象合并起来以解释病机，有时还据脉象以指导治疗，判断预后。这种脉法，是有其实践意义的。这是本书脉学中的主要特点。

《伤寒论》自序里说："撰用《素问》《九卷》《八十一难》……为《伤寒杂病论》，合十六卷。"可知两书原为一体，但伤寒主要是以六经病机进行证候分类，杂病主要是以藏府病机指导辨证。由于伤寒是感邪为患，故变化较多；内伤则是本藏自病，故转变较少。因此，治伤寒是以祛邪为主，去邪亦即安正；治内伤则以扶正为主，扶正亦即祛邪。虽然如此，但就藏府病机来说，伤寒与杂病有时亦有相同之处，如病在阳明（胃）者，多属实证热证；病在太阳（脾）者，多属虚证寒证。例如本书的《腹满寒疝宿食病脉证治》篇《黄疸病脉证并治》篇所论述的病机，与《伤寒论》的阳明病篇太阳病篇有很多共同之处，其治疗方法与方剂，也可以相互使用的。如将两书结合研究，自能收到事半功倍的效果。

本书对杂病的治疗方法，主要体现在两个方面：即①根据人体内藏之间的整体性，提出治疗未病的藏府，以预防病势的发展；②根据治病求本的精神，重视人体正气，因为人体抗病能力悉赖正气，正气虚损，药物就较难为力，故本书对于慢性衰弱疾病，注意观察脾肾两藏功能是否衰退。因为脾胃是营养之源，肾是先天之本，内伤病至后期，往往会出现脾肾虚损症状，脾肾虚损，更会影响其他藏府，促使病情恶化，故补脾补肾，是治疗内伤疾患的治本之法。但同时也未尝忽视祛邪的一面，不过在祛邪时还是照顾正气，故本书对于用峻剂逐邪是极为慎重的，一般多从小量开始，以后逐渐增加，如用桂枝茯苓丸以行瘀化癥，或用大乌头煎以驱寒止痛时，皆在方后注明"不知稍增"或"不可一日再服"等语，都是避免因逐邪而损伤正气，以致病未去而正气已伤，治疗就比较困难，这是治疗杂症的关键问题。

本书对方剂的运用，往往是一方治疗多病。举例来说，如葶苈大枣泻肺汤，既用于痰饮，又用于肺痈；越婢汤本用于水气，如加半夏（越婢加半夏汤）则用于肺胀。同时一病又可以用数方，如枳实薤白桂枝汤与人参汤同治胸痹；大小青龙同治溢饮等。这充分体现了"异病同治"和"同病异治"的精神。至于药物的配伍问题，本书亦有独到之处，如麻黄与石膏同用，以治风水水肿或哮喘；附子与白术合用以治风湿痛。按《伤寒论》与《金匮要略》对附子的用法是：如用以回阳的则生用，且须配以干姜，多用于伤寒少阴病的亡阳证；如用以止痛的多炮用，不须伍以干姜，故本书中附子多为炮用。至于发作性的疝痛，则用乌头，因为乌头止痛作用较附子为强，但须与白蜜同用，既能缓和乌头的毒性，且可延长疗效。所有这些，都是本书作者总结前人经验，再通过自己实践，用以启迪后人的。

　　最后，关于本书的写作方法，从全书来看，作者在其所列举的40多种疾病中，对于常见或比较复杂的疾病，一般是专篇论述，如水气、痰饮、黄疸等。在这些篇中，除重点论述本证外，还涉及与本证有关的证候，故范围较为广泛。如《水气病脉证并治》篇，古人认为水可化气，气亦可化为水；又认为水、气、血三者在生理或病理上，都有一定的关系，故在论述水气之后，还谈到气分病和血分病。又如《痰饮咳嗽病脉证并治》篇，因为水与饮同类，故在论述饮病的同时，又谈到属于一时性停水的证候和治法。至于《黄疸病脉证并治》篇除重点论述湿热黄疸外，还涉及虚黄。可知本书中凡一病成篇者，内容多较广泛。如为多病成篇者，在一病之中，往往是详于特殊，略于一般，对于人所易知的证候或治法，每多从略；对于人易忽略的证候和治法，则不厌求详地加以阐述。如痉病之由于外邪，治法之发汗攻下；湿病的详于外湿；以及虚劳病重视阴阳两虚的证候等，皆说明这一问题。又如本书各篇中，有时用许多条文解决一个问题；相反，有时以一条条文说明许多问题。此外，对于病因或病机相似的疾病，在谈到治法时，或详于此，或略于彼。如水气与痰饮，两者病因是同源异流的，因此，在论述痰饮时，很为具体；在论述水气时，只提出发汗方法，至于逐水方法，则略而不谈，其实有关逐水方剂，可以在《痰饮咳嗽病脉证并治》篇中去探求。所有这些，皆是在研究本书时所应注意的问题。陈修园曾这样说："全篇以此病例彼病，为启悟之捷法"是完全正确的。

　　总之，本书作者以实事求是的精神，根据藏府经络学说，运用朴素的表达方法，对于每一病种的理法方药都有详略不同的论述，为祖国医学奠定了治疗杂病的基础。但由于历史条件的限制，不可能使这部著作达到完美无缺的境界；更因年代久远，辗转传抄，错误脱简在所难免。因此，学习本书时，应该实事求是地根据现有水平加以继承发扬，对目前难以理解的问题，可以阙疑，不必强加解释，以免有失原义，所以对于本书的最后三篇杂疗方和食物禁忌，本讲义也删去不载。

　　这本讲义的编写，由于我们水平所限，对于临床要求，尚有相当距离，恳切希望读者根据学习和临床实践，提出修改意见，使这本释义得到不断修改提高，更能适合临床需要。

（李今庸写于 1963 年 5 月）

湖北中医学院 65 级青年教师培训班内容

一、《金匮要略》条文统计与教时分配

《金匮》各篇条文统计表			《金匮》教学时间分配表		
篇别	条文数	附方数	篇别	条文数	天数
一	17		读、法		1
二	27		一、二	44	2
三	15		三、四、五	44	2 (3)
四	5				
五	10	3	六、七	41	2
六	18	10			
七	15	3	八、九、十	43	2 (3)
八	4	5			
九	9		十一、十二	46	2
十	26	1			
十一	20	3	十三、十四	46	2～3 (4)
十二	41				
十三	13		十五、十六	41	2
十四	32	1			
十五	22	2	十七	49	2
十六	17				
十七	47	2	十八、十九	16	1
十八	8	2			
十九	8		二十	11	1
二十	11		二十一	11	1
二十一	11	2	二十二	22	2
二十二	22	1	复习考试		2 (3)
			合计		25 (26)

二、金匮要略课讲稿

（一）怎样阅读《金匮要略》讲授提纲

1. 《伤寒杂病论》的写作时代及其学术渊源。

2. 现在普通流传的《金匮要略》一书的来源。

3. 现行《金匮要略》的内容——共 25 篇计病。

第 1 篇：藏府经络先后病——总则。

第 2 ~ 17 篇：内科病。

第 18 篇：外科病。

第 19 篇：琐碎病。

第 20 ~ 22 篇：妇科病。

第 23 ~ 25 篇：杂疗方。

4. 《金匮要略》的特点（和《伤寒论》为姐妹篇，辨证施治较系统）：

（1）条文辨证（分类简明，辨证切要）。

（2）文学质朴，经验可靠。

5. 《金匮要略》的存在问题：

（1）文字错简脱落，内容残缺不全。

（2）经验停留在 1700 年前。

6. 《金匮要略》的读法：

（1）用毛主席的哲学思想为指导，实事求是地对待《金匮要略》，揭露其本来面貌加以继承或批判。

（2）前后条文连贯读（如 19 ~ 20 页：痉病第 1、2 条和第 7 条连读）。

（3）前后条文比较读（如 19 页：第 1、2 条相比较；132 页消渴第 4 条和 134 页消渴第 13 条相比较）。

（4）读于无字处：①寓方于证（如 92 页：腹满第 2、3 条）。②寓证于方（如 25 页：湿病第 20 条）。③寓证于方后（如 160 页：黄疸第

13 条）。

（5）对原条文的理论，用祖国医学的传统观点多问几个为什么。

（6）适当地运用考据学知识（不讲，只提一下）。

7. 怎样对待《金匮要略》各注家的不同论点。

（1）以《金匮要略》的原文思想衡量。

（2）以我们自己的实际经验衡量（注意避免经验论）。

（3）以祖国医学的传统理论衡量。

（二）《金匮要略》分篇讲授提纲

第一篇　藏府经络先后病脉证第一

1. 要点

（1）以肝病传脾、当先实脾为例。说明"治未病"的意义，以及肝虚的治疗法则。①

（2）说明人体与自然气候息息相关，在发病和疾病发展过程中，人体正气起着决定的作用。②

（3）举例说明四时气候的正常与异常。⑧

（4）说明色脉与四时气候相应则和，不相应则病。⑦

（5）望诊。③⑤

（6）闻诊。④⑤

（7）以病人呼吸辨别病位的浅深及对疾病的预后。⑥

（8）脉诊。⑨

（9）古代疾病的分类和五邪中人的规律。⑬

（10）用卒厥证和浸淫疮为例，说明病在外者可治，在里者难治；入府者易愈，入藏者即死。⑪⑫

（11）说明厥阳独行的病理。⑩

（12）说明病有缓急，治有先后。⑭⑮

（13）说明当随五藏之所喜施治。⑯

（14）说明当随五藏之所合施治。⑰

2．**重点**

（1）第二节。

（2）第十一节。

（3）第十二节。

（4）第十三节下半。

（5）第十四节。

（6）第十五节。

3．**难点**

（1）第一节。

（2）第七节。

（3）第八节。

（4）第十一节。

4．**拟删**

（1）第十三节上半。

（2）第一节中十五句。

5．**小结（或作讲授要点）**

本篇具有纲领性的意义。它对疾病的预防、病因、病机、诊断以及治疗等各方面，都作了概括性的论述。

（1）说明人体与自然气候息息相关，气候正常，有益于人体，气候失常，则致人于病。然在人体发病和疾病发展过程中，人体正气起着决定的作用，所谓"五藏元真通畅，人即安和……病则无由入其腠理"。

（2）说明各种疾病在人体都有一定的发展规律，可以根据藏府互相联系、互相影响、互相制约的关系，先治其未病的藏府，以防止疾病的传变，所谓"见肝之病，知肝传脾，当先实脾"。然疾病在人体的传变，是"虚者受邪"，正气旺盛是不受邪的，所谓"四季脾旺不受邪，即勿补之"。

（3）说明风、寒、淫、雾、饮食等五邪伤人，是按"以类相从"规律而各有法度的。并以卒厥证和浸淫疮为例，说明在外者易治，在里者难治；入府者可愈，入藏者即死。

（4）示范性地介绍了望色泽，闻声音，视呼吸，察脉象等诊断方法。

（5）在治疗方面，说明了病情有缓急，治疗有先后，并当随五藏之所喜、五藏之所合施治。

第二篇　痉湿暍病脉证治第二

1. 要点

（1）痉病主证，所谓"病者，身热足寒，颈项强急，恶寒，时头热，面赤目赤，独头动摇，卒口噤，背反张者，痉病也"。

（2）痉病主脉，所谓"夫痉脉，按之紧如弦，直上下行"。⑨

（3）说明痉病可由误治而成。④⑤⑥

（4）说明痉病分刚柔及其主治方药。①②⑪⑫

（5）说明痉病的变治法。⑬

（6）说明痉病津血亏虚的难治。③⑩

（7）说明湿病的主证主脉。⑭上半

（8）说明湿病的治疗原则：外湿，宜发微微似有汗；内湿，宜利小便；上湿宜内药鼻中㗜出黄水。⑭下半⑱⑲

（9）说明湿病忌用下法和火攻。⑯⑰⑳下半

（10）湿病（外湿）的治疗方药。⑳㉑㉒㉓㉔

（11）说明湿病有发黄的。⑮

（12）说明暍病气阴两虚的脉证。㉕上半

（13）说明暍病的主证主方。㉖清热益气生津。

（14）说明暍病夹湿的治法。

（15）说明暍病禁用汗、下、温针。㉕下半

2. 重点

（1）第一节＊。

（2）第二节＊。

（3）第七节上半＊。

（4）第九节＊。

（5）第十一节。

（6）第十二节。

（7）第十四节。

（8）第十八节＊。

（9）第二十节＊。

（10）第二十三节＊。

（11）第二十四节。

（12）第二十六节＊。

注：＊表中重点。

3．难点

（1）第一节。

（2）第二节。

（3）第七节。

（4）第二十节。

4．拟删

（1）第七节下半。

（2）第八节。

5．小结（或作讲授要点）

本篇论述痓、湿、暍三病。

（1）本篇所论的痓病，是由于感受外邪，邪阻筋脉得不到津液濡养而强急不和，证见项背强急，口噤不开，甚至角弓反张，脉见沉紧弦直。证属太阳，治以解表散邪为主，兼顾津液，葛根汤治表实无汗之刚痓，栝蒌桂枝汤治表虚有汗之柔痓。如邪已入里，燥热实盛，可酌用大承气汤急下存阴以解痓。至于血枯津燥的正痓，本篇未论及，但从误治成痓的三节，已可看出阴血亏损津液耗伤为发生痓病的主要因素，治疗当以养血润燥、生津增液为原则。

（2）本篇所论湿病，主要为外湿，以身体疼重、骨节烦痛为主证，浮为主脉。治宜取微微似有汗出，使湿从外解，表实无汗，用麻黄加术汤、麻黄杏仁薏苡甘草汤；表虚有汗，用防己黄芪汤，都取微汗以散湿。如见湿胜阳微，则当选用桂枝附子、白术附子、甘草附子汤等三方助阳以化湿。至于小便利、大便反快、脉沉而细的内湿，治疗则当利其小便以祛湿为阴邪，其性黏滞，治疗禁用火攻和攻下方法。

（3）本篇所论暍病即暑病，指夏日伤暑而言，与烈日速行、猝然昏倒的中暍不同。所论三节，而涉及虚证、实证、夹湿证。暍病以身热、口渴、汗出恶寒（尿赤、脉数）为主证，治宜清热生津益气，以白虎加人参汤为主方。如暍病夹湿，本篇出有一物瓜蒂汤一方，以去身面四肢之水气，使水去而暑无所依，其病自解。至于暍病虚证，本篇出方，当根据气阴两伤，治以清热祛湿、益气生津之法。

第三篇　百合狐蟚阴阳毒病证治第三

1. 要点

本篇论述百合、狐蟚、阴阳毒三病。

（1）百合病为肺阴不足，肺神（魄气）变幻，百脉一宗，悉致其病，其证"意欲食复不能食，常默然，欲卧不能卧，欲行不能行，饮食或有美时，或有不用闻食臭时，如寒无寒，如热无热"等，虽或有或无，变幻不定，但"口苦""小便赤""脉微数"三证是定然存在的。治疗以养肺阴、清肺热、滋血凉血的百合地黄汤为正方。若误用汗吐下者，当随其误而选用百合知母汤、百合滑石代赭汤、百合鸡子黄汤等方。本篇所论的百合病，乃伤寒热病的伏热先发或余热不尽所致，另有多思善虑引起者与此病因有别，然病机多有一致者。

（2）狐蟚病为湿热蕴积生虫，蚀于人体幽隐部位，其主要证候为喉部及前后阴腐蚀溃烂。治宜清化湿热，解毒杀虫，蚀于喉部以甘草泻心汤，蚀于前或后阴以苦参汤洗法或雄黄熏法及赤小豆当归散方。

（3）阴阳毒文字错简，方证不合，拟删。

2. 重点

（1）第一节。

（2）第五节。

（3）第十节。

第四篇　疟病脉证并治第四

1．要点

本篇论述疟病分为瘅疟、温疟、牝疟三种。

疟病以"蓄作有时"为主要特点。本篇论疟，首先提出了"疟脉自弦"，以弦为疟病主脉，然后以弦迟、弦数，分清疟病的偏寒偏热。

疟病多寒的为牝疟，以蜀漆散吐越疟痰，升气安神；但热无寒、骨节疼烦、时呕的为温疟，以白虎加桂枝汤清热生津，导邪外出；但热无寒、欲呕、少气烦冤的为瘅疟，未出方，可考虑白虎加人参汤方。

本篇还论述了疟病不解，疟邪依痰假血在左胁下结为"疟母"，以"内有癥瘕，外有寒热"为主要证候，治宜鳖甲煎丸软坚散结。

2．重点

（1）第一节。

（2）第二节。

（3）第四节。

（4）第五节（提附方）。

第五篇　中风历节病脉证并治第五

1．要点

本篇论述中风和历节两病。

（1）本篇所论中风，与外感中风不同，乃是气血瘀阻，偶因外风，导致内风暴发的中风大病。以"卒倒无知"。醒后遗有"半身不遂"为主要特点。具体地说，分为中络、中经、中府、中藏。至于治疗，本篇未出方，可以活血行气祛风化痰等为治。

（2）本篇所论历节病，为肝肾先虚，加感外邪（风、湿之邪）所引起，以"肢体关节遍历而痛"为主证。治宜通阳行痹，如证偏于寒湿，以乌头汤散寒除湿；偏于风湿，以桂枝芍药知母汤祛风除湿。然此两方均不有效于关节红肿痛热的历节病。

2．重点

（1）第一节。

（2）第二节。

（3）第四节。

（4）第八节。

（5）第十节。

第六篇　血痹虚劳病脉证并治第六

1．要点

本篇论述血痹、虚劳两病。两者皆因阴阳血气损伤故合为一篇。

（1）本篇所论血痹证，乃正气不固，感受风邪，血液凝注于肌肤，阳气运行受阻而成，"外证身体不仁"，治宜针刺或黄芪桂枝五物汤通阳行痹。

（2）本篇所论虚劳，包括一系列的身体衰弱证候，乃五藏气血虚损，可概括为阴虚、阳虚和阴阳两虚。在治疗上，脾阴阳两虚者，用小建中汤、黄芪建中汤以建立中气调和阴阳；脾精不足兼有风气者，用薯蓣丸以补脾精而散风邪；肾阴阳两虚精滑神浮者，用桂枝加龙骨牡蛎汤以调和阴阳涩精安神；肾气不足者，用肾气丸以温补肾气；肝阴虚弱，虚烦失眠者，用酸枣仁汤以酸敛肝阴；瘀血内着。气血不养，身体羸瘦，肌肤甲错者，用大黄䗪虫丸以活血攻瘀。

2．重点

（1）第一节。

（2）第二节。

（3）第三节。

（4）第八节。

（5）第十三节。

（6）第十五节。

（7）第十六节。

（8）第十七节。

（9）第十八节。

湖北中医学院65级青年教师培训班内容

第七篇　肺痿肺痈咳嗽上气病脉证治第七

1.要点

本篇论述肺痿、肺痈、咳嗽上气三病。三病均可出见"上气"。

（1）本篇所论肺痿之病，乃津液亡失，上焦虚热熏肺，致肺叶焦枯痿弱所致，以"咳唾涎沫、口咽干燥、大逆上气、脉象虚数"为主要证候（或可咳唾脓血但无腥臭），治疗上本篇出一麦门冬汤润肺养胃兼清虚热以止逆下气。此乃所谓"虚热肺痿"，是本篇肺痿的主要内容。另有所谓"虚寒肺痿"者，乃肺寒致痿、临床以头眩、多涎唾、小便多、不咳不渴为主要特点，治以甘草干姜汤温肺复气。

（2）本篇所论肺痈之病，乃风热壅肺，损伤血脉，血液凝滞，蕴积腐败，化为痈脓，以"咳即胸中隐痛，唾浊痰脓血腥臭，口中干燥，脉象滑数"为主要证候，治疗上，初病肺实而尚未成脓者，用葶苈大枣泻肺汤以开泻肺气之实；如气血腐败而痈已成脓者，用桔梗汤排脓解毒。附方"《千金》韦茎汤对治疗肺痈未成脓或已成脓，均有较好效果"。

（3）本篇所论咳嗽上气之病，属肺胀。乃素有饮邪又感受风寒外邪，外邪激动内饮上泛于肺所引起，以"上气喘逆、咳唾涎沫"、寒热脉浮为主证。治疗宜外散寒邪。内降水饮，射干麻黄汤、厚朴麻黄汤、小青龙加石膏汤、越婢加半夏汤可随证选用。如正虚脉沉而无寒热者，用泽漆汤逐饮下行兼以扶正。如痰浊阻肺、时时吐出黏稠浊痰者，用皂荚丸涤痰去垢。

2.重点

（1）第一节。

（2）第二节。

（3）第四节。

（4）第六节。

（5）第十节。

（6）第十二节。

（7）第十五节。

第八篇　奔豚气病脉证治第八

1. 要点

本篇所论奔豚病，以"气从少腹上冲胸咽，发作欲死，复还止"为主要证候。其病机，一为惊恐所伤，致肝气郁结，化热上冲所致；一为误汗伤阳，引动冲气，或水饮内动，气逆上冲所致。前者治宜奔豚汤，疏解肝邪，清热降逆；后者治宜桂枝加桂汤加灸或茯苓桂枝甘草大枣汤散寒止冲或利水防冲。

2. 重点

（1）第一节下半。

（2）第二节。

3. 删

第一节上半。

第九篇　胸痹心痛短气病脉证治第九

1. 要点

本篇讨论胸痹、心痛、短气三病。三病常相互影响，故合为一篇讨论。

（1）本篇所论胸痹病，及胸中阳气失职，下焦浊阴之气上潜阳位致胸阳不通而成。主要证候是胸满或胸痛，短气咳唾。治宜通阳开结，以栝蒌薤白白酒汤为正方，比如栝蒌薤白半夏汤、枳实薤白桂枝汤、茯苓杏仁甘草汤、橘枳生姜汤以及桂枝生姜枳实汤均可随证选用。但遇偏于正阳不足者，则又当于人参汤、薏苡附子散二方中选用。

（2）本篇所论心痛一病，乃阴寒痼结，心阳受阻所致，以"心背彻痛"（肢冷，脉沉紧）为主要证候，治宜乌头赤石脂丸辛热散寒通阳止痛。

（3）本篇所论短气，除胸痹心痛所见短气症状外，专论短气病此只一节，乃胸腹实邪阻塞，致气机不利所引起，所谓"平人无寒热，短气不足以息者，实也"是。

2. 重点

（1）第一节。

（2）第二节。

（3）第三节。

（4）第五节。

（5）第七节。

（6）第九节。

第十篇　腹满寒疝宿食病脉证治第十

1. 要点

本篇讨论腹满、寒疝、宿食三病。

（1）本篇所论腹满，以"腹部满胀或痛"为主证。腹满不减，按之痛者为实；腹满时减，按之不痛为虚。治疗上，实则宜攻下，虚则宜温补。然亦有正虚寒盛，腹部痛而不可触近者，治宜补正散寒。

实证痛满在于腹部的，可选用大承气汤、厚朴三物汤；在于心下的可用大柴胡汤；表里两病腹满而兼发热的，可用厚朴七物汤；寒实坚结，致胁下偏痛、发热、其脉紧弦的，可用大黄附子汤；正虚寒盛，致腹中寒气上冲皮起，出见有头足，上下痛而不可触近的，可用大建中汤；中焦虚寒上逆，致腹中雷鸣切痛，胸胁逆满而呕吐的，可用附子粳米汤。

（2）本篇所论寒疝，以"腹中痛"为主证。其中阴寒内结、阳气不行而为绕脐疼痛、汗出肢冷、脉象沉紧的大乌头煎证，是寒疝的本证。如为表兼寒邪、营卫不和，而身体疼痛的，治用乌头桂枝汤解表温里。如血虚有寒而为腹痛绵绵，并伴胁痛里急的，治宜当归生姜羊肉汤温补养血而散寒邪。

（3）本篇所论宿食病，乃宿食不消、停滞肠胃所致，以"腹中胀满疼痛、嗳腐吞酸、恶闻食臭或呕恶或下利不爽"为主要证候。以"脉滑"为主要脉象。治疗则当"因其势而利导之"，其高者此因而越之，所谓"宿食在上脘，当吐之"；中满者泄之于内，所谓"脉数而滑者，此有宿食，下之愈，宜大承气汤"。它如脾胃虚寒，熟腐无能而成宿食病者，则又当治以温中散寒之法，使中阳运则宿食消而病愈。

2．重点

（1）第二节。

（2）第三节。

（3）第十三节。

（4）第十四节。

（5）第十七节。

（6）第二十二节。

（7）第二十四节。

3．删节

第二十节。

第十一篇　五藏风寒积聚病脉证并治第十一

重点

（1）第七节。

（2）第十五节（见《伤寒》）。

（3）第十六节。

第十二篇　痰饮咳嗽病脉证并治第十二

1．要点

本篇论述痰饮病以及寒饮引起的咳嗽病证。

（1）本篇所论痰饮之病，一般说来，乃脾阳不运，津液聚以成湿，停于内腔而为病。

（2）本篇所论痰饮，根据饮邪偏着的部位不同而分为四种，即：在于肠胃为痰饮，所谓"其人素盛今瘦，水走肠间，沥沥有声，谓之痰饮"；在于胁下为悬饮，所谓"饮后水流在胁下，咳唾引痛，谓之悬饮"；在于肢体为溢饮，所谓"饮水流行，归于四肢，当汗出而不汗出，身体疼重，谓之溢饮"；在于胸膈为支饮，所谓"咳逆倚息，短气不得卧。其形如肿，谓之支饮"。

（3）本篇所论痰饮的治疗，总的说来，"当以温药和之"。由于痰饮病情有上下内外之分，故治法亦有发汗、利小便攻逐饮邪之别。如饮邪偏于外者，可以大、小青龙汤等方发汗，饮邪偏于下者，可用五苓散、己椒苈黄丸等方利小便；饮邪壅塞于肺者，可用葶苈大枣泻肺汤泻其肺实；饮邪停于心下者，可用苓桂术甘汤、泽泻汤健脾祛饮；饮邪停于心下而上逆者，可用小半夏汤、小半夏加茯苓汤降逆蠲饮；饮邪停于心下误经吐下而虚实错杂者，可用木防己汤、木防己去石膏加茯苓芒硝汤补正祛饮；饮盛而正不衰者，可用十枣汤、半夏甘遂汤峻攻水饮。

（4）本篇所论咳嗽，乃饮邪引起，治同饮病。本篇第三十二至第四十节充分表明这一点。

2．重点（难点）

（1）第一、二节。

（2）第十五节。

（3）第十七节。

（4）第十八节。

（5）第二十一、二十二节（第三十二、三十三节）。

（6）第二十三节。

（7）第二十八节（第四十一节）。

（8）第三十节。

（9）第三十五——第四十节。

3．删

第二十节。

第十三篇　消渴小便利淋病脉证并治第十三

1．要点

本篇论述消渴、小便利、淋三病。三病的证候常交互并见，故合为一篇。

（1）本篇论述消渴一病，以"善消而大渴"为主要证候，乃厥阴风燥伤津和三焦气化失常所引起。本篇具体地提出了胃热、肾虚和肺胃燥热津伤等三个方面。由于肺胃燥热津伤者，以白术加人参汤为正治方法，此即后世所谓"上消"是也；由于肾虚不能化气者，以肾气丸为正治方法，此即后世所谓"下消"是也；由于肾阴不足、燥热伤液者，用文蛤散为治；由于胃热燥结者，本篇未出方，后者治以承气汤，称为"中消"是也。

（2）本篇论述小便利一病，文已脱落，只剩与消渴并见的"肾气丸证"一节。

（3）本篇论述淋病，包括小便利、小便淋涩疼痛、小便癃闭不通三者在内。由于水热互结、气化不行者，用五苓散；由于肾阴受伤、热郁下焦，不能化气者，用猪苓汤；由于肾阳不足、不能化气，内有水气、兼有燥热者，用栝蒌瞿麦丸；由于瘀血夹热者，用蒲灰散或滑石白鱼散；由于脾肾不足而夹湿者，用茯苓戎盐汤。然前三者五苓散、猪苓汤、栝蒌瞿麦丸又为淋与消渴并见之方证。

2．重点

（1）第三节。

（2）第四节。

（3）第六节。

（4）第十二节。

（5）第十三节。

附

《诸病源候论》文：

（一）《消渴候》："夫消渴者，渴不止而小便多是也。"

（二）《渴病候》："……热气在内，则津液竭少，故渴也。"

（三）《渴利候》："渴利者，随饮小便故（是）也。"

（四）《内消候》："内消病者，不渴而小便多也。"

第十四篇 水气病脉证并治第十四

1．要点

本篇论述水气病一病，《灵枢》称为"胀病"，近世称为"水肿病"是也。

本篇所论水气病，乃阳气失职，不能制水，水气渗于皮肤肌肉所形成，以"身体肿胀"为主要证候。且根据水气病的各个不同脉证和病机，分为风水、皮水、正水、石水、黄汗等五种。

本篇对于水气病的治疗，根据水邪的偏上、偏下，提出了"腰以下肿，当利小便；腰以上肿，当发汗乃愈"的两大原则。这就是《素问·汤液醪醴论》所谓之"开鬼门""洁净府"。并根据水邪蓄积于中，而提出了"可下之"的峻泄逐水的变法，然必须审其邪盛而正不衰者方可使用此法。

本篇发汗方，有甘草麻黄汤、杏子汤、防己黄芪汤、芪芍桂酒汤、桂枝加黄芪汤、麻黄附子汤、桂枝去芍药加麻辛附子汤等方为辛温发汗；有越婢汤、越婢加术汤等方为辛凉发汗。利小便方，有蒲灰散。而防己茯苓汤，则兼发汗、利小便；枳术汤，则健脾燥湿磨痞散结。至于峻下逐水法，本篇未出方，可于痰饮篇中选出，如十枣汤之类。（水气和痰饮两篇可联系阅读）

2．重点

（1）第一节。

（2）第五节。

（3）第十二节。

（4）第十八节。

（5）第二十一节。

（6）第二十八节。

（7）第三十节。

（8）第三十一节。

3．难点

（1）第五节（倒装文法）。

（2）第六、七节。

（3）第九节。

第十五篇　黄疸病脉证并治第十五

1．要点

本篇论述黄疸病，以"身体面目发黄"（小便不利）为主要证候。根据发病原因和临床证候不同，分为谷疸、酒疸、女劳疸等三种。

（1）本篇所论谷疸病，乃水谷湿热蕴蒸上冲所致，以"食谷即眩"为特点，治宜清利湿热而除满为法，以茵陈蒿汤为代表方剂。至于其属于寒湿者，本篇未出方。

（2）本篇所论酒疸病，乃酒毒湿热内积（血分）所致，以"心中懊憹或热痛"为特点，治宜泄热除烦为法，以栀子大黄汤为代表方剂。

（3）本篇所论女劳病，乃精血瘀积胞室所致，以"膀胱急，少腹满，额上黑"，治宜消瘀软坚，清热燥湿为法，以硝石矾石散为代表方剂。

（4）本篇所载方治，除上述茵陈蒿汤为谷疸主方、栀子大黄汤为酒疸主方、硝石矾石散为女劳疸主方外，尚有：猪膏发煎主治诸黄、大便秘结而为血瘀肠燥者，茵陈五苓散主治黄疸小便不利、寒热口渴而为水热互结者，大黄硝石汤主治黄疸、腹满、尿短赤自汗出而为表和里实者，小柴胡汤主治诸黄腹痛而呕者，小半夏汤主治寒湿黄疸误治变哕者，桂枝加黄芪汤主治诸黄脉浮并有寒热自汗（结合黄汗病）者。至于小建中汤主治男子黄、小便自利，乃虚劳痿黄（萎黄）列此以与黄疸相区别，非谓此节亦是黄疸也。

（5）本篇所述黑疸，乃酒疸误下而成。据《诸病源候论》记载，谷疸、酒疸、女劳疸久久皆可变成黑疸。

2．重点

（1）第二节。

（2）第十三节。

（3）第十四节。

（4）第十五节。

（5）第十八节。

（6）第二十节（第三节）

（7）第二十一节。

（8）第二十二节。

3．疑点

（1）第二节所述"女劳疸"。

（2）第十一、十二节。了解一下即可。

第十六篇　惊悸吐衄下血胸满瘀血病脉证治第十六

1．要点

本篇论述惊悸、吐血、衄血、下血、胸满瘀血等病。吐衄下血瘀血均为血脉等病，而惊悸又与血脉有关，故合为一篇。

（1）本篇重点论述了出血病，其中包括吐血、衄血和下血在内，乃心脾藏府功能失调，无以主持和统摄血脉正常运行，使血溢出脉外，从窍而出，成为出血病证。

（2）对于出血病的治疗，本篇提出"温法"和"清法"两大法门：血上出而为吐衄者，如属邪火旺盛、逼血妄行、宜用泻心汤泄火止血；如属中气虚寒、气逆血溢，宜用柏叶汤温中止血。血下出而为下血者，如属湿热蕴积、血脉损伤，宜用赤小豆当归散清利湿热行血活瘀；如属中焦虚寒，脾不摄血，宜用黄土汤温中散寒、复脾摄血。

（3）本篇所论瘀血病，乃血脉瘀滞不能运行所致，以"胸满，唇痿舌青，口燥但欲漱水不欲咽，无寒热，脉微大来迟（涩）"为主要特点。在治疗上，本篇未出方，法宜活血祛瘀，可于本书后面"妇科"三篇及《伤寒论》中选用。

（4）至于惊悸，本篇提出"寸口脉动而弱"，阐明其病机是由于气血不足所致，惜其内容均已散佚脱落。本篇所载（第12节）桂枝去芍药加蜀漆牡蛎龙骨救逆汤乃治火邪惊狂卧起不安者，而（第13节）半夏麻黄丸则为水饮凌心、心阳被遏以致心下悸动的方治。

2．重点

（1）第一节。

（2）第十节。

（3）第十四节。

（4）第十五节。

（5）第十六节。

（6）第十七节。

3．难点

（1）第三、四节。

（2）第十二节。

第十七篇　呕吐哕下利病脉证治第十七

1．要点

本篇论述呕吐、哕、下利三病。此三者常相互影响，交并出现，故合为一篇。然其具体条文近半（二十二节）见于《伤寒论》之中。

（1）本篇所论呕吐病，以"呕恶吐逆"为特征，其病因病机分为虚寒、实热、寒热错杂、水饮停蓄和宿食痰滞停于上脘等五种。如属于虚寒者，大半夏汤、吴茱萸汤、四逆汤等方可选用；属于实热者，大黄甘草汤、小柴胡汤两方可选用；属于寒热错杂者，半夏泻心汤可用；属于水饮停蓄者，小半夏汤、生姜半夏汤、半夏干姜散、茯苓泽泻汤、猪苓散等方可选用；属于宿食痰滞停于上脘者，本篇提出"不可下之"而未出方，当根据宿食病篇"宿食在上脘，当吐之"之法而从《伤寒论·太阳病》篇中选用"瓜蒂散"一方。至于文蛤散一方，乃治吐后渴欲得水而贪饮者，非治呕吐之方。

（2）本篇所论哕病，即今之所谓"呃逆"。如气滞胃逆者，用橘皮汤降气止逆；如因虚热而气滞胃逆者，用橘皮竹茹汤补虚清热降逆止哕；如因下窍不通，气机壅塞而呃逆者，"当视其前后，知何部不利"而利之。

（3）本篇所论下利病，包括现在所谓的"泄泻""痢疾"两病。从病机上可以概括为虚寒和实热两类。病为泄泻，属于虚寒者，用四逆汤、通脉四逆汤；属于实热或积滞者，用大、小承气汤；属于湿热气滞，则当"利其小便"以"急开支河"。病为痢疾，属于虚寒者，用桃花汤；属于实热者，用白头翁汤。至于诃黎勒散之行气固脱，乃为"气利"之病而设，而黄芩加半夏生姜汤之清热降逆，又为干呕而利之病所设。

2．重点

（1）第五节。

（2）第十六节。

（3）第二十三节。

（4）第二十四节。

（5）第三十一节。

（6）第四十节。

3. 疑问

（1）第三十四节。

（2）第四十六节。

第十八篇　疮痈肠痈浸淫病脉证并治第十八

1. 要点

本篇论述痈肿、肠痈、金疮、浸淫疮等四种外科疾病。

（1）本篇所论肢体痈肿病，以"身体某一局部痈肿疼痛化脓"为主证，乃气血凝滞郁蒸腐败而成。本篇指出，如突然发生局部固定疼痛，脉浮数而反洒淅恶寒，即为发生痈肿之象；而以手掩其肿上，热者为已化脓，无热为尚未化脓。至于治疗，本篇未论及，原则上未化脓者当活血散瘀，已化脓者当托毒排脓。（尚用刀切开排脓。诊化脓处，以湿纸揩肿上，视其先干处即为化脓处，开刀处应在化脓处稍下）

（2）本篇所论肠痈病，以"发热恶寒，少腹肿痞，按之即痛如淋，小便自调"为特点。脉迟紧为脓未成，可用大黄牡丹皮汤下其瘀血（此方也用于正化脓之时，观方后"有脓当下；如无脓，当下血"可证）；脉洪数为脓已成，可用排脓散、排脓汤等方排脓，如正阳不足则用薏苡附子败酱散助正排脓。

（3）本篇所论金疮亡血，以王不留行散续筋脉和气血为治；浸淫疮则以黄连粉清热燥湿为治，方虽未见，然方名"黄连粉"，是以黄连为主药研粉外用，似无疑义。

2. 重点

（1）第一节。

（2）第二节。

（3）第四节。

第十九篇　趺蹶手指臂肿转筋阴狐疝蛔虫病脉证治第十九

（1）第四节。

（2）第六节。

（3）第七、八节。

第二十篇　妇人妊娠病脉证并治第二十

1. 要点

本篇论述妇人妊娠的病证及治法。

（1）本篇所论妊娠呕吐，乃中焦不足，胃有寒饮所致，治方干姜人参半夏丸，温中补虚，蠲饮降逆。

（2）本篇所论妊娠下血，一为冲任脉虚、阴不内守之所致，一为瘀血素结、癥痼害胎而引起。前者治以胶艾汤，后者治以桂枝茯苓丸。

（3）本篇所论妊娠小便不利，如因血虚燥热而为小便难者，宜当归贝母苦参丸养血清热；如因气化受阻，水渗皮肤而为小便不利、身体肿重者，宜葵子茯苓丸滑窍利水；如因心热移肺，肺失通调，而不得小便，腰以下重者，宜针刺泻劳宫及关元以利小便，然针刺关元可堕胎，故此似有疑义。

（4）本篇所论妊娠腹痛，除因冲任失调而为腹痛下血治以胶艾汤方已见上述外，尚有肝脾不和、血虚夹湿而为腹中疼痛者，治以当归芍药散调肝养血补脾祛湿；阳气虚弱阴寒内盛而为腹痛恶寒少腹如扇者，治以附子汤温阳祛寒煖宫安胎。

（5）至于妊娠养胎，本篇提出当归散和白术散二方，前者适用于瘦人多火的妊娠，后者适用于肥人多痰湿的妊娠。然二方之后虽云"常服"或"服之勿置"。但亦不可无故常服。

2. 重点

（1）第一节（错）。

（2）第二节（错）。

（3）第四节。

（4）第六节。

（5）第七节。

（6）第八节（葵子滑胎）。

（7）第十一节（错）。

第二十一篇　妇人产后病脉证治第二十一

1．要点

本篇论述妇人产后诸病。根据产后血虚的特点，首先提出了新产妇人易患的三大病——一者病痉，二者病郁冒，三者大便难。

（1）本篇所论产后痉病，乃血虚中风化燥伤筋而成，治用竹叶汤扶正祛邪，其中风而未成痉者，用阳旦汤以散风邪调和营卫。郁冒乃血虚有寒，孤阳上出而成，治用小柴胡汤损阳和阴；产后大便难乃血虚津少，胃肠燥结而成，治用大承气汤荡涤实邪，——其病如无燥热实邪，自当养血润枯为法，不得擅用大承气汤以更伤其阴液。

（2）本篇所论产后腹痛，病属血虚内寒而为腹中疼痛者，治以当归生姜羊肉汤；病属气血郁滞而为腹痛烦满者，治以枳实芍药散；病属瘀血干著而为少腹坚痛者，治以下瘀血汤攻坚破积。

（3）本篇所论产后痢疾，用白头翁汤补虚泄热；产后烦乱呕逆，用竹皮大丸安中益气。

2．重点

（1）第一节。

（2）第二节。

（3）第三节。

（4）第六节。

（5）第九节。

（6）第十节。

3．难点

略。

第二十二篇　妇人杂病脉证并治第二十二

1. 要点

本篇论述妇人杂病的证治。其中除热入血室四节，与《伤寒论》原文完全相同，为外感病所引起以外，其余十八节所论妇人杂病则提出了"因虚、积冷、结气"为妇人带下三十六病的总根源。

（1）本篇所论经水不利，均为瘀血所致，治宜破瘀行经，抵当汤、土瓜根散可选用。至于水与血俱结在血室而得于生后使少腹满如敦状、小便微难者，治用大黄甘遂汤破瘀逐水、补虚养血。

（2）本篇所论漏下之病，一为胶艾汤而方未见，一为旋覆花汤与病相违，均无以为法。然于漏下之治，仍可从前面妇人妊娠篇妇人产后篇及惊悸吐衄下血篇中寻悟其法。

（3）本篇所论白带病，一为子藏干血不去、湿热腐化所致，用矾石丸除湿清热；一为肾阳不足，寒湿内郁所成，治用蛇床子散温寒祛湿。

（4）本篇所论腹中痛，如为血气瘀滞而为腹中刺痛者，治以红蓝花酒；如为血气虚弱而为心悸腹中急痛者，治以小建中汤；如为血虚湿郁而为腹中疼痛、小便不利者，治以当归芍药散养血除湿。

（5）本篇论述了妇人瘀血下利，治以温经汤；肾虚转胞，治以肾气丸；阴虚藏躁，治以甘草小麦大枣汤；谷实阴吹，治以猪膏发煎；痰凝气滞咽中如有炙脔，治以半夏厚朴汤；湿热阴中生疮，治以狼牙汤洗方。这些治疗方法，在临床上，都是很有价值的。

2. 重点

（1）第五节。

（2）第六节。

（3）第八节。

（4）第九节。

（5）第十节。

（6）第十五节。

3. 疑点

第十一节。

附：第八节释文："本节为妇人杂病提纲，分五段读。虚，谓气虚血少。积冷，谓久积冷气。结气，谓气血菀结。经者，常也，来有常期，故名经水。失常则有迟速多少、崩中漏下、逢期则痛之象，故曰诸经水。断绝，谓经水因虚或积冷或结气而不来也。至有历年，血寒积结，谓肾水寒而肝木不荣，血因冷滞而不流通，致菀结于内也。胞门寒伤，为寒气所伤也。经络凝坚，谓营卫阻遏，气滞血凝，寒则牢坚也。在上则寒饮侵肺，呕吐涎唾，寒久壅塞，郁而化热，乃成肺痈，遂致以虚羸之形体而患上实（应清泻）、下虚（应温养）之证，故云形体损分也（形分，谓上下病异而有分界也）。其在中，则寒邪盘结，绕脐寒疝，或两胁疼痛，与藏相连，皆阴邪寒结，木郁乘土之病。抑或素禀阳藏；邪气郁遏，结为热中，痛在脐下关元。脉数而周身无疮疡痈毒，其肌肤甲错，竟若鱼鳞。皆为内有瘀热，新血不荣之征。以上证候，不论男女均可出现，故曰时着男子，非止女身。其在下，则经候既不应期而止，至则末流不断，所谓末流反多。而且寒则血涩，令阴中掣痛，少腹恶寒，或引腰脊，下根气街，气由气街上冲腰腹，致腰腹急痛，而痛极则在气街。冲脉与少阴之大络并起于肾，经气街伏于骺骨内髁际，痛根在气街，故膝胫亦疼烦。奄忽本训急遽，此处殆指忽发眩冒，状如厥颠也。或有忧惨，悲伤多嗔，与上第六节（甘麦大枣汤证）悲伤欲哭相仿佛，彼属藏躁，此属藏寒也。一言以蔽之曰：此皆带下，非有鬼神。所谓带下，即指肝脾下陷带脉，不能约束诸脉经之病。……设误信鬼神为祟，不按法医疗，病人则形体羸瘦，脉虚多寒。三十六病，千变万端，皆由此起。医者应审脉之阴阳、虚实紧弦，分别寒热，行其针药，治危保安。其证虽同，脉各异源，学者应辨别清楚。"

第九节释文："妇人年五十，已终七七之期，冲任体虚，天癸竭，地道不通，经水自当绝止。乃病下利数十日不止，似与月经无关，但暮即发热，为血结在阴，阳气至暮不得入于阴而反浮于外也。少腹里急腹满者，血积不行，亦阴寒在下也。手掌烦热，病在阴，掌亦阴也。唇口干燥，血内瘀者不外荣也。此为瘀血作利，不必治利，止去其瘀而利自止，故以温经汤主治之。""带下方证，下寒上热，下寒故下利里急腹满，上热故烦热干燥……"

（写于 1972 年 10 月）

三、参考文献

《世补斋医书·文一》："吴兴莫枚叔《研经言》'伤寒杂病论'十六卷，后人改题曰《金匮玉函》，王焘《外台秘要》引之概称《伤寒论》，唐慎微《证类本草》引之概称《金匮玉函方》，一从其朔，一从其后也。当时以十六卷文繁，而有删本二：其一就原书删存要略，并为三卷，题曰《金匮玉函要略方》，后为宋仁宗时王洙所得；其一就原书存脉法及六经治法又诸可不可等十卷，题曰《伤寒论》而削'杂病'二字，即今本《伤寒论》也。此书行而十六卷之原书不可得见矣。林亿等又以所存三卷，去其上卷而分中、下二卷为三卷，以合原数，改题曰《金匮方论》，即今本《金匮要略》也。此书行而删存之三卷亦不可复合矣。吁，唐宋间人，于仲景书，任意分并，一再改题，而甚去古也愈远矣。"（见卷一）

《世补斋医书·文一》："《隋书·经籍志》载《游元桂林》二十一卷、目一卷，毛子晋本作张讥撰，而《校刊记》据殿本监本改作张机。今读《陈书》有后主手授张讥玉柄麈尾，又于钟山松林下敕讥竖义，取松枝代麈两事，则南朝自有张讥能捉麈坚义者，非仲景也。子晋不误，而据别本以改之者自误耳。余曾沿其讹，采入《补传注》中，特证明之，以志吾过。"（卷一）

四、测验题

（1）患者，男，年 40 岁，发病 1 年多，每于饥饿时心下疼痛，吃东西后即止痛，按之心下痞鞕，下午发生腹部胀满，肠鸣亦加甚，大便先硬后溏，舌苔黄腻，脉象缓。

（2）患者，男，年 30 岁，今年夏天被雨淋后发病，开始恶寒，发热，随即面目浮肿，后逐渐肿及全身，咳嗽，口渴欲饮水，小便色黄，舌苔薄黄，脉浮。

（3）患者，男，年30岁，发病3天，头痛，发热，怕冷，微汗出，四肢骨节疼痛，咳嗽痰白而稀，大便稀溏，一日2～3次，舌质红，苔薄黄腻，脉浮数，经用青霉素、安乃近等药连续治疗3天未见效果。

附　请按祖国医学的理论观点，阐明各例中每一症状的发生机制和概括出总的病机，并拟出治法。

（1972年10月）

五、讨论题

（1）暍病、湿病、历节病、肺痈病、肺胀病、痰饮病、水气病、妇人妊娠病等，在临床上可能出现的共同证候是什么？为什么？试详细说明之。

（2）试论述小建中汤、当归生姜羊肉汤、当归芍药散证的证候、病机及治疗法则，并阐明其三者的异同点。

（3）患者，男，20岁，昨晚因饮食不慎而发病，开始怕冷，肠鸣，继而腹部膨满，时发小腹里急疼痛即欲大便，昨晚至现在一日夜发作数十次，大便时又不爽利，每次只下利少许水液，肛门后重，面容消瘦，呈困苦状，心情烦躁，手足不暖和，舌苔白，脉象缓。试阐述其各个证候的发生机制和概括出总的病机，并拟出其治疗法则和具体方药。

（1972年12月）

六、病案讨论题

（1）患者，男，年40岁，哮喘已5年，每年各季发作，至春天气候转暖时即逐渐停止。这次于1周前发病，日夜倚物端坐，不能平卧，怕冷，发热，鼻塞，流清涕，咳嗽唾白色泡沫，咳甚则呕吐，咽喉气塞，呼吸困难，有哮鸣音，胸闷，烦躁，汗出，心悸，面目浮肿，口干不渴，小便微黄，舌苔白，脉象浮。

（2）患者，男，年30岁，2年前发生吐血，连续2天不止，血鲜红，量较多，后经服"十灰散"等药而止，数月后即逐渐发生咳嗽。现心烦，心悸，头昏，失眠，身体软弱无力，胸部满闷，咳嗽唾泡沫，时带暗红色血液，引左胁微痛，语音低微，力气，多说话则感气息不相连续，每天下午 4～5 点时两颧微红，全身燥热不舒，夜间出盗汗，口唇干燥，鼻干，有时清涕出，小便色黄，大便干燥，舌苔薄黄，脉象虚数。

以上两例，请讨论出其病机及方药。

（1972 年 12 月）

七、复习要点

第二篇

（1）痉病的主要证候以及刚痉、柔痉的区别。

（2）湿病的主要证候和治疗原则。

（3）麻黄加术汤、麻黄杏仁薏苡甘草汤、防己黄芪汤在治疗上的区别。

（4）桂枝附子汤、白术附子汤、甘草附子汤在治疗上的区别。

（5）暍病的主要证候和正治方法。

第三篇

（6）百合病的发病机制，主要证候和治疗原则。

（7）狐惑病的发病机制和蚀上、蚀下的治疗区别。

第四篇

（8）温疟、瘅疟、牡疟的证候区别和治疗原则。

（9）一般疟病和疟母的相互关系及其证候异同。

第五篇

（10）中风病的发病机制和在络、在经、在府、在藏的临床区别。

（11）历节病的发病机制和证候特点以及乌头汤、桂枝芍药知母汤在临床运用上的区别。

（12）历节病和湿病的异同点。

第六篇

（13）血痹病的发病机制、主要证候和治疗原则。

（14）桂枝龙骨牡蛎汤、八味肾气丸在治疗上的异同点。

（15）桂枝龙骨牡蛎汤、小建中汤在治疗上的异同点。

（16）小建中汤、黄芪建中汤、薯蓣丸在临床运用上的区别。

（17）酸枣仁汤、大黄䗪虫丸在病机上的异同点。

第七篇

（18）肺痿、肺痈在病机和证候上的异同点。

（19）肺痿、肺痈的治疗原则。

（20）射干麻黄汤、厚朴麻黄汤、小青龙加石膏汤、越婢加半夏汤等四方主治证候的异同点。

第八篇

（21）奔豚气病的主要证候和正治方法。

第九篇

（22）胸痹病的发病机制，主要证候和治疗原则。

（23）瓜蒌薤白白酒汤、瓜蒌薤白半夏汤、枳实薤白桂枝汤、人参汤、薏苡附子散在临床运用上的区别。

（24）心痛病的发病机制，主要证候和治疗方法。

（25）胸痹和心痛的异同点。

（26）胸痹和肺痈在临床证候上的异同点。

第十篇

（27）腹满虚实在临床上的主要区别。

（28）大承气汤、厚朴三物汤、厚朴七物汤、大柴胡汤、大黄附子汤等方在临床运用上的区别。

（29）附子粳米汤、赤丸、大建中汤三方在临床运用上的区别。

（30）寒疝病的大乌头煎、乌头桂枝汤、当归生姜羊肉汤在临床运用上的区别。

（31）宿食病和腹满病的相互关系。

（32）宿食病的治疗方法。

第十一篇

（33）旋覆花汤、麻子仁丸、甘草干姜茯苓白术汤三方的临床运用。

第十二篇

（34）痰饮病的分类及其各自的主要证候。

（35）小半夏加茯苓汤、泽泻汤、五苓散、苓桂术甘汤等方主治病证的异同点。

（36）苓桂术甘汤、肾气丸主治饮病的异同点。

（37）大青龙汤、小青龙汤在临床运用上的区别。

（38）十枣汤、半夏甘遂丸在临床上的运用。

（39）第 35～40 节的小青龙汤加减五法。

第十三篇

（40）五苓散、猪苓汤、栝蒌瞿麦丸等三方主治病证的异同点。

（41）肾气丸、文蛤散、白虎加人参汤等三方主治病证的异同点。

第十四篇

（42）水气病、痰饮病、咳嗽上气等三病的相互关系。

（43）水气病的分类及其各自的主要证候。

（44）水气病的治疗原则。

（45）防己黄芪汤、越婢汤、越婢加术汤、甘草麻黄汤、麻黄附子汤等五方主治病证的异同点。

（46）桂枝去芍药加麻辛附子汤、枳术汤在临床运用上的区别。

（47）黄汗病与历节病的区别以及黄汗病的治疗原则。

第十五篇

（48）黄疸病的分类及其各疸的主要方治。

（49）茵陈蒿汤、栀子大黄汤、大黄硝石汤三方的异同点。

（50）茵陈蒿汤、茵陈五苓散在临床运用上的区别。

第十六篇

（51）胸满瘀血在临床上的主要特点及其治疗原则。

（52）泻心汤、柏叶汤在临床运用上的区别。

（53）黄土汤、赤小豆当归散在临床上的运用。

第十七篇

（54）胃反的主要证候及其主要方治。

（55）小半夏汤、半夏生姜汤、半夏干姜散的区别。

（56）小半夏汤与大黄甘草汤在临床运用上的区别。

（57）"病人欲吐者，不可下之"与"食已即吐者，大黄甘草汤主之"在病机和证情上的区别。

（58）橘皮竹茹汤在临床上的运用。

（59）下利用承气汤的依据。

（60）"下利气者，当利其小便"与"气利，诃黎勒散主之"在病机和证候上的区别。

第十八篇

（61）肢体痛肿的临床特点及其治疗原则。

（62）大黄牡丹皮汤、薏苡附子败酱散在临床运用上的区别。

第十九篇

（63）蛔虫病的诊断及其治疗。

第二十篇

（64）妊娠下血的分类、病机和治疗方法。

（65）妊娠呕吐的治疗原则。

（66）妊娠浮肿的治法。

（67）当归芍药散、附子汤二方主治病证的异同点。

（68）妊娠小便难的病机及治法。

第二十一篇

（69）产后三大病的病机及治疗方药。

（70）当归生姜羊肉汤、枳实芍药散、下瘀血汤三方主治病证的异同点。

（71）白头翁加甘草阿胶汤的临床运用。

第二十二篇

（72）妇人经水不利的治疗原则。

（73）白带的治疗方法。

（74）当归芍药散、小建中汤、红蓝花酒三方主治病证的异同点。

（75）妇人藏躁、咽中如有炙脔、转胞等病的病机及其治疗。

（76）温经汤的临床运用。

（1972 年 11 月）

张仲景的平生及其《金匮要略》演讲大纲

（1）张仲景，名机，南阳郡湟阳县人，生于东汉和平（桓帝）元年即公元 150 年，卒于延安（献帝）十六至二十四年即公元 211—219年，约活了 70 岁（69 岁）。

（2）东汉延喜（桓帝）九年即公元 166 年，张仲景总角造颙，谓曰："君用思精而韵不高，后将为良医。"卒如其言。（见《何颙别传》）

（3）张仲景"学医于同郡张伯祖，尽得其传""识用精微过其师"。（张伯祖著有《藏经》二卷，见江西《医史》）

（4）张仲景"后在京师为名医，于当时为上手"。

（5）张仲景（公元 168—189 年）"灵帝时举孝廉""延安（献帝）中，官至长沙太守"。（存疑）

（6）东汉末年，豪门贵族兼并土地，庶族地主（中小地主）破产，连年战祸，疫疬流行，广大劳动人民无以为生，暴发农民革命——如东汉中平元年即公元 184 年二月，黄巾军起义。（①狐蜮"目赤如鸠眼"。②十一篇"大肠有寒者多鹜溏""肺水者……时时鸭溏""脾气衰则鹜溏"。③"肾水者……阴下湿如牛鼻上汗"。）

（7）张仲景有法家思想，①受王充《论衡》影响，②见《自序》：

《伤寒卒病论集》序

"怪当今居世之士，曾不留神医药，精究方术……但竞逐荣势，企踵权豪，孜孜汲汲，唯名利是务，崇饰其末，忽弃其本，华其外而悴其内。皮之不存，毛将安附焉！卒然遭邪风之气，婴非常之疾，患及祸至，而方震慄，降志屈节，钦望巫祝，告穷归天，束手受败……痛夫！举世昏迷，莫能觉悟，不惜其命，君是轻生，彼何荣势之云哉……遇灾值祸，身居厄地，蒙蒙昧昧，蠢若游魂……"

"余宗族素多，向余二百，建安纪年以来，犹未十年，共死亡者，三分有二，伤寒十居其七，感往昔云沦丧，伤横夭之莫救，乃勤求古训，博采众方，撰用《素问》《九卷》《八十一难》《阴阳大论》《胎胪》《药录》并且主张针药并用、辨证论治，为《伤寒杂病论》合十六卷……"

（8）张仲景的医学著作《伤寒杂病论》；还有《评病要方》一卷，《疗妇人方》二卷，《五藏论》一卷，《口齿论》一卷；《药辨决》（此书见《医心方》）等。有徒弟二人：杜度、卫汛。

（9）张仲景《伤寒杂病论》的流传情况：（伤寒杂病论的分家）

1）王叔和整理《伤寒论》；

2）孙思邈《千金要方》："江南诸师秘仲景书而不传"；

3）孙思邈《千金翼方》的"伤寒"；

4）王焘《外台秘要》引《金匮》之文，均题曰《伤寒论》；

5）王洙《金匮玉函要略方》三卷。

（10）现行的《金匮要略》一书，（区别于《伤寒论》别本的《金匮玉函经》，杜光庭撰的《金匮玉函经》）是宋代林亿等的校删本。林亿等《金匮要略方论》序："张仲景为《伤寒杂病论》合十六卷，今世相传《伤寒论》十卷，杂病未见其书，或于诸家当中载其一二矣。翰林学士王洙在馆阁日拾蠹简中得仲景《金匮玉函要略方》三卷，上则辨伤寒、中则论杂病，下则载其方并疗妇人，乃录而传之士流才数家耳，当以对方证对者，施之于人其效若神，然而或有证而无方，或有方而无证，救疾治病，其有未备，国家诏儒医校正医书，臣奇先校定《伤寒论》，次校定《金匮玉函经》，今又校成此书，仍以逐方次于证候之下，使会卒之际，使检用也；又采散在诸家之方，附于诸篇之末，以广其法，以其伤寒文多节略，故所自杂病以下，终于饮食禁忌，凡二十五篇，除重复合 262 方，勒成上、中、下三卷，依旧名曰《金匮方论》……"

（11）《金匮要略》的学术渊源——"撰用《素问》《九卷》《八十一难》《阴阳大论》《胎胪》《药录》"。

1）（第 14 篇 3 条）"视人之目窠上微肿，如蚕新卧起状，其颈脉动，时时咳，按其手足上隐而不起者，风水"。——《平人气象论》《水胀》《论疾诊尺》

2）（第 14 篇 11 条）"夫水病人目下有卧蚕，面目鲜泽……"——《平人气象论》《水胀》

3）（第 1 篇经一条）"见肝之病，知肝传脾，当先实脾，四季脾王不受邪，即勿补之"。——《难经·七十七难》

4）太阳、阳明、少阳、太阴、少阴，厥阴的次序——①《热论》"一曰太阳、二曰阳明、三曰少阳、四曰太阴、五曰少阴、六曰厥阴"；②运气七篇的意义。

5）妇科三篇。

6）地黄、芍药、桂、术等。

（12）《金匮要略》的内容——共 25 篇计病。

第 1 篇：藏府络经先后病——总则。

第 2～17 篇：内科病。

第 18 篇：外科病。

第 19 篇：琐碎病。

第 20～22 篇：妇科病。

第 23～25 篇：杂疗方。

（13）《金匮要略》的特点：（和《伤寒论》为姐妹篇，辨证施治较系统；一以六经为纲，一以病名为纲。）

1）条文辨证：如①第七篇第 6 条："咳而上气，喉中水鸡声，射干麻黄汤主之。"②第七篇第 14 条："肺胀，咳而上气，烦躁而喘，脉浮者心下有水（气），小青龙加石膏汤主之。"③第七篇第 8 条："咳而脉浮者，厚朴麻黄汤主之。"④第七篇第 9 条："脉沉者，泽漆汤主之。"

又如：①第八篇第 3 条："胸痹之病，喘息软唾，胸背痛，短气，寸口脉沉而迟。关上小紧数，栝蒌薤白白酒汤主之。"②第八篇第 4 条："胸痹，不得卧，心痛彻背者，栝蒌薤白半夏汤主之。"

再如：痰饮篇小青龙汤加减 5 条。

2）文字质朴，经验可靠：如①第十七篇第 31 条："下利气者，当利其小便"；②第十四篇第 18 条："诸有水者，腰以下肿，当利小便，腰以上肿，当发汗乃愈"（越婢汤治荆州一老太婆急性肾炎，真武汤治一小孩慢性肾炎）；③第十六篇第 17 条："心气不足，吐血、衄血，泻心汤主之"；④第十八篇第 4 条：大黄牡丹汤治肠痈；⑤第十五篇第 13 条与 18 条：茵陈蒿汤与茵陈五苓散治黄疸；⑥第二十二篇第 15 条：硝石丸治白带；⑦第二篇第 4 条：胶艾汤治崩漏；⑧第二十二篇第 5 条：半夏厚朴汤治咽中如有炙脔，吞之不下，吐之不出；⑨第十七篇第 42 条："下利便脓血者，桃花汤主之"；⑩第十七篇第 43 条："热利下重者，白头翁汤主之"；

（14）《金匮要略》存在的问题：

1）文字错简脱落，内容残缺不全；

2）经验停在 1700 年以前。

（15）《金匮要略》的读法

1）用毛主席的哲学思想为指导，实事求是地对待本书，揭露其本来面貌，加以继承或批判扬弃；

2）前后条文连贯读：如①第二篇第 1、2 条和第 7 条上半条连读；②第三篇第 1 条贯串于以下百合病的各条中；③第十篇第 24 条"宿食在上脘，当吐之，宜瓜蒂散"；第十七篇第 6 条"病人欲吐者，不可下之"。

3）前后条文比较读：如①第二篇第 1、2 条相比较："太阳病，发热无汗，反恶寒者，名曰刚痉""太阳病，发热汗出而不恶寒，名曰柔痉"；②第十三篇第 4 条："脉浮，小便不利，微热，消渴者，宜利小便发汗，五苓散主之"和第 13 条"脉浮，发热渴欲饮水，小便不利者，猪苓汤主之"相比较。

4）和《伤寒论》联系读：如①上项引五苓散、猪苓汤证和《伤寒论》中"太阳篇""阳明篇"之间联系读；②第二篇第 20 条"湿家身烦疼，可与麻黄加术汤发其汗为宜，慎不可以火攻之"和《伤寒论》麻黄汤证联系读；③水湿内阻，肾阳不化的脉沉肢冷小便不利而肢体浮肿的治疗方药，要从《伤寒论》中取真武汤方。

5）读于无字处：①以证测方：第十篇第 2 条"病者腹满，按之不痛为虚，痛者为实，可下之，舌黄未下者，下之黄自去"第 3 条"腹满时减，复如故，此为寒，当温之"。第十七篇第 23 条"下利清谷，不可攻其表，汗出必胀满"；②以方测证：a. 上引第二篇第 20 条；b. 第十二篇第 17 条"夫短气有微饮，当从小便去，苓桂术甘汤主之，肾气丸亦主之"和第 23 条"病溢饮者，当发其汗，大青龙汤主之，小青龙汤亦主之"；③以方后语测证：第十五篇第 13 条"谷疸之为病，寒热不食，食即头眩，心胸不安，久之发黄，为谷疸，茵陈汤主之……分温三服。小便当利，尿如皂角汁，色正赤，一宿腹减，黄从小便去也"。

6）联系临床实际学：第十七篇第 40 条"下利已差，至其年月日时复发者，以病不尽故也，当下之，宜大承气汤"，如寒结当用温下法。

7）适当地运用考据学方法：①训诂：如 a. 第二篇第 9 条"夫痉脉，按之紧如弦，直上下行"；b. 第六篇第 12 条"脉弦而大，弦则为减，大则为芤，减则为寒，芤则为虚，虚寒相搏，此名为革，妇人则半产漏下，男子则亡血失精"；c. 第十一篇第 12 条"阴气衰者为癫，阳气衰者为狂"；d. 第二篇"身体疼烦""骨节疼烦"；e. 第七篇第 15 条"肺痈，胸满胀，一身面目浮肿，鼻塞，清涕出，不闻香臭酸辛，咳逆上气，喘鸣迫塞，葶苈大枣泻肺汤主之"。林校注："三日一剂，可至三四剂，此先服小青龙汤一剂，乃进。"《素问·大奇论》："肺之雍，喘而两胠满。"雍、壅、廱同。②校勘：如 a. 第四篇第 4 条"温疟者，其脉平，身无寒，但热，骨节疼烦，时呕，白虎加桂枝汤主之"；b. 上引第二篇第 1、2 条"刚痉""柔痉"之证；c. 第十九篇第 6 条"蚘虫之为病，令人吐涎心痛，发作有时，毒药不止，甘草粉蜜汤主之。甘草粉蜜汤方：甘草二两，粉一两，蜜四两，右三味，以水三升，先煮甘草煮二升，去滓，内粉、蜜、搅令和，煎为药粥，温服一升，瘥即止。"

（16）怎样对待《金匮要略》各注家的不同论点：

1）以《金匮要略》的原文思想衡量；

2）以我们自己的实际经验衡量（注意避免经验论）；

3）以祖国医学的传统理论衡量。

（李今庸于 1980 年 1 月在全国《伤寒论》师资进修班讲稿）

《金匮要略》一书的形成

张仲景在《伤寒杂病论序》中说："感往昔之沦丧，伤横夭之莫救，乃勤求古训、博采众方，撰用《素问》《九卷》《八十一难》《阴阳大论》《胎胪》《药录》并平脉辨证，为《伤寒杂病论》合十六卷……"是张仲景在大疫之后抱着"感往昔之沦丧，伤横夭之莫救"的悲痛心情，发奋钻研古代医学理论知识，广泛采集各家医疗方法和治病经验，在自己医疗实践的基础上，写出了《伤寒杂病论》一书，将古代医经、经方两家冶于一炉，创立了祖国医学理、法、方、药全备的辨证施治体系，其内容达十六卷之多。惜其书早已亡佚，早在北宋时期或以前即已亡佚无传了！今所传《伤寒杂病论》一书较晚出，未可遽信为张仲景《伤寒杂病论》之原书也。

现在广泛流传的《伤寒论》和《金匮要略》两书，学术界一般公认为其确系张仲景著作，为《伤寒杂病论》的两个组成部分。然《伤寒杂病论》一书怎样成为现在流传的《伤寒论》和《金匮要略》两书了呢？过去有人认为是晋代王叔和所分，有人认为是宋代林亿等人所分。其实《伤寒杂病论》分成《伤寒论》《金匮要略》两书，既不是来自晋代王叔和，也不是来自宋代林亿等人，而是在长期流传过程中逐渐地自然形成的。

众所周知，张仲景所写的《伤寒杂病论》，经过数十年后，在晋代，王叔和对其"伤寒"部分进行了整理。从而出现了《伤寒论》一书的流传。

到唐代，孙思邈《千金翼方》"卷九""卷十"两卷中所论述的"伤寒"，以"方证同条，比类相附"的方式，全载今本《伤寒论》中从"痉湿暍病"到"阴阳易瘥后劳复病"的内容，且明谓这是对张仲景《伤寒大论》"鸠集要妙,以为其方"而"用之多验"的。这里所谓的《伤寒大论》,就是王叔和整理的《伤寒论》之书。然而在王焘所撰的《外台秘要》一书里,所引现在流传的《伤寒论》和《金匮要略》两书的内容,却概称引自《伤寒论》。王焘《外台秘要》所谓的《伤寒论》一书,是既包括有今本《伤寒论》的内容,又包括有今本《金匮要略》的内容,说明了这个所谓《伤寒论》,实是《伤寒杂病论》书名的简称。从而也表明了在唐代时,王叔和整理的《伤寒论》和张仲景原著的《伤寒杂病论》两书在同时流传。

迨至北宋仁宗之朝,林亿、孙奇、高保衡奉敕校正医书时,王叔和整理的《伤寒论》继续在流传而张仲景所著《伤寒杂病论》原书则已亡佚而无传本了,故林亿等谓"张仲景为《伤寒杂病论》合十六卷,今世相传《伤寒论》十卷,杂病未见其书也"。

根据林亿等《金匮要略方论序》载:翰林学士王洙在馆阁日于蠹简中得仲景《金匮玉函要略方》三卷,上则辨伤寒,中则论杂病,下则载其方并疗妇人,乃录而传之士流才数家耳。尝以对方证对者施之于人,其效若神。然而或有证而无方,或有方而无证,救疾治病,其有未备,国家诏儒臣校正医书,臣奇先校定《伤寒论》,次校定《金匮玉函经》,今又校成此书,仍以逐方次于证候之下,使仓卒之际便于检用也,又采散在诸家之方,附于逐篇之末,以广其法。以其"伤寒"文多节略,故所自杂病以下终于"饮食禁忌",凡二十五篇,除重复合262方,勒成上、中、下三卷,依旧名曰《金匮方论》。表明了宋代翰林学士王洙在馆阁蠹简中发现的《金匮玉函要略》,"上则辨伤寒,中则论杂病,下则载其方并疗妇人",一共只有三卷,显然不是张仲景所写十六卷本的《伤寒杂病论》原文,而是唐宋间人对张仲景《伤寒杂病论》的内容进行了不少删减而摘录其自己认为的重要部分编为上、中、下三卷,是《伤寒杂病论》的一个删节本,故将其名更之曰《金匮玉函要略方》从其书更名曰《金匮玉函要略方》,也可看出其是《伤寒杂病论》的删节本,所谓"金匮玉函"者,乃"珍贵""贵重""宝贵""保慎"之意,犹《新书·胎教》所谓"书之玉版,藏书金匮"也,所谓"要略"者,西汉刘安所著《淮南子》书末有《要略》一篇,乃分别概述《淮南子》书中《原道训》《俶真训》《天文训》《地形训》等二十篇内容的玉旨，故东汉许慎注其篇名《要略》说："略数其要，明其所指，字其微妙，论其大体"也。要，略也；略，要也。"要"、"略"二字，义可互训也，然"要略"者，乃谓其是医学精要中之最精要者。同时，我们也确实发现了一些现在流传的《伤寒论》和《金匮要略》两书所未记载的张仲景著作的遗文。如《备急千金果方》卷二十六第一载："仲景曰：'人体平和，惟需好将养，勿妄服药。药势偏有所助，令人藏气不平，易受外患'。"《外台秘要·疗疟方》载："张仲景《伤寒论》辨疟病……疟岁岁发至三岁发，连日发不解者，以人胁下有痞也，疗之不得攻其痞，但虚其津液，先其时发汗，其服汤已，先小寒者，渐引衣自覆，汗出小便利则愈。疟者，病人形瘦，皮上必栗起。"这就足证王洙于脱简中发现的《金匮玉函要略方》一书乃后人对张仲景《伤寒杂病论》的删节本。林亿等在校正此书时，以其书中伤寒之文甚为简略，且另有《伤寒论》一书在行世，故删其上卷，而将其下卷所载之方，又逐方次于证候之下，仍分上、中、下三卷，依旧名曰《金匮方论》。这就是现在流传的所谓《金匮要略方论》《新编金匮要略方论》《金匮玉函要略方》以及简称为《金匮要略》等本的来源。

据上所述，现在流传的《金匮要略》一书，是现在流传的《伤寒论》一书的姐妹篇，是张仲景《伤寒杂病论》中的"杂病部分"，也是祖国医学的经典著作之一。它汇粹了后汉及其以前的医学知识，整理了后汉及其以前的医疗经验。以阴阳五行、藏府经络、营卫气血以及六淫、七情等学说为基础。以病名为纲，创造性地发展了具有整体观念的辨证施治的祖国医学理论，而为祖国医学说明着病因病机、诊断、预防和治疗方法。它是一部理论结合实际的医学专著。第一篇为总则，第二篇至第十七篇为内科病，第十八篇为外科病，第十九篇为琐碎病（暂如此称之），第二十至第二十二篇为妇产科病，第二十三篇为杂疗方，第二十四至第二十五篇为饮食禁忌。其中包括痉病、湿痹、中暍。百合病、狐蜃、阴阳毒、疟疾、中风、历节、血痹、虚劳、肺痿、肺痈、肺胀、心痛、短气、奔豚气、腹满、寒疝、宿食、五藏风寒、肝着、肾着、脾约、三焦病、大肠病、小肠病、积聚、癫狂、痰饮、咳嗽、消渴、小便利、淋病、水气病、黄疸病、惊悸、出血、瘀血胸满、呕吐、哕证、下利（泄泻、痢疾）。创伤、肠痈、浸淫疮、跌蹶、手指臂肿、转筋、阴狐疝、蛕虫病、尸厥、客忤和妇人胎前诸疾、产后诸疾、妇科杂病等数十种病证及其辨证治疗以及溺死、缢死的解救方法，它在以辨证施治为特点的祖国医学里，又具有"分类简明、辨证切要、文字质朴、经验可靠"的优点，所以它 1700 年来一直是在指导着中医临床工作的实践，它实为中医治疗内、妇科疾病的一部宝贵典籍。因而它也就是我们每个修习中医和研究祖国医学的一部必读之书。

（李今庸 20 世纪 70 至 80 年代北京．中医研究院、
北京中医学院两院研究生班讲稿）

张仲景和《金匮要略》的基本内容及其学习方法

　　张仲景，名机，后汉南阳郡涅阳县人。据考证：仲景生于汉桓帝建和二年至元嘉二年。即公元 148—152 年，卒于汉献帝建安十六年至二十四年即公元 211—219 年。范晔写《后汉书》未为其立传。从其熟悉农家生活的情况来看，似是一个农家出身的知识分子。延熹九年即公元 166 年，仲景总角造颙，即"总聚其发以为两角"而往见何颙。何颙谓曰："君用思精而韵不高，后将为良医。"卒如其言。仲景"学医于同郡张伯祖，将得其传"，人言其"识用精微过其师"。"后在京师（洛阳）为名医，于当附为上手"，晋有《伤寒杂病论》一书。仲景"灵帝时举孝廉"。所传"官至长沙太守"之说，未可确信。

　　后汉时代，疫病多次流行，仲景"宗族素多，向余二百"，在建安纪年以后未及十年，其宗族就病死了三分之二（2/3），而其中死于伤寒之病的竟占了十分之七（7/10）。仲景"感往昔之沦丧，伤横夭之莫救"，感伤不已，遂"勤求古训，博采众方"，刻苦钻研古代医学理论知识，广泛采用各家医疗方法和治病经验，在自己医疗实践的基础上，撰用《素问》《九卷》《八十一难》《阴阳大论》《胎胪》《药录》并"平脉辨证"，写出了《伤寒杂病论》合十六卷，将古医经、经方两家治于一炉，创立了祖国医学理、法、方、药完备的辨证施治体系，促进了我国古代医学的一大发展。

　　《伤寒杂病论》一书问世后，到了晋代，其中论伤寒的部分，经由王叔和整理而为《伤寒论》一书。于是，遂有《伤寒杂病论》和《伤寒论》两书并传于世，直到唐代。之后，《伤寒杂病论》一书即告亡失而世遂无传本，故宋人孙奇、林亿等谓"今世但传《伤寒论》十卷，杂病未见其书，或于诸家方中载其一、二矣"。

根据孙奇、林亿等所写《金匮要略方论序》载："翰林学士王洙在馆阁日，于馆阁蠹中得仲景《金匮玉函要略方》三卷，上则辨伤寒，中则论杂病，则载其方并疗妇人，乃录而传之士流才数家耳！尝以对方证对者施之于人，其效若神。然而或有证而无方。或有方而无证，救疾治病，有未备。国家诏儒臣校正医书，医奇先校定《伤寒论》，次校定《金匮玉函经》，今又校成此书，仍似逐方次于证候之下，使仓卒之际，便于检用也。又采散在诸家之方，附于逐篇之末，以广其法。以其伤寒文多节略。故所自杂病以下，终于饮食禁忌，凡二十五篇，除重复合262方，勒成上、中、下三卷，仍旧名曰《金匮方论》。"表明宋翰林学士王洙在灵简中发现的《金匮玉函要略方》三卷，不是张仲景所写十六卷本的《伤寒杂病论》原本，而是唐、宋间人对张仲景《伤寒杂病论》的删节本，故更其名曰《金匮玉函要略方》。孙奇、林亿等在校正此书时，以其书中伤寒之文甚为简略，且另有《伤寒论》一书在行世，故删其上卷，而将下卷所载之方，又逐方次于证候之下，仍分为上、中、下三卷，依旧名曰《金匮方论》使之流传至今。这就是现在流传的所谓《金匮要略方论》《新编金匮要略方论》《金匮玉函要略方》以及简称为《金匮要略》等本的来源。

现在流传的《金匮要略》一书，是现在流传的《伤寒论》一书姐妹篇，是张仲景《伤寒杂病论》中的"杂病部分"，也是祖国医学的经典著作之一。它汇粹了后汉及其以前的医学知识，整理了后汉及其以前的医疗经验，以阴阳五行、藏府经络、营卫气血以及六淫、七情等学说为基础，以病名为纲，创造性地发展了具有整体观念的辨证施治的祖国医学理论，而为祖国医学说明着病因病机、诊断、预防和治疗方法。它是一部理论结合实际的医学专著，第一篇为总则，第二篇至第十七篇为内科病，第十八篇为外科病，第十九篇为琐碎病（暂如此称之），第二十至第二十二篇为妇产科病，第二十三篇为杂疗方，第二十四至第二十五篇为饮食禁忌。其中包括痉病、湿痹、中暍、百合病、狐蜮、阴阳毒、疟疾、中风、历节、血痹、虚劳、肺痿、肺痈、肺胀、胸痹、心痛、短气、奔豚气、腹满、寒疝、宿食、五藏风寒、肝着、肾着、脾约、三焦病、大肠病、小肠病、积聚、癫狂、痰饮、咳嗽、消渴、小便利、淋病、水气病、黄疸病、惊悸、出血、瘀血胸满、呕吐、哕证、下利（泄泻、痢疾）、创伤、痈疡、肠痈、浸淫疮、跌蹶、手指臂肿、转筋、阴狐疝、蚘虫病、尸厥、客忤和妇人胎前诸疾、产后诸疾、妇科杂病等数十种病证及其辨证治疗以及溺死、溢死的解救方法。它在以辨证施治为特点的祖国医学里，又具有"分类简明、辨证切要、文字质朴、经验可靠"的优点，所以它1700年来一直是在指导着中医临床工作的实践，它实为中医治疗内、妇科疾病的一部宝贵典籍，因而它也就是我们每个修习中医和研究祖国医学的一部必读之书。现在为了继承发扬祖国医学遗产，为了使《金匮要略》这部书在祖国社会主义建设事业中为新时期的总任务实现四个现代化服务发挥更大的作用，我们有必要对它进行认真的学习和研究，以求得彻底理解它、掌握它和利用它，使其更好地"古为今用"。

《金匮要略》成书于1700年前的后汉时代，文字既然古奥，内容又颇多错漏和脱简，如不运用一定的学习方法，是不容易把它学好的。然而，只要明确了学习目的，知道了它的特点，运用适当的学习方法，再利用一些阅读该书的工具帮助学习，求得完全掌握它也并不是什么非常困难的事情。现在将我个人对《金匮要略》一书的读法介绍出来，以供《金匮要略》的读者作为参考。

一、学习主要精神，不要死抠字眼或死于句下

由于现行《金匮要略》之书，为宋代翰林学士王洙在馆阁于蠹简中发现，其中错简脱误颇多。例如《五藏风寒积聚病脉证并治》五藏各有中风、中寒，今脾只载中风不载中寒，而肾中风、中寒均不载；又如（痉湿暍病篇）第7、8节错脱等，再加上汉代的文字古奥，笔法古老，学习时应该掌握其主要的精神实质，不能光钻牛角尖死抠字眼以辞害义。如《藏府经络先后病》篇第13节说："风中于前，寒中于暮"，《百合狐蟚阴阳毒病》篇第11节说："百合病……每溺时头痛者，六十日乃愈，若溺时头不痛淅然者，四十日愈，若溺快然但头眩者，二十日

愈。"前者是说热邪归阳，寒邪归阴，邪气总是循着"物从其类"的规律伤人；后者是说百合病证现"溺时头痛的"为病重而愈期较慢，证见"头不痛淅然的"为病较轻而愈期较快，证见"溺快然但头眩的"为病更轻而愈期更快。绝对不能机械地把前者理解为风邪只在上午伤人而下午不伤人、寒邪只在下午伤人而上午不伤人，也绝对不能机械地把后者理解为出现不同证候的百合病，一定要是"六十日乃愈""四十日愈""二十日愈"、一天也不能多，一天也不能少。如果这样死死地去理解，就将与临床的实际情况不相合。再如《血痹虚劳病》篇第三节说："夫男子平人，脉大为劳，极虚亦为劳。"意思是说人的形体虽无症状而脉象已出现了"大"或"极虚"，这是虚劳之渐，精气内损，已将成为虚劳病证。所谓"男子"，是指病由房劳伤肾，并不是说本节之病只害男子而女子不害，所谓"平人"，是指脉病形不病，并不是指真正健康人，与《素问·平人气象论》中所谓"平人者，不病也"的"平人"一词的意义不同。否则，何以解释其"大"或"极虚"的脉象？

二、参阅汉代及其前后相距不远时代的医学著述

如《黄帝内经》《八十一难经》《神农本草经》《伤寒论》《金匮玉函经》《甲乙经》《脉经》《肘后方》《诸病源候论》《备急千金要方》《千金翼方》以及《外台秘要》等，来帮助学习。其作用有二：一因其著作年代与《金匮要略》的成书年代相距比较不远，因而，其语言文字和学术思想都比较相近，可以相互会通，这就大大地便利于学习时能够比较正确地理解《金匮要略》内容的原意；一因其记载有《金匮要略》的某些内容，可以校正《金匮要略》某些文字的谬误，使其现出本来面貌而便于学习。

关于前者，例如《黄疸病》篇第15节说："黄疸病，茵陈五苓散主之。"文中只有"黄疸病"三字，而没有具体证状，然茵陈五苓散又不可能主治所有的黄疸病，这就需要考究《素问·平人气象论》"溺黄赤安卧者，黄疸""目黄者，曰黄疸"之文，才可了解本节黄疸病有"目黄""溺黄赤""安卧"等证在内；再例如《腹满寒疝宿食病》篇

第 21 节说："问曰：人病有宿食，何以别之？师曰：寸口脉浮而大，按之仅涩，尺中亦微而涩，故知有宿食，大承气汤主之。"本节只有脉象而未载证状，若但从所载"寸口脉浮而大，按之反涩，尺中亦微而涩"的脉象上看，实际上无法"知其有宿食"，也无法贸然给以"大承气汤主之"。当然，可以从本节的文气上读出其包括有前面"腹满""寒疝"二病中所叙述的"腹部胀满"或"绕脐疼痛"的症状在内，但能以《伤寒论·阳明病》篇第 258 节"……烦不解，腹满而痛，此有燥屎也，所以然者，本有宿食故也，宜大承气汤"之文相参，就更为明了、切实；又例如《肺痿肺痈咳嗽上气病》篇第 8、9 节说："咳而脉浮者，厚朴麻黄汤主之""脉沉者，泽漆汤主之"。然仅凭"咳而脉浮"或"脉沉"，就无法运用厚朴麻黄汤或泽漆汤，这在《备急千金要方》和《脉经》上记载较详：《备急千金要方》卷十八第五："咳而大逆上气、胸满、喉中不利，如水鸡声，其脉浮者，厚朴麻黄汤""夫上气，其脉沉者，泽漆汤"，《脉经》卷二第三："寸口脉沉，胸中引胁痛，胸中有水气，宜服泽漆汤。"

关于后者，例如《腹满寒疝宿食病》篇第 17 节说："寒疝绕脐痛苦，发则白津出，手足厥冷，其脉沉紧者，大乌头煎主之。"何为"白津"？《外台秘要·寒疝腹痛方门》载："仲景《伤寒论》寒疝绕脐苦痛，若发则白汗出，手足厥寒，若脉沉弦者，二物大乌头煎主之。"表明了所谓"白津"，乃"白汗"之误；再例如《水气病》篇第 4 节说："……咳而喘不渴者，此为脾胀，其状如肿，发汗即愈。"既为"脾胀"，其证何以出现"咳而喘"且"其状如肿"而在治疗上"发汗即愈"？《灵枢·经脉》载："肺手太阴之脉……是动则病肺胀满，膨膨而喘咳。"《肺痿肺痈咳嗽上气病》篇第 4 节载："上气，喘而躁者，此为肺胀，欲作风水，发汗则愈。"表明了所谓"脾胀"，乃"肺胀"之误；又例如《痉湿暍病》篇第 22 节说："风湿，脉浮，身重，汗出，恶风者，防己黄芪汤主之。防己黄芪汤方：防己一两，黄芪一两一分，甘草半两炙，白术七钱半，右剉麻豆大，每抄五钱匕，生姜四片，大枣一枚，水盏半，煎八分，去滓温服，良久再服。喘者加麻黄半两，胃不知者加芍药三分，气上冲者加桂枝三分，下有陈寒者加细辛三分。服后当如虫行皮中，从腰下如冰，后坐被上，又以一被绕腰下，温冷微汗，差。"其方的煎法及药物用量何以与《金匮要略》中其他方剂的煎法及药物用量不一样？《备急千金要方》卷八第八载："治风湿脉浮，身重，汗出，恶风，方：汉防己四两，甘草二两，黄芪五两，生姜、白术各三两，大枣十二枚。右六味㕮咀，以水六升，煮取三升，分三服，服了坐被中，欲解如虫行皮中，卧取汗。"表明了其方的煎法和药物用量均为后人所改定，而不是《金匮要略》的原方。

另外，《金匮要略》一书中的少数内容，还要运用"训诂学"知识才能对它得到正确理解。如《五藏风寒积聚病》篇第12节说："阴气衰者为癫，阳气衰者为狂。"如用现在一般理解的字义，把"衰"字当作"虚少"解释是不能把它读通的，必须根据《说文·衣部》所谓"衰，草雨衣"之义，作"重叠"讲，始与《难经·二十难》"重阳者狂，重阴者癫"之义相符合。

三、读于无字处

对于《金匮要略》书中的内容，不仅要从其文字的正面、反面、侧面去进行学习，进行理解，而且要从其没有字句的地方找出问题，发现内容。

（一）从下文找出上面内容

在《金匮要略》的文章中，往往有省笔法的出现，这必须从下文中发现上面的内容，如《痰饮咳嗽病》篇第18节说："病者脉浮，其人欲自利，利反快，虽利，心下续坚满……"从"心下续坚满"之句，就可确定其"病者脉浮"句下，原有"心下坚满"之证存在；再如《黄疸病》篇第13节说："谷疸之为病，寒热不食，食即头眩，心胸不安，久久发黄为谷疸，茵陈蒿汤主之。茵陈蒿汤方：茵陈蒿六两，栀子十四枚炒，大黄三两。右三味，煮取三升，去滓，分温三服，小便当利，尿如皂荚汁状，色正赤，一宿腹减，黄从小便去也。"从其文的"小便当利"和"一宿腹减"之句，就可确定其病原有"小便不利"和"腹满"之证存在。

（二）以方测证，即从方药中找出证状

《金匮要略》书中，很多条文叙述的证候不详而包括在所用的方药之中，这叫作"证从方略"，或者说"寓证于方"。例如《痉湿暍病》篇第 20 节说："湿家身烦疼，可与麻黄加术汤，发其汗为宜……"仅只"湿家身烦疼"，是无法确定"可与麻黄加术汤"的。既然是可与麻黄加术汤，这就表明其病还有"麻黄汤"的"头痛，身痛、发热，恶寒，无汗而喘，脉浮紧"等征象存在；再例如《痰饮咳喘病》篇第 17 节说："夫短气，有微饮，当从小便去之，苓桂术甘汤主之，肾气丸亦主之。"同一微饮"短气"（当然还有"小便不利"之证）而方治何以有二？这又必须从方药中找出二方的主治病证：苓桂术甘汤为温化中阳而利小便之剂，其病当有"心下逆满"之证，肾气丸为温化肾气而利小便之剂，其病当有"腰部疼痛"之证。

（三）以证测方，即从病证中找出方药

《金匮要略》书中，也有很多条文叙述病证较详而未出方治，这必须从病证中找出方治来，因为方治是包括在病证之中，这叫作"方以证略"，或者说是"寓方于证"。例如《痉湿暍病》篇第 25 节说："太阳中暍，发热恶寒，身重而疼痛，其脉弦细芤迟，小便已，洒洒然毛耸，手足逆冷，小有劳，身即热，口开，前板齿燥。若发其汗则其恶寒甚，加温针则发热甚，数下之则淋甚。"从其所述的病证及治疗禁忌，即知当用甘凉撤热、保津益气之法而宜"白虎加人参汤"方；再例如《水气病》篇第 11 节说："……病水，腹大，小便不利，其脉沉绝者，有水，可下之"和《惊悸吐衄下血胸满瘀血病》篇第 11 节说："病者如热状，烦满，口干燥不（原误为'而'今改）渴，其脉反无热，此为阴伏，是瘀血也，当下之。"从其叙述的病证上，前者"有水"，知其可用"十枣汤类"下其水，后者"是瘀血也"，知其当用"下瘀血汤类"下其瘀血。

四、前后条文连贯读

前面说过，《金匮要略》一书的文章中有很多省笔法，除以下文找出上面内容和从方药中找病证、从病证中找方药外，还必须把前后条文连贯起来读，才能对条文内容掌握的更完全，理解得更好。例如《痉湿暍病》篇第 1 节说："太阳病，发热无汗，反（衍文，当删）恶寒者，名曰刚痉。"第 2 节说："太阳病，发热汗出，而不（此'不'字衍，当删）恶寒，名曰柔痉"等，均须连接该篇第 7 节上半"病者身热足寒，颈项强急、恶寒，时头热，面赤目赤、独头动摇，卒口噤，背反张者，痉病也"读，否则，前者即为"伤寒"，后者即为"中风"，而无能区别其为"痉病"了；再例如《痰饮咳嗽病》篇第 21 节说："脉沉而弦者，悬饮内痛。病悬饮者，十枣汤主之。"须连接该篇第 2 节"饮后水流在胁下，咳唾引痛，谓之悬饮"读，才能更好地确定"十枣汤"之治"悬饮"的具体适应证；该篇小青龙汤加减五法的第 34～39 节，共六节更是需要紧密地连贯在一起读。

五、前后条文、前后疾病比较读

在《金匮要略》一书里，和在祖国医学的其他书中一样，每个疾病都有着一定的特点，而各个疾病的每一发展过程同样也都有着自己的特点，但是许多疾病和各个疾病的许多发展过程又都有着相互联系和相类似的证状。这必须依据各自的特点，才能区别于其他疾病或疾病的其他过程。因此，学习时必须将前后条文、前后疾病进行比较，才能得出同中之异和异中之同，而达到掌握辨证施治的法则。例如《胸痹心痛短气病》篇第 3 节说："胸痹之病，喘息咳唾，胸背痛，短气寸口脉沉而迟，关上小紧数，瓜蒌薤白白酒汤主之。瓜蒌薤白白酒汤方：瓜蒌实一枚捣薤白半斤，白酒七升。右三味，同煮取二升，分温再服。"第 4 节说："胸痹不得卧，心痛彻背者，瓜蒌薤白半夏汤主之。瓜蒌薤白半夏汤方：瓜蒌实一枚捣，薤白三两，半夏半升，白酒一斗。右四味，同煮取四升，温服一升，日三服。"其第 3 节为胸痹病的主证主方，而第四节则是第 3 节的基础上多"不得卧"一证，为痰气阻塞，故瓜蒌薤白半夏汤为瓜蒌薤白白酒汤的加减复纳"半夏"以化痰；再例如《痉湿暍病》篇第 1 节和第 2 节，都在该篇第 7 节上半证状的基础上，一为无汗而成刚痉，治用葛根汤，一为有汗而成柔痉，治用瓜蒌桂枝汤；又例如"痰饮病"和"水气病"，前者是水积于人体内腔，后者是水渗于人体肌肤，然都是水湿为病，临床上常互为因果，互相影响。

六、和《伤寒论》内容联系读

《金匮要略》和《伤寒论》两书，原是《伤寒杂病论》这一部书的内容，是《伤寒杂病论》在流传过程中逐渐被人分开出来的。它们的内容之间实有许多相联结之处，所以在学习《金匮要略》中的某些内容时，必须和《伤寒论》中的某些内容相联系才能把它读好，如《消渴小便利淋病》篇第 4 节说："脉浮，小便不利，微热，消渴者，宜利小便发汗，五苓散主之"，第 13 节说："脉浮、发热、渴欲饮水，小便不利者，猪苓汤主之"。这两节文字虽有不同，其所述证候则均为"脉浮""发热""口渴""小便不利"等四证。然在治疗上，前者用"五苓散"发汗、利小便，后者用"猪苓汤"育阴、利小便。这就必须根据《伤寒论》中《太阳病》篇的"五苓散证"和《阳明病》篇的"猪苓汤证"加以理解，以区别两者在临床上的证候。

七、倒装文法

在《金匮要略》一书中，有许多倒装文法和夹注文法的条文，必须加以认识，才能对其条文内容进行正确理解。所谓"倒装文法"，是文章中某些句子进行着倒装的排列，如《疮痈肠痈浸淫病》篇第 4 节说："肠痈者，少腹肿痞，按之即痛如淋，小便自调，时时发热，自汗出，复恶寒，其脉迟紧者，脓未成也，可下之，当有血；脉洪数者，脓已成，不可下也。大黄牡丹皮汤主之。"这里"大黄牡丹皮主之"之句，应当移于"当有血"句下，读为"肠痈者……其脉迟紧者，脓未成，可下之，当有血，大黄牡丹皮汤主之；脉洪数者，脓已成，不可下也"等。所谓"夹注文法"，是文章中自行注释，即条文中某些句子又是另一些句子的注释，如《妇人产后病》篇第 2 节说："产妇郁冒，其脉微弱，呕不能食，大便反坚，但头汗出，所以然者，血虚而厥，厥而必冒，冒家欲解，必大汗出。以血虚下厥，孤阳上出，故头汗出。所以产妇喜汗出者，亡阴血虚，阳气独盛，故当汗出，阴阳乃复。大便坚，呕不能食，小柴胡汤主之。"其中从"所以然者"句起到"阴阳乃复"句止等十三句，就是层层注释本节后产郁冒病证的发病和病愈机制。

八、据《金匮要略》的写作文例来读它

《金匮要略》一书年代久远，其纸烂虫蚀、臆添妄改、辗转抄误均在所难免，在学习过程中，除以汉代及其前后相距不远时代的医学著作进行会通和校勘外，还应该从《金匮要略》的写作文例来确定其内容的是非，如《呕吐哕下利病》篇第 19 节说："吐后渴欲得水而贪饮者，文蛤汤主之。兼主微风脉紧头痛。"这一节若据《金匮要略》文章先叙病证、后列方药的文例，"则其兼主微风脉紧头痛"一句就不是《金匮要略》的原文，而是《金匮要略》的注者不究文蛤汤为文蛤散之误遂妄加注释，又被后人抄写将注语混入正文之中的。另外，有些内容，通过古代书籍的校考和医学理论的会通以及临床实践的体会也无法理解，这就应该阙疑，不要死死地钻牛角尖和强加解释，因为这样做是徒劳无益的，如《奔豚气病》篇第 1 节说："师曰：病有奔豚，有吐脓，有惊怖，有火邪，此四部病，皆从惊发得之？"这是于理难通的，自应当付之阙如，以待将来。否则，是吃力不会讨好的。

总之，《金匮要略》是一部理论结合实际的古代医学著作，它比较难读，但只要掌握和运用了对它的读法，还是容易把它学好的，而且作为一个中医工作者，也应该把它学好，因为它是中医治疗妇科等疾病的重要典籍。以它为基础，可以比较容易地学好后世中医的内妇科方面的著作，给学习后世中医内、妇科书籍铺平了道路。《金匮要略》之书，在指导中医内妇科的临床实践上，实在有着不可移易的地位，因而，对每一个中医内、妇科学者就具有不容忽视的重要价值。——当然，它的经验还是 1700 年前的经验，这点我们还是应该看到的。

（李今庸 1978—1984 年北京．中医研究院研究生班讲稿）

血痹虚劳病脉证并治第六

本篇血痹病必因于虚劳而起，所谓"骨弱肌肤盛，至因疲劳汗出……如被微风"，遂至于血痹滞而不通者就是，虚劳病起因虽多，但终必至于血痹，所谓"内有干血，肌肤甲错，两目黯黑"者就是。其血痹、虚劳二病，证有相通，所以合为一篇。

本篇论述血痹和虚劳二病，都是因虚所至之疾患，也是临床上常常见到之病证。

本篇依据《素问·五脏生成》篇所说："卧出而风吹之，血凝于肤者为痹"之精神，指出血痹之成因，是"骨弱肌肤盛，重因疲劳汗出，卧不时刻摇，加被微风遂得之"，也即是阳气虚不能卫外，邪风乘虚入内，营血因而发生滞涩所引起，其外证为"身体不仁"，治疗上应该"针引阳气"，但如果病人阴阳形气俱不足者，则又宜黄芪桂枝五物汤调和营卫而宣化阳气。

本篇所载虚劳之病，首先提出："夫男子平人，脉大为劳，极虚亦为劳"，以脉象说明其病专重在先天之肾，和后天之脾。

本篇所载虚劳之主要证状为：腹里拘急、心悸、腹中痛、梦失精、四肢酸痛、手足烦热"，"喘喝"、"盗汗"、"腰痛"、"发落"、"虚烦不得眠"、"精冷无子"、"痹侠背行"等。

本篇对虚劳病之治疗，是本《难经·十四难》所说："损其脾者，调其饮食，适其寒温……损其肾者，益其精"，《素问·阴阳应象大论》所说："形不足者，温之以气，精不足者，补之以味"之精神，以适中补精为主要方法，然由于其病有阴虚，有阳虚，有阴阳俱虚以及有风气，有干血，所以在具体措施上，又根据其临床表现施以不同方剂，如虚劳病之属于阴虚者，用酸枣仁汤补虚养血以清热除烦，如虚劳病之属于阳虚者，用天雄散补益阳气而固精或用桂皮加龙骨牡蛎汤补虚调气血以燮阴阳，敛浮越，如虚劳之属于阴阳俱虚者，用小建中汤、黄芪建中汤，中气以和阴阳，调营卫，或八味肾气丸滋阴助阳以补益肾气，如虚劳病之属于有风气者，用薯蓣丸益气补中焦以去风散邪；如虚劳病之属于有干血者，用大黄䗪虫丸通经络攻瘀血以缓中补虚，这些都是临床上屡收效果的治疗方剂。

肺痿肺痈咳嗽上气病脉证治第七

本篇包括肺痿、肺痈、咳嗽上气三种病。咳嗽上气是以上气为主，不是肺痿、肺痈和上气之咳嗽，不属于本篇范围。肺痿、肺痈、咳嗽上气三病，所出现之证状颇有类似，边多互相影响，所以从"血痹虚劳篇"后，特立三病为一篇。

本篇所论肺痿、肺痈、咳嗽上气三种病，都是属于肺卫病变，然由于致病因素之不同和病人体质强弱之差异，因而在证候之表现上也就不尽一致。

本篇所载肺痿一病，是由于某种原因致使津液枯涸产生烦热而发生，其病之主要证候是："脉数虚"，"咳，口中反有浊唾涎沫"；在治疗上，以麦门冬汤为主方，然肺痿亦有属于虚寒者，则用甘草干姜汤方。

本篇所载肺痈一病，是由于风热之邪气蓄结壅阻致使血郁痰裹聚而为毒所成。其病之主要症候是："脉数实"，"口中辟辟燥，咳即胸中隐隐痛"，"时出浊唾腥臭"。肺痈病原是属于邪气盛实，其附方千金苇茎汤散结通瘀为其病初成的一个有效方剂，若其脓成毒溃以后，正气也亏，用桔梗汤清热排脓。

本篇所载肺痿、肺痈二病，主要方面是"同属热在上焦"，证候都表现为"脉数，咳唾脓血"。然肺痿属虚热，其证候为脉数虚，咳嗽不剧，不引胸痛，唾出脓血不醒臭，肺痈属实热，其证候表现为脉数实，咳嗽剧烈，且引胸中隐隐痛，唾出脓血有腥臭。

本篇所载咳嗽上气一病，除肺痿、肺痈证状中伴有者而外，则是由于外面之邪风和内出之水饮相合，壅逆了肺气所引起，其病之主要证候是："咳逆上气"，并常伴有"喘满"、"脉浮"等。在治疗上，指出

"上气喘而燥者，属肺胀，欲作风水，发汗则愈"，是用越婢加半夏汤、小青龙加石兰汤、射干麻黄汤、厚朴麻黄汤等发散表邪以降逆脓饮，如表邪已解，内钦未除而仍壅遂于肺致胸满浮肿咳嗽上气嗅迫塞者，以葶苈大枣泻肺汤以泄闭排浊。如完全由于内邪上逆为病者，则是皂荚丸、泽漆汤等决通壅塞以蠲痰池水。

痰饮咳嗽病脉证并治第十二

　　本篇论述痰饮病，如痰饮、悬饮、溢饮、支饮者。其标题所说之痰饮是广义者，指本篇各种饮病，篇中各节所说之痰饮病是狭义者，只为因饮中之一种，然咳嗽一证由于饮邪而发者附于本篇，以表示和"肺痿肺痈咳嗽上气篇"中之"咳嗽"不同。

　　本篇主要是论述痰饮病（广义者）其中咳嗽虽然与痰饮相提并论，但咳嗽只不过是痰饮病之一个症状，因而本篇所指之咳嗽一证，就只是由于痰病所引起之一部分，至于其他原因所致之咳嗽则不包括在内。

　　痰饮病之发病原因，一般是由于脾胃之阳气失常，不能运化，使饮邪行聚而发生。

　　痰饮病在发病过程中，有些证状如咳嗽、喘病、心悸、头眩、气短、胁痛以及肠间有声等等，并不是全部都出现，而是因痰饮所在部位不同，其所反映出之症状就有所差别，所以本篇把它分为"痰饮、悬饮、溢饮、支饮"等四种病名。

　　至于痰饮病之治疗，温化为其正治方法。其兼有表证或流溢四肢者，以宜温而发汗，使水饮从外而泄，用大、小青龙汤等，没有表证而水饮只停聚在里分者，则宜温化或利小便，使水饮化津四布，或从小便排去，用苓桂术甘汤、肾气丸、五苓散、泽泻汤、小半夏加茯苓汤，木防己汤等。若果水饮内结，深痼难化，其发汗利小便方法之力量均感不足者，则宜温而攻逐，使水饮从大便排除，用十枣汤、己椒苈黄丸、甘遂半夏汤、木防己去石膏加茯苓芒硝汤等。

　　痰饮病之所在虽然有在上、在下、在内、在外之不同，治法也有发汗、攻下、利小便之区别，但总起来说，痰饮病之发生，一般是由于阳气不运，治法则多以温养阳气为主，纵使是攻下逐水，其目的也是为了使饮去而阳气通行，因为阳气如不恢复正常功能，则痰饮之邪气就终难化除。

惊悸吐衄下血胸满瘀血病脉证治第十六

本篇论惊悸、吐衄、下血、胸满瘀血等多种病证，其病机多为肝木郁动，营血失调所引起，所以列为一篇。

本篇首以脉象叙述惊悸之病源，为藉以阐明吐衄下血胸满瘀血诸病，悉由木火失调所导致，虽现证不一，而其病机则同。

惊悸之发生，多由里气亏虚和外有所触而致，其与血证，关系亦多密切。仲景于滋阴镇心之常法外，特示半夏麻黄丸之治水气凌心，降胃涤饮，调和营卫，而收升降阴阳之效。

治疗血证诸方，宜寒宜温、活血行瘀，各有法度，气寒血脱，则温其气，血热上逆，则清其血，篇中如柏叶、黄柏之类疏肝并兼顾脾肾，泻心汤和赤小豆当归散之清利，化瘀宁血，不使留瘀为患，至于瘀血停积为病，虽未出方，但已提出破血攻瘀的"当下之"治疗原则，下瘀血汤等方可借用。

李今庸1978—1984 年北京．中医研究院研究生班（《金匮要略》讲稿）

《金匮要略》中"天雄散方"考

《金匮要略·血痹虚劳病脉证并治第六》载:"天雄散方:天雄三两炮,白术八两,桂枝六两,龙骨三两。右四味,杵为散,酒服半钱匕,日三服,不知,稍增之。"

按:本方孑然独立于此,未载明其所主病证,与本书他方之例不合。本书原方均为先述病证后列方,附方则均为方名下述其主治病证,而本方"天雄散"之体例独异,故除各注家有"原方""附方"之争外,其《医宗金鉴》竟疑而删之。其实,天雄散一方,实为张仲景之原方,唯文字讹误而致人生疑窦耳。

考本方上文所载:"夫失精家,少腹弦急,阴头寒,目眩(原注:一作'目眶痛'),发落,脉极虚芤迟,为清谷、亡血、失精。脉得诸芤动微紧,男子失精,女子梦交,桂枝(加)龙骨牡蛎汤主之。桂枝加龙骨牡蛎汤方:桂枝、芍药、生姜各三两,甘草二两,大枣十二枚,龙骨、牡蛎各三两。右七味,以水七升,煮取三升,分温三服。"这里"男子失精"与"女子梦交"并称,且同治以"桂枝加龙骨牡蛎汤"之方,说明其"失精"为"梦失精",殆即后世之所谓"梦遗"。与首句"夫失精家"之"失精"指后世之所谓"滑精"者不同。在这一条文字中,前半即曰"失精家"(指滑精),后半又曰"男子失精"(指梦遗);前半即曰"脉极虚芤迟",后半又曰"脉得诸芤动微紧"(此句疑亦有字误),这样的文章结构,明是两条而被讹误并混在一起的,《脉经》卷八第六载此说:"夫失精家,少腹弦急,阴头寒,目眶痛(原注:一作'目眩'),发落,脉极虚芤迟,为清谷亡血失精"。又说:"脉得诸芤动微紧,男子失精,女子梦交通。桂枝加龙骨牡蛎汤主之"。作两条,可为证明。如此,则其文通而理亦顺矣。

《外台秘要·虚劳梦泄精方》载："深师……桂心汤，疗虚喜梦与女邪交接，精为自出。方：桂心、牡蛎、芍药、龙骨、甘草各二两炙，大枣三七枚，生姜五两。右七味㕮咀，以水八升，煎取三升，去滓，温分三服。忌海藻，菘菜，生葱。"又载："《小品》龙骨汤，疗梦失精，诸脉浮动，心悸，少（腹）急，隐处寒，目眶痛，头发脱者，常七日许一剂，至良。方：龙骨、甘草炙各二分，牡蛎三分熬，桂心、芍药各四分，大枣四枚，生姜五分。右七味切，以水四升，煮取一升半，分再服。虚羸浮热汗出者，除桂，加白薇三分、附子三分炮，故曰'二加龙骨汤'。忌海藻、菘菜、生葱、猪肉、冷水。"此"桂心汤""龙骨汤"两方的药用分量，虽与"桂枝加龙骨牡蛎汤"一方有异，但其三方均为"桂枝""芍药""甘草""大枣""生姜""龙骨""牡蛎"等七味药物所组成，"桂枝加龙骨牡蛎汤方"文下之注，是宋人已认《小品》"龙骨汤"即仲景"桂枝加龙骨牡蛎汤"矣。这就进一步表明"桂枝加龙骨牡蛎汤"之治"男子失精"为后世之所谓"梦遗"更无疑义。

《诸病源候论·虚劳病诸候下·虚劳失精候》说："肾气虚损，不能藏精，故精漏失。其病小腹弦急，阴头寒，目眶痛、发落。"此足证"夫失精家，少腹弦急……"等文乃论述后世之所谓"滑精"者，而非桂枝加龙骨牡蛎汤所主治。《外台秘要·虚劳失精方》中载"范汪疗男子虚失精，三物天雄散方：天雄三两炮，白术八分，桂心六分。右药捣下筛，服半钱匕，日三，稍稍增之。忌猪肉、冷水、桃、李、雀肉、生葱。"原注：张仲景方有'龙骨'。这就清楚地告诉人们"夫失精家，少腹弦急……"之证是治以"天雄散"。而"天雄散"一方是用以治疗"夫失精家，少腹弦急……"之滑精证的。从而不难看出：在"夫失精家，少腹弦急……"等文之下脱落了"天雄散主之"一句，而"天雄散"全方之文又被误置于"桂枝加龙骨牡蛎汤"方药之后，且前后两条之文又被并混在一起，遂致"天雄散"之方刁然独立而无所归属矣。

综上所述，本方"天雄散"和上条之文，如改正后则应作："夫失精家，少腹弦急，阴头寒，目眩，发落，脉极虚芤迟，为清谷亡血失精，天雄散主之。天雄散方：天雄三两炮，白术八两，桂枝六两，龙骨三两。右四味，杵为散，酒服半钱七，日三服，不知，稍增之。"

"脉得诸芤动微紧，男子失精，女子梦交，桂枝（加）龙骨牡蛎汤主之。桂枝加龙骨牡蛎汤方：桂枝、芍药、生姜各三两，甘草二两，大枣十二枚，龙骨、牡蛎各三两。右七味，以水七升，煮取三升，分温三服。"

（李今庸 1978—1984 年北京·中医研究院研究生班讲稿）

葶苈大枣泻肺汤主治肺痈病证考

《金匮要略·肺痿肺痈咳嗽上气病脉证治第七》说："肺痈，胸满胀，一身面目浮肿，鼻塞，清涕出，不闻香臭酸辛，咳逆上气，喘鸣迫塞，葶苈大枣泻肺汤主之。"原注："方见上。三日一剂，可至三、四剂，此先服小青龙汤一剂乃进。"

按：本节文后林亿等注谓"方见上"，即指本篇前文"肺痈，喘不得卧，葶苈大枣泻肺汤主之"后所列药方："葶苈大枣泻肺汤方：葶苈熬如黄色捣丸如弹子大，大枣十二枚。右先以水三升，煮枣取二升，去枣，内葶苈煮取一升，顿服。"据《备急千金要方》卷十七第七所载此文，则本节当紧接前文"肺痈，咳不得卧，葶苈大枣泻肺汤主之"一节之次，乃承其文进一步论述肺痈病葶苈大枣泻肺汤的证治。然本节现居于本篇之末者，当为后人编次之误也。《金匮》注家有据之以为附方者，盖疏于考核耳。

本节"葶苈大枣泻肺汤"之治的所谓"肺痈"一病，《金匮》注家多释为肺部"蓄结痈脓"的"肺痈病"，如赵良、尤怡、吴谦、魏念庭、陈念祖等均是。他们谓"葶苈大枣泻肺汤"是治"肺痈病"始萌之时"血结而脓未成"者，似属望文生训，实有商榷的余地。

考本篇前文说："问曰：病咳逆，脉之何以知此为肺痈，当吐脓血，吐之则死？其脉何类？师曰：寸口脉微而数，微则为风，数则为热，微则汗出，数则恶寒，风中于卫，呼气不入，热过于荣，吸而不出，风伤皮毛，热伤血脉。风舍于肺，其入则咳，口干，喘满，咽燥不渴，时唾浊沫，时时振寒，热之所过，血为之凝滞，蓄结痈脓，吐如米粥……"这表明"蓄结痈脓"的"肺痈病"，其病因病机是风热之邪始伤皮毛而后入于肺之血脉，遂壅塞于血脉之中蓄结不解腐败气血而化为痈脓的。

如果本节所述确为这个"肺痈病"的"血结而脓未成"，治疗上为何不"活血以散结"，而要用葶苈大枣泻肺汤"以泻肺之气闭"？如果本节所述确为"蓄结痈脓"的"肺痈病"，其风热未全入里而表证尚在时，自当先服以辛凉解表药，而《备急千金要方》卷十七此文后何谓"先服小青龙汤一剂"以辛温发表？林亿等于本节后何以偏据《备急千金要方》卷十第七注谓"此先服小青龙汤一剂"以辛温发表？说实在的，亦未见有用"葶苈大枣泻肺汤"治愈"蓄结痈脓"的"肺痈病"者。

本篇两节"葶苈大枣泻肺汤"之治的"肺痈"，我认为，都不是指"风热壅遏""蓄结痈脓"的"肺痈"一病，而是指"水饮之邪逆于肺中"所导致的"肺气壅塞"。肺痈者，肺壅也。特本节兼有寒邪束表之证也。

痈，壅也，在古代医学文献里，"壅塞"之"壅"，每有写作"痈"字者，如：《素问·大奇论》说："肺之雍，喘而两胠满。"雍，古与"壅"通，《汉书·元帝纪》说："是故壬人在位吉士雍蔽"，颜师古注："雍读曰壅"，《骈字分笺》说："辟雍：雍……之为言壅也"，可证。是"肺之雍"，即"肺之壅也"，然《甲乙经》卷十一第八载此文，即作"肺之痈"。

《难经·五十六难》说："令人洒淅寒热，喘咳，发肺壅"，而《脉经》卷六第七引此文，即作"令人洒洒寒热气逆，喘咳，发肺痈"。

还有《灵枢·论疾诊尺》说"视人之目窠上微痈如新卧起状"，即"视人之目窠上微壅如新卧起状"也，《素问·病能论》说："夫痈气之息者，宜以针开除去之"，即"夫壅气之息者，宜以针开除去之"也。

从上所述，是"痈"字在古代可作为"壅"用。则本节的所谓"肺痈"，据其"先服小青龙汤一剂"又治以"葶苈大枣泻肺汤"方，自当可能为"肺气壅闭"的"肺壅"，而不是"蓄结痈脓"的"肺痈"。现在再来考察一下本节的葶苈大枣泻肺汤，其方在张仲景的《伤寒论》和《金匮要略》里，除见于本篇两节治疗所谓"肺痈"外，还见于本书《痰饮咳嗽病脉证并治第十二》"支饮不得息，葶苈大枣泻肺汤主之"一节。葶苈大枣泻肺汤方中主药为"葶苈"，《神农本草经》谓其"主癥瘕积聚结气，饮食寒热，破坚逐邪，通利水道"（见顾观光辑本卷四），陶弘景谓其"下膀胱水，伏留热气，皮间邪水上出，面目浮肿，身暴中风热痱痒，利小便，久服令人虚"，甄权谓其"疗肺壅上气咳嗽，止喘促，除胸中痰饮"（均见《本草纲目》卷十六引）。汉唐时期这三家"本草"，只谓"葶苈"能除"癥瘕积聚""饮食寒热""面目浮肿""风热痱痒""上气咳嗽"等证，均未述其有主治痈脓之效，而张仲景之用"葶苈"，除"葶苈大枣泻肺汤"一方之外，尚用于"鳖甲煎丸"方中，以治疗"疟母"的"外有寒热，内有癥瘕"（《疟病脉证并治第四》），用于"己椒苈黄丸"方中，以治疗"痰饮"的"水流肠间，腹满口干"（见本书《痰饮咳嗽病脉证并治第十二》），用于"大陷胸丸"方中，以治疗"水结胸胁"的"结胸项强"（见《伤寒论·辨太阳病脉证并治下第七》），用于"牡蛎泽泻散"方中，以治疗"大病瘥后，水溢下焦"的"腰以下肿"（见《伤寒论》）等，全与上述三家"本草"之论合，且甄权明谓葶苈"疗肺壅"，更足以证明本节所谓的"肺痈"，不是蓄结痈脓的"肺痈"，而是指的"肺气壅闭"。本节肺气壅闭，乃饮邪逆于肺部，息道闭塞难通，肺气失调，故证见"胸胀满……不闻食臭酸辛（'酸辛'二字乃衍文，当删，《备急千金要方》卷十七第七载此无酸辛二字），咳逆上气，喘鸣迫塞"，饮邪从肺之合而浸渍于皮肤，故证又见"一身面目浮肿"。葶苈大枣泻肺汤逐饮泄闭，正为的对之方，因本节之证兼有"鼻塞""清涕出"的风寒表证，故林亿等据《备急千金要方》卷十七第七之文于本节后注曰："此先服小青龙汤一剂乃进。"这既符合于医学理论，又符合于临床实际，患者，女，17岁，住湖北省黄陂区。1963年秋，因突然发生全身浮肿而来汉就治于中医，证见：恶寒，发热，咳嗽，气粗，小便短少色黄，全身红肿，苔白，脉浮，面呈急性病容，西医检查血压增高，诊断为"急性肾炎"而收留住院治疗，一医投以小青龙汤一剂，寒热已而余证不减，另一医改为利水药加所谓降压药服至数十剂而不效，后更一医本"葶苈大枣泻肺汤"之法，于前方利水药中加入"葶苈三钱"，服后即小便如涌，旋而诸证悉退而血压亦降至正常，病愈出院。这表明本节是仲景给我们留下的宝贵遗产，惜历代《金匮》注家不识真义，有的曲为之释，有的删而不论，都给本节医学内容在指导临床医疗工作方面带来了不利作用，故特在这里以析其疑。

（李今庸1978—1984年北京．中医研究院研究生班讲稿）

葶苈大枣泻肺汤主治肺痈病证考

甘草粉蜜汤的方证考

《金匮要略·趺蹶手指臂肿转筋阴狐疝蚘虫病脉证治第十九》说："蚘虫之为病，令人吐涎，心痛，发作有时，毒药不止，甘草粉蜜汤主之。

甘草粉蜜汤方：

甘草二两　粉一两　蜜四两

右三味，以水三升，先煮甘草二升，去滓，内粉、蜜、搅令和、煎如薄粥、温服一升、瘥即止。"

按：此"甘草粉蜜汤"方中之"粉"究系何种药物，自明代赵良《金匮衍义》以来，注家多释为"铅粉"，因为他们均把此方的主治病证误解为"蚘虫之病"。然而这种见解，显然是不准确的。此方之"粉"，只能是"米粉"。现在这里就来考察一下或者说是探讨一下这个问题。

一、从"粉"这一药物名词来看

《释名·释首饰》说："粉，分也，研米使分散也。"《说文·米部》说："粉，傅面者也。从米，分声。"徐锴注："《周礼》馈食有粉餈，米粉也。"古傅面亦用米粉，故《齐民要术》有"傅面英粉，溃粉为之也"，段玉裁注："许所谓'傅面'者，凡外曰'面'，《周礼》傅于饵餈之上者是也"，朱骏声注"米末谓之'粉'……傅饵餈之上，亦谓之'傅面'欤"然"粉"字的结构，"从米"而"分声"，其"研米使分散"则为"粉"矣。是"粉"之取义即为"米分"也，故古单称"粉"者，必为"米粉"，丹波元简在《金匮玉函要略辑义》中也说过："古单称'粉'者，'米粉'也。"

二、从"甘草粉蜜汤"方的剂型来看

此甘草粉蜜汤方是一个"汤剂",而《神农本草经集注·序录》和《备急千金要方》卷一第七,均明谓"药不宜入汤、酒者:……胡粉"。胡粉,《博物志·物类》:"烧铅锡成胡粉发,犹类也。"即"铅粉"。铅粉既不宜入汤剂,则甘草粉蜜汤这一汤剂中的"粉"自然不会是铅粉而只能是"米粉"了。

三、从汤药煎成后的质态来看

此甘草粉蜜汤方后记载说,对此汤方药"煎如薄粥"。考《说文·弼部》"鬻"字条下徐颢笺:……粥,本有鬻字,唯鬻字艰于书写,故以鬻代,又省为粥耳;《说文·鬲部》说:"鬻,鬻也";《春秋·左隐十一年传》说:"而使餬其口于四方",杜预注:"餬,鬻也",孙颖达疏:"鬻,本又作粥"。是"粥""鬻""鬻"三字同也。《尔雅·释言》说:"鬻,糜也",《说文·米部》说:"糜,糁也",段玉裁注说:"以米和羹谓之糁,专用米粒为之谓之糁,糜亦谓鬻",《广雅·释器》说:"糜,糊也",王念孙疏证:"糊之言屑屑也,《玉篇》:糊,碎米也",《释名·释饮食》说:"糜,煮米使糜烂也;粥,濯于糜粥粥然也",说明粥是用米加水在鼎中煮得糜烂而成。换言之,即米煮至糜烂致水亦胶黏如糊者为粥。只有米粉之性恋滞,加水煮熟即成糊状而如薄粥,铅粉是绝对不能"煎如薄粥"的。所谓"如薄粥"者,以其究竟是和甘草、蜜一起用于治病的药方,而不是用于饮食的糜粥也。

四、从服药法来看

此"甘草粉蜜汤"方后载有服用此方:"瘥即止"。考《方言》卷三说:"瘥,愈也"。《广雅·释言》说:"则,即也",《经传释词》卷八说:"'则'与'即',古同声而通用"。此"瘥即止"的"即"字作"则"字读。所谓"瘥即止"者,是说服用这个甘草粉蜜汤,"病瘥,则止服,病不瘥,则更作服",和《备急千金要方》卷二十一第一"栝蒌粉治大渴秘方"的"取瘥止",《外台秘要·解诸药草中毒方》"疗一切诸药毒方"的"以定止"同义，一直服到病愈为止。只有味甘益气的米粉才能久久连续服用而无害，具有毒性的铅粉是无论如何也不能这样服用的。

"瘥即止"这句话，在《备急千金要方》卷十五第七也用过。它说："治积久三十年常下痢神方：赤松皮，去上苍皮，切一斗为散，麦粥和一升服之，日三，瘥即止，不过服一斗永瘥，三十年痢服之，百日瘥。"其方无毒，故亦可久久连续服用，而取"瘥即止"。

五、从古文献的记载来看

现将《备急千金要方》《千金翼方》《外台秘要》等书所载三方抄录在下面：

1.《备急千金要方》卷二十四第二载

"解鸩毒及一切毒药不止，烦懑方：

甘草、蜜各四分　粱米粉一升

右三味，以水五升，煮甘草取二升，去滓、歇大热，内粉汤中，搅令匀调，内白蜜更煎，令熟如薄粥，适寒温，饮一升，佳。"

2.《千金翼方》卷二十第三载

"药毒不止，解烦方：

甘草二两　粱米粉一升　蜜四两

右三味，以水三升，煮甘草取二升，去滓，歇大热，内粉汤中搅令调，内白蜜煎令熟如薄粥，适寒温，饮一升。"

3.《外台秘要·解诸药草中毒方》引《千金翼方》载

"疗药毒不止，解烦闷方：

甘草二两炙切　白粱粉一升　蜜四两

右三味，以水三升，煮甘草取二升，去滓，内粉汤中，搅令调下蜜，煎令熟如薄粥，适寒温，饮一升。"

上列三方，均作"粱米粉"或"白粱粉"，是"甘草粉蜜汤"方中之"粉"为"米粉"无疑，且明谓其用于"药毒不止"，自当不是杀蚘之剂，而为一"和胃解毒"之方。古方多有用米粉解毒者如：

（1）《肘后备急要方》卷七第六十八载："治中酖毒已死方：粉三

合，水三升，和，饮之。口噤，以竹管强灌之。"

（2）《千金翼方》卷二十第三载："一切诸毒方：

甘草三两　梁米粉一合　蜜半两

右一味，以水五升。煮取二升，内粉一合，更煎，又内蜜半两服七合，须臾更服之。"

（3）《外台秘要·解诸药中毒方》载："疗一切诸药毒方：

甘草三两炙

以水五升，煮取二升，内粉一合，更煎三两沸，内蜜半两，分服，以定止。"

综上所述，甘草粉蜜汤方中的"粉"确实是米粉，其方具有和胃补中，甘缓解毒的作用，《备急千金要方》《千金翼方》《外台秘要》等书均列之于"解毒门"中，用以治疗"药毒不止"，是一个解毒药方，并非杀蚘之剂，其上所谓"蚘虫之为病，令人吐涎，心痛，发作有时"等文，乃论述蛔虫病的证候特征，与甘草粉蜜汤方证本不相涉。今之所以合为一条者，以其文字错简而致甘草粉蜜汤方证之文被误续于其后也。

　　附：史讳知识在整理古籍中的作用：

1. 避讳的历史（《孟子》："讳名不讳姓。姓，同也；名，独也。"）（正，读"征"）

2. 避讳的方式

①同义字代（莊改严、徹改通、渊改泉、世改代、民改人、治改理疗）

②同音字代（薯蓣改山药、玄改真改元）

③缺末笔（敬、恒、玄）

3. 避讳字举例

4. 避讳知识的作用

①确定书本的写作年代（从一个方面）（加工印刷时代《灵枢》《千金》《太素》《神农本草经》《十三经注疏》）

②确定学术的准确含义（《金匮要略·消渴小便利淋病脉证治第十三》）

（李今庸 1978—1984 年北京．中医研究院研究生班讲稿）

咳喘的病因病机及其辨证施治

咳喘，又称"喘咳"，其名首见于《黄帝内经》，如《素问·五常政大论》所谓"从革之纪……其发咳喘"，《素问·标本病传论》所谓"肺病喘咳"等均是。咳和喘是两种不同的临床证候，《释名·释疾病》说："咳，刻也，气奔至出入不平调若刻物也。喘，湍也；湍，疾也，气出入湍疾也"，《说文·欠部》说："咳逆气也，从欠，亥声"（"咳"学原作"欬"，故云"从欠"）《说文·口部》说："喘，疾息也，从口，喘声"。这说明咳是逆气奔至出入不平调若刻物然而致喉咙作声，喘是呼吸快促，两者的临床表现是不一样的。然这涉于肺气的两个证候，在临床上对于各个病人来说，咳者不必皆喘，喘者也不必皆咳。虽然如此，但它们两者确实是常常相兼并见，所以在2000年前写成的《黄帝内经》里就开始了"喘""咳"两字的连用。

本文所述的"咳喘"，将包括古代所谓的"上气"一证在内。它就是《周礼·天官·疾医》中所载"冬时有嗽上气疾"的所谓"嗽上气疾"。"上气"者，"大气逆上"也。《济生方·喘》说："夫喘者，上气也"，以"上气"释"喘"，从而把"上气"和"喘"混之为一而不分这是不恰当的。上面已述"喘"是"呼吸快促"，而"上气"则不只是"呼吸快促"，更主要地它是如《灵枢·刺节真邪》所说的"饱不得息"、《金匮要略·肺痿肺痈咳嗽上气病脉证治》所说的"喘鸣迫塞""咽喉不利"，其气逆于喉嗌之间而感息道狭窄，气息堵塞不通，以致喉嗌之间发出哮鸣之声，殆即后世所称之为"哮"者是也，因而《证治准绳·杂病·喘》说："所谓上气者，气上而不下，升而不降，痞满膈中，气道奔迫，喘息有音者是也。"上气和喘，明是两种不同的临床证候，尽管在临床上，上气者必兼喘，然喘者未必有上气，所以《金匮要略·藏府经络先后病脉证》在述"阴病十八"时，把"上气"和"喘"两证给了平行并列，这是正确的，《素问·调经论》说："气有余则喘咳上气"，就是把"喘""上气"并提的。

咳、喘、上气等三证皆病于气，人身之气虽根于肾而所主则在于肺。肺主气，其性清肃下降，一有所伤，则肺气失调而为咳、为喘、为上气。这就表明咳、喘、上气等三证的出现，无论病因为何，其发生机制则皆在于肺气之失调，因而在临床上三者常相伴而见。本文为了叙述上的方便，以下各处在一般情况下，对咳、喘、上气等三证只以"咳喘"一词概之，必要时，则仍将分别列出咳、喘和上气。

一、咳喘的病因病机

本文不打算讨论外感急性病发展过程中出现的咳喘证象，而只论述祖国医学所谓"内科杂病"领域里的咳喘病证。

本文咳喘所概括的咳、喘、上气等三证的发生，皆由肺气失调所引起。肺为娇藏，居胸中，为五藏六府之上盖，主气以行呼吸而出治节，许多因素均可导致肺气失调而发病。实者，多因寒，因热，因燥，因痰，因饮，因瘀；虚者，多因津少，因血虚，因气耗，因精亏。

（1）因寒：肺恶寒，形寒饮冷则伤肺。寒邪犯肺则肺气逆乱而发为咳喘。

（2）因热：肺属金而畏火，火热之邪刑金伤肺，则肺金失其清肃之令，肺气上逆，发为咳喘；或热伤肺之血脉，蓄结痈脓，发为肺痈而咳喘。

（3）因燥：肺应秋令而主燥。燥邪淫胜则伤肺，肺伤则其气逆而不顺，发为咳喘。

（4）因痰：肺为贮痰之器。痰停肺内，壅遏气息之道路，致肺气受阻而郁结逆上，发为咳喘。

（5）因饮：肺为太阴而居胸阳之位。饮停胸胁，支妨于肺，则胸阳不振而肺气失和发为咳喘。

（6）因瘀：肺主气，而气又赖血以运载。血液瘀积，则气亦不行，气不行而郁遏于肺发为咳喘。

（7）因津少：肺主敷布津液而又赖津液以濡养。或吐，或下，或汗，或多尿，或生疮，致津液伤耗而虚少，津液虚少不足以濡养于肺，肺失养则其叶焦弱不能布息，遂发为肺痿而咳喘。

（8）因血虚：心肺同居上焦，肺主气而属金，心主血而属火。或吐血，或衄血，吐衄太甚则失血必多，致心血不足而心火偏盛，虚火刑金，则肺气伤而郁结不行发为咳喘。

（9）因气耗：肺主气而劳则气耗。劳作过甚则喘且汗出而其气外内皆越，肺气伤耗，不足以布息，或又有所郁，则气少而结，发为咳喘。亦有因咳喘久而导致气耗者。

（10）因精亏：肺主气而肾为气之根，肾脉上贯肝膈入肺中。肾精亏损，无以化生元气，则肺所主之气少，气之根则气难于归根而遂浮郁于肺发为咳喘。这里所述的咳喘十种致病因素，都可以引起咳喘病证。但并不是说其中的每一因素都可以引起咳、喘、上气等三证的任何一证，如肾精亏损就只能引起喘、咳而不可能引起上气之证。

这里所说的咳喘十种致病因素，在咳喘病证的发生发展过程中，有时是先病而存在以引起发病，有时是在咳喘证中又产生新的因素，有时这种因素引起发病而在咳喘病证过程中又转化为另一种因素，有时为单一因素致人于病，有时则为两种或多种因素交互为病。

二、咳喘的辨证施治

咳喘病证的病机虽然都是肺气失调，但由于引起咳喘病证的病因不同，病人体质不同，疾病久传不同和临床证候不同，治疗上必须区别对待，具体问题具体分析，在祖国医学基本理论指导下进行辨证施治，这里就咳喘病证的证治择其要者记述如下：

1. 风寒束肺，气郁化热

肺胀，脉浮大，咳喘上气，唾白色泡沫，目如脱状，口渴欲饮水，烦躁，法宜外散寒邪、内清郁热，治以越婢加半夏汤。方用：麻黄四钱，石膏八钱，生姜三钱，红枣五枚，炙甘草二钱，法半夏三钱打破。上六味，以水适量，先煎麻黄去上沫，纳诸药再煮，汤成去渣，温服。

2. 外寒激动内饮，上逆犯肺

肺胀，肺浮，咳而上气，唾白色泡沫，喉中有哮鸣声，治宜外散寒邪，内降水饮，治以射干麻黄汤。方用：射干三钱，麻黄四钱，生姜四钱，细辛二钱，紫菀三钱，款冬花三钱，红枣三枚，法半夏三钱打破，五味子三钱。上九味，以水适量，先煮麻黄两沸，去上沫，纳诸药再煮，汤成去渣，温服。如表邪甚而为肺胀脉浮，恶寒发热，咳喘上气，唾白色泡沫，喉中有哮鸣声，心下有水气，治以小青龙汤。方用：麻黄三钱，桂枝三钱，白芍药三钱，细辛二钱，干姜三钱，炙甘草三钱，五味子二钱，法半夏三钱打破。上八味，以水适量，先煮麻黄去上沫，纳诸药再煮，温服。烦躁者，内有郁热，方中加生石膏三钱。如肺气壅闭，胸满胀，一身面目浮肿，鼻塞清涕出，不闻香臭，咳逆上气，喘鸣迫塞，不得平卧，服小青龙汤后，鼻塞清涕出等表证已解而余证未退，法宜决壅泻闭，治以葶苈大枣泻肺汤。方用：葶苈四钱熬令黄色捣丸，红枣四枚擘。上二味，先以水适量煮枣取汁，去枣纳葶苈再煮，汤成去渣，温服。

3. 饮伏胸胁，支塞于肺

咳嗽唾涎沫，胸中痛，短气，烦乱，不得坐卧，眼胞微肿，或咳引胁痛，苔白，脉弦，法宜峻逐水饮，治以十枣汤，方用：芫花，甘遂，大戟并熬等分。上三味，各别捣细，过筛，以水适量，先煮肥大枣十枚擘开，去渣，纳诸药末，强人温服一钱匕，羸人温服半钱匕，平旦服，若下少病不除者，明日加药末半钱匕更服，得快下利后，糜粥自养。

4. 痰浊阻遏肺窍，息道闭塞

咳逆上气，时时吐出浊涕浓痰，但倚物而坐不得眠卧，法宜涤浊除痰，治以皂荚丸。方用：皂荚八两。上一味，研为细末，过筛，炼蜜为丸如梧桐子大，大枣膏和汤服三丸，日服三次，夜服一次。

5. 痰湿停肺

咳嗽吐白色痰，痰多，滑而易咳出，胸闷，舌苔白，脉弦或缓，法宜燥湿化痰止咳，治以二陈汤加味。方用法半夏三钱打破，陈皮三钱，茯苓三钱，炙甘草三钱，干姜二钱，细辛一钱，五味子二钱。上七味，以水适量，煎药，汤成去渣，温服。脉浮喘气者，肺失宣散，方加麻黄三钱，杏仁去皮尖三钱；脉虚少气，肢体乏力者，气虚肺弱，方加党参三钱，白术三钱。

6. 痰热壅肺

咳喘胸痛，唾黄痰或血色痰，发热，口渴，舌苔黄，脉浮滑或兼数，法宜泄热开结化痰，治以小陷胸汤加味。方用：瓜蒌仁四钱打破，黄连三钱，法半夏三钱打破，大贝母三钱，桔梗三钱，前胡三钱，甘草二钱。上七味，以水适量，煎药，汤成去渣温服。

7. 热毒壅肺，蓄结痈脓

肺痈，肺数实，口中干燥，咳即胸中隐痛，唾出脓痰腥臭或唾出脓血腥臭，法宜清热解毒，活血排脓，治以千金苇茎汤。方用：苇茎一两，冬瓜仁五钱打破，薏苡仁五钱，桃仁去皮尖三钱。上四味，加水适量，煎药，汤成去渣，温服。

8. 燥热伤肺，清降失常

干咳无痰，呼吸气喘，鼻咽干燥，心烦口渴，舌干无苔，脉细数；或肺阴虚弱，气燥生痰，黏着喉间，滞塞声音，喘咳发热，脉细数；或失血之后，肺燥成痿，痰凝气郁，久咳不止，脉细数，法宜清燥润肺，治以清燥救肺汤，方用：冬桑叶三钱，生石膏三钱，党参一钱，甘草一钱，胡麻仁二钱，阿胶一钱烊化，麦门冬去心二钱，杏仁去皮尖炒一钱，枇杷叶二钱去毛蜜炙。上九味，以水适量，煎药，汤成去渣，温服。

9. 津伤阴虚，肺气逆上

肺痿，脉虚数，大逆上气咽喉不利，口舌干燥，咳吐浊唾涎沫，或为半声咳者，法宜生津养阴，止逆下气，治以金匮麦门冬汤。方用：麦门冬七钱，法半夏二钱打破，党参三钱，炙甘草二钱，炒粳米四钱，红枣四枚擘。上六味，以水适量。煎至米熟汤成，去渣，温服。

10. 阴血亏损，虚火刑金

心烦心悸，咳嗽气喘，咽喉疼痛干燥，或痰中带血，唇色淡白，舌红少苔，脉细弱而数，法宜养血滋阴，清热润肺，治以百合固金汤。方用：生地三钱，熟地三钱，当归二钱，白芍药炒二钱，麦门冬二钱，玄参二钱，百合二钱，贝母二钱，生甘草二钱，桔梗一钱。上十味，以水适量煎服。

11. 瘀血停滞，阻塞息道

咳逆倚息，不能平卧，咳痰涩或带乌红色血，胸胁满闷或有刺痛，舌青或舌有紫斑块，脉涩，法宜活血破瘀，治以代抵当汤加味。方用：大黄二钱酒炒，莪术二钱醋炒，当归三钱，丹皮三钱，穿山甲二钱炮，红花二钱，桃仁去皮尖三钱，牛膝二钱，夜明沙三钱，茯苓三钱，法半夏三钱打破。上十一味，以水适量煎药，汤成去渣，温服。如咳嗽侧卧一边，翻身则咳嗽不休者，治以血府逐瘀汤。方用：当归三钱，生地三钱，桃仁去皮尖三钱，红花一钱，赤芍三钱，川芎一钱，柴胡二钱，枳壳二钱，牛膝二钱，甘草一钱。上十一味，以水适量，煎药，汤成去渣，温服。

12. 肾元虚惫，气不归根而浮于上

咳嗽，短气，腰痛，胫肿，小便短少，动则喘息。舌苔薄，脉虚弱细微，法宜补肾益精纳气归根，治以金匮肾气丸。方用：干地黄八两，山药、山茱萸各四两，泽泻、丹皮、茯苓各三两，肉桂、附子各一两。上八味，共研为末，过筛，炼蜜为丸如梧桐子大，酒下十五丸，加至二十丸，日再服，或改丸为汤服。如肾气衰竭，生气欲脱，证见呼吸喘急，气息出多入少，两足厥冷，额上汗出，脉浮而无根，法当本"急则治标"原则，宜温补真元，镇纳浮阳，治以黑锡丹。方用：金铃子蒸去皮核、葫芦巴酒浸炒、附子炮去皮脐、舶上茴香炒，肉豆蔻面裹煨、补骨脂酒浸炒、阳起石酒煮一日焙干研、木香、沉香各一两，肉桂半两，黑锡去渣、硫黄透明者各二两。上十二味，用黑盏或新铁铫内，如常法结黑锡、硫黄沙子，放地上去火毒，研令极细末，余药亦研为细末，过筛，再将二末一处和匀入研，自朝至暮，以黑光色为度，酒糊丸如梧桐子大，阴干，入布袋内擦令光莹，每服二钱，温开水送下。

上述祖国医学对咳喘病证的十二点治法，虽未足以尽咳喘病证的临床治疗，也不可能以尽咳喘病证的临床治疗，但其主要方面已揭出。这就为治疗和研究咳喘病证，提供了一定的基础。

（李今庸 1984 年 3 月北京．中医研究院研究生班讲稿）

《金匮要略选读》函授教学大纲

（供中医专业大专性质函授教育之用）

篇别	原文条数	教学时数			目的要求	内容安排		
		总数	面授	自学		掌握内容	熟悉内容	了解内容
第一篇	17	9	3	6		1、3、5、9、10、11、14、15	2、4、6、12	7、8、13、16、17
第二篇	27	13	4	9		20、21、22、23、24、26、27、1、2、7、9、11、12、13、14	18、19、25、27	15、16、17、3、4、5、6、8、10
第三篇	15	6	2	4		1、5、6、8、10	2、3、4、7、11、12、13	9、14、15
第四篇	5 附3	4	2	2		2、4、5	1、3	附牡蛎汤
第五篇	10 附9	8	3	5		1、2、8、10	3、4 续命八味丸	5、6、7、9 防己地黄、头风摩、矾石、三黄等
第六篇	18 附2	9	3	6		1、2、3、8、天雄散、13、15、16、17、18	4、5、6、7、14	9、10、11、12
第七篇	15 附6	10	3	7		1、2、4、6、10、12、13、14、附千金苇茎	5、7、8、9、11、15	3、附方1、2、3
第八篇	4	2	1	1		2	1	3、4
第九篇	9 附1	5	2	3		1、3、7、9	4、5、6、8	2 附九痛
第十篇	26 附3	14	5	9		2、9、10、11、12、14、15、16、17、18、21、24	6、7、8、19、22、23、26	1、3、4、5、13、20、25、附方1、2

篇　别	原文条数	教学时数			目的要求	内容安排		
		总数	面授	自学		掌握内容	熟悉内容	了解内容
第十一篇	20	8	3	5		7、16、19	12、15、18、20	1、2、3、4、5、6、8、9、10、11、13、14、17
第十二篇	41	18	6	12		2、11、12、15、16、21、22、23、27、28、29、30、31、33、35、36、37、38、39、40	1、9、10、17、18、24、25、32、41	1、2、3、4、5、6、8、9、10、11、13、14、17
第十三篇	13	6	2	4		3、6、7、10	2、8、11、12、13	1、4、5、9
第十四篇	32 附1	17	6	11		1、5、11、18、20、23、24、26、28、30、31、32	3、10、19、21、22、25、27、29	2、4、6、7、8、9、12、13、14、15、16、17
第十五篇	22 附2	11	4	7		2、4、5、13、14、15、18	1、6、7、9、16、17、19、20、21	3、8、10、11、12、22
第十六篇	17	8	3	5		1、2、10、11、14、15、16、17	5、6、7、13	3、4、8、9、12
第十七篇	47 附2	18	6	12		5、6、8、9、10、12、16、17、20、23、31、37—40、47	2、7、11、13、18、21、22、24、42、43	1、3、4、14、15、19、25—30、32—36、41、44、45、46、附1、2
第十八篇	8 附2	4	2	3		1、2、3、4、6	5、7、8	附方1、2
第十九篇	8	3	1	2		4、7、8	2、3、5	1、6
第二十篇	11	6	2	4		2、4、5、6、7、9、10	3、8、9、10	1、11
第廿一篇	11 附2	6	2	4		2、3、4、5、6、7、9、10、11	1、8	7
第廿二篇	22 附1	12	4	8		5、6、9、10、11、14、15、19、20、22	7、8、16、17、18	1、2、3、4、11、21、附方

《金匮要略讲解》"绪论"

一、《金匮要略》的源流

张仲景，名机，后汉南阳郡涅阳县人。据考证，仲景生于汉桓帝建和二年至元嘉二年，即公元 148—152 年，卒于汉献帝建安十六年至二十四年即公元 211—219 年。著有《伤寒杂病论》一书。

现在广泛流传的《伤寒论》和《金匮要略》两书，学术界一般公认为其确系张仲景著作，为《伤寒杂病论》的两个组成部分。然《伤寒杂病论》一书，是怎样成为现在流传的《伤寒论》和《金匮要略》两书了的呢？过去有人认为是晋代王叔和所分，有人认为是宋代林亿等人所分。其实，《伤寒杂病论》分成《伤寒论》《金匮要略》两书，既不是分自晋代王叔和，也不是分自宋代林亿等人，而是在它长期流传过程中逐渐地自然形成的。

众所周知，张仲景所写的《伤寒杂病论》，经过数十年后，在晋代，王叔和对其"伤寒"部分进行了整理，从而出现了《伤寒论》一书的流传。到唐代，孙思邈《千金翼方》卷九、卷十两卷中所论述的"伤寒"，以"方证同条，比类相附"的方式，全载今本《伤寒论》中，从"痉湿暍病"到"阴阳易瘥后劳复食复病"的内容，且明谓这是对张仲景《伤寒大论》"鸠集要妙，以为其方"而"用之多验"的。这里所谓的《伤寒大论》，就是王叔和整理的《伤寒论》之书。然而在王焘所撰的《外台秘要》一书里，所引现在流传的《伤寒论》和《金匮要略》两书的内容，却概称引自《伤寒论》。王焘《外台秘要》所谓的《伤寒论》一书，既包括有今本《伤寒论》的内容，又包括有今本《金匮要略》的内容，说明了这个所谓《伤寒论》，实是《伤寒杂病论》书名的简称。从而也表明了在唐代，王叔和整理的《伤寒论》和张仲景原著的《伤寒杂病论》二书在同时流传。

迨至北宋仁宗之朝，林亿、孙奇、高保衡奉敕校正医书时，王叔和整理的《伤寒论》继续在流传，而张仲景所著《伤寒杂病论》原书则已亡佚而无传本了，故林亿等谓"张仲景为《伤寒杂病论》合十六卷，今世但传《伤寒论》十卷，杂病未见其书"也。

根据林亿等《金匮要略方论序》载："翰林学士王洙在馆阁日于蠹简中得仲景《金匮玉函要略方》三卷，上则辨伤寒，中则论杂病，下则载其方并疗妇人，乃录而传之士流才数家耳。尝以对方证对者施之于人，其效若神。然而或有证而无方，或有方而无证，救疾治病，其有未备，国家诏儒臣校正医书，臣奇先校定《伤寒论》，次校定《金匮玉函经》，今又校成此书，仍以逐方次于证候之下，使仓卒之际便于检用也，又采散在诸家之方，附于逐篇之末，以广其法。以其"伤寒"文多节略，故所自'杂病'以下，终于'饮食禁忌'，凡二十五篇，除重复合二百六十二方，勒成上、中、下三卷，依旧名曰《金匮方论》。"表明了宋翰林学士王洙发现的《金匮玉函要略方》，"上则辨伤寒，中则论杂病，下则载其方并疗妇人"，一共只有三卷，显然不是张仲景所写十六卷本的《伤寒杂病论》原书，而是唐宋间人对张仲景《伤寒杂病论》的内容进行了不少删削而摘录其中自己认为重要的部分编为上、中、下三卷，是《伤寒杂病论》的一个删节本，故将其名更之曰《金匮玉函要略方》。从其书更名曰《金匮玉函要略方》，也可看出其是《伤寒杂病论》的删节本，所谓"金匮玉函"者，乃"珍贵""宝贵""贵重""保慎"之意，犹贾谊《新书·胎教》所谓"书之玉版，藏书金匮"也；所谓"要略"者，要，略也，略，要也。要、略二字，义可互训，叠词同义，故以为词。许慎注《淮南子·要略》说："略数其要，明其所指，字其微妙，论其大体也。"此所谓"要略"者，乃谓其内容是医学精要中之最精要者。我们也发现了一些现在流传的《伤寒论》和《金匮要略》两书所未记载的张仲景著作的遗文，如《备急千金要方》卷二十六第一载："仲景曰：人体平和，唯须好将养，勿妄服药，药势偏有所助，令人藏气不平，易受外患"，《外台秘要·疗疟方》载："张仲景《伤寒论·辨疟病》……疟岁岁发至三岁发，连日发不解者，以胁下有痞也。疗之不得攻其痞，但虚其津液，先其时发汗，先小寒者，渐引衣自覆，汗出小便利则愈。疟者，病人形瘦肉上必粟起"等等是其例。这就足证王洙在蠹简中发现的《金匮玉函要略方》一书乃后人对张仲景《伤寒杂病论》的删节本。同时，在《金匮要略》一书中，所载"胸痹，胸中气塞，短气，茯苓杏仁甘草汤主之，橘枳姜汤亦主之""病溢饮者，当发其汗，大青龙汤主之，小青龙汤亦主之""小便不利，蒲灰散主之，滑石白鱼散、茯苓戎盐汤并主之"等文之文例，不见于汉唐时期的中医其他方书中，显然这是唐宋间人对张仲景《伤寒杂病论》一书进行删节时，而将有关条文归并如此的。这就从另一方面证明了王洙在蠹简中发现的《金匮玉函要略方》一书乃后人对张仲景《伤寒杂病论》的删节本。林亿等在校正此书时，以其书中伤寒之文甚为简略，且另有《伤寒论》一书在行世，故删其上卷，而将其下卷所载之方，又逐方次于证候之下，仍分上、中、下三卷，依旧名曰《金匮方论》。这就是现在流传的所谓《金匮要略方论》《新编金匮要略方论》《金匮玉函要略方》以及简称为《金匮要略》等本的来源。

二、《金匮要略》主要内容

现在流传的《金匮要略》一书，是现在流传的《伤寒论》一书的姐妹篇，是张仲景《伤寒杂病论》中的"杂病部分"，也是中医学的经典著作之一，它汇粹了后汉及其以前的医学知识，整理了后汉及其以前的医疗经验，以阴阳五行、藏府经络、营卫气血以及六淫、七情等学说为基础，以病名为纲，创造性地发展了具有整体观念的辨证施治的中医学理论，并且，依据这一理论来阐述病因病机、诊断、预防和治疗方法。它是一部理论结合实际的医学专著。第一篇为总则，第二篇至十七篇为内科病，第十八篇为外科病，第十九篇为其他杂病，第二十篇至二十二篇为妇产科病，第二十三篇为杂疗方，第二十四篇至二十五篇为饮食禁忌。全书包括痉病、湿病、中暍、百合病、狐蜮、阴阳毒、疟疾、中风、历节、血痹、虚劳、肺痿、肺痈、肺胀、胸痹、心痛、短气、奔豚气、腹满、寒疝、宿食、五藏风寒、肝着、肾着、脾约、三焦病、大肠病、小肠病、积聚、癫狂、痰饮、咳嗽、消渴、小便利、淋病、水气病、黄疸病、惊悸、出血、瘀血胸满、呕吐、哕证、下利（泄泻、痢疾）、创伤、痈疡、肠痈、浸淫疮、跌蹶、手指臂肿、转筋、阴狐疝、蚘虫病、尸厥、客忤和妇人胎前诸疾、产后诸疾、妇科杂病等数十种病证的辨证治疗及溺死、缢死的解救方法。为了帮助读者了解全书内容概况，现将各篇内容要点介绍如下：

《藏府经络先后病脉证第一》，说明人身藏府经络隐于内而不见于外，然其活动情况却外着之于声息色脉、寒热痛痒、喜怒爱憎、便溺饮食之中，可以用望、闻、问、切的方法来诊知藏府经络的病变。所载关于藏府经络先后患病的脉象、症状和诊治法则的概论，具有全书纲领的意义，所以学习的人应当先研究它、领会它的基本精神实质。

《痉湿暍病脉证治第二》所论述的是痉、湿、暍三种不同的病证。痉病，是以项背强急，口噤不开，甚则角弓反张为其特征；湿病，是以身重，骨节疼烦为其特征；暍病，是以发热，口渴，汗出，恶寒，身重为其特征。由于痉、湿、暍三病，均为外感所引起，都属于太阳经之病，有太阳见症；并且痉病有因湿的，暍病有夹湿的，湿病之主因为湿，三者相类似的地方很多，所以合为一篇。

《百合狐蜮阴阳毒病脉证治第三》，论述百合、狐蜮、阴阳毒三种病的辨证和治疗。百合病是以精神恍惚不定，饮食、行为、语言的失调，以及口苦、小便赤、脉微数为其特征的一种疾病；狐蜮病是以目赤、咽喉以及前后二阴腐蚀溃烂为特征的疾病；阴阳毒是以发斑、咽痛为特征的一种感染疫毒引起的病变。虽然三者的病源不同，但它们在某些症状上却有一些类似的地方，如：在神志方面，百合病有神情恍惚不定之症，而狐蜮病有神思迷乱，类似百合病；狐蜮病有腐蚀溃烂之症，而阴阳毒也有脓血腐败，类似狐蜮病，所以三病列为一篇。

《疟病脉证并治第四》是专论疟病，对于疟病的症因脉治都有论述，它的理论和治法都比较精微和周密，其论证处方，可以补《素问》疟病刺法的不足。本篇的条文不多，但很有指导意义。

《中风历节病脉证并治第五》论述中风、历节病。中风，是以猝然昏倒，半身不遂，口眼㖞斜，甚则神识不清，不能言语为其特征；历节病是以关节疼痛剧烈，甚至肿大为其特征。由于二者都是体质薄弱，正气先虚，感受外在的风邪所引起，并且均有四肢部位的症状，所以合为一篇。

《血痹虚劳病脉证并治第六》，血痹病是因荣卫虚弱，腠理不密，外受风邪，痹于肌表，使血脉痹滞而不通者就是；虚劳病起因虽多，但终有至于血痹者，所谓"内有干血，肌肤甲错，两目黯黑"者就是。其血痹、虚劳二病，因虚所致，证有相通，所以合为一篇。

《肺痿肺痈咳嗽上气病脉证治第七》包括肺痿、肺痈、咳嗽上气三种病证。肺痿，就是肺叶萎弱不用，以多唾涎沫为主的病证；肺痈，就是肺生痈脓，以咳嗽、胸痛、吐脓痰腥臭为主的病证；咳嗽上气，就是肺气不利，气逆于上，以喘咳上气，不能平卧为主的病证。由于这三种病证的病变部位均在肺部，均有咳嗽、喘逆等症状，且这三者多互相影响，所以从《血痹虚劳病脉证并治第六》后，特立三病为一篇。

《奔豚气病脉证治第八》，奔，奔跑；豚，小猪，奔豚，是形容本病的证候发生犹如小猪之奔突，故名。奔豚气病就是以"气从少腹上冲咽喉，发作欲死，复还止"为其特征。本篇即专论此病的发病原因、机制、证候和治疗方法。

《胸痹心痛短气病脉证治第九》，痹，是痹闭不通的意思。胸痹，就是指胸中痹闭不通，它是以胸膺部疼痛为其主症的；心痛是指心窝部位的疼痛证；短气，是指呼吸迫促气短。本篇所载胸痹、心痛、短气三种病，其发病的部位相近，病理上往往互相影响，并且三者每每同时出现，所以合为一篇论述。

《腹满寒疝宿食病脉证治第十》，论述腹满、寒疝、宿食三种疾病。腹满，就是腹部胀满证；寒疝，就是寒性腹痛证；宿食，就是伤食证。由于三者都是胃肠病变，都能产生胀满滞塞或疼痛的症状，都为藏府所病，所以合为一篇。

《五藏风寒积聚病脉证并治第十一》首先论述五藏风寒和真藏脉象，其次论述三焦各种病证，最后论述藏府积聚脉证。从一定意义上说，也有全书纲领的意义。

《痰饮咳嗽病脉证并治第十二》论述痰饮病，如痰饮、悬饮、溢饮、支饮等。其篇题所说之痰饮是广义的，指本篇各种饮病；篇中各条所说之痰饮是狭义的，只是四饮中的一种。然咳嗽一证，由于饮邪而发者附于本篇，以表示和《肺痿肺痈咳嗽上气病》篇所载之"咳嗽"不同。

《消渴小便利淋病脉证并治第十三》，论述消渴、小便利、淋病三种病证。消渴，是以"善消而大渴"为特征的病证；小便利，是指小便利多的病证；淋病，是小便涩痛不畅和癃闭不通的病证。由于这三种病证都有小便异常，且往往相兼并现，所以合为一篇。

《水气病脉证并治第十四》，是论述水气病的专篇。论述的内容有水气病的病因病机、辨证治疗等。水气病是由于外感和内伤，导致阳气失职，不能制水，水气渗于皮肤肌肉所形成，其证是以"身体肿胀"为主。本篇根据其各个不同脉证和病机，把水气病分为五种：风水、皮水、正水、石水和黄汗。对于其治疗，以水邪所在的部位不同，分别提出了"腰以下肿，当利小便；腰以上肿，当发汗乃愈"以及"可下之"的治疗原则。

《黄疸病脉证并治第十五》专论黄疸病的脉因证治。并从黄疸病的不同原因和证候，分为谷疸、酒疸、女劳疸三种类型。最后载虚劳萎黄一条，以与黄疸病相鉴别。

《惊悸吐衄下血胸满瘀血病脉证治第十六》论述惊悸、吐血、衄血、下血、胸满瘀血等多种病证。由于它们都与心及其所主之血有着密切的关系，发病的原因多为心肝有病，营卫气血失调所引起，故而列为一篇。

《呕吐哕下利病脉证治第十七》论述呕吐、哕、下利等病证。哕，即呃逆；下利，即包括泄泻和痢疾两种。由于呕吐、哕、下利这三种病证，都是属于肠胃之病，由肠胃功能失调引起，在证候上三者往往互兼，所以列为一篇讨论。

《疮痈肠痈浸淫病脉证并治第十八》，疮，即金疮。痈，即痈肿。本篇论述痈肿、肠痈、金疮、浸淫疮等疾病的诊断和证治。这几种疾病都属于外科疾患，所以合为一篇。

《趺蹶手指臂肿转筋阴狐疝蛔虫病脉证治第十九》，论述趺蹶，手指臂肿、转筋、阴狐疝、蚘虫五种病证。其中蚘虫病是本篇论述的重点。由于这些碎杂病证未经各篇收载叙述过，所以一概补论于本篇。

《妇人妊娠病脉证并治第二十》，论述妇人妊娠病脉证和治疗的专篇。其论述的内容有妊娠呕吐、妊娠下血、妊娠小便不利、妊娠腹痛、妊娠养胎等。

《妇人产后病脉证治第二十一》，论妇人产后诸病的专篇。由于妇人分娩以后，身体虚弱，气血不足，往往产生一些产后有关疾病。本篇论述产后各种疾病，包括有产后郁冒、产后大便难、产后腹痛、产后中虚、产后发热、产后中风、产后下利等等病证。

《妇人杂病脉证并治第二十二》，论妇人杂病之病因、病证和治疗方法。妇人杂病的总的起因，有因虚、积冷、结气三种，而其病证有热入血室、经水不利、带下、漏下、腹痛、咽中如有炙脔、藏躁、转胞、阴吹、阴疮等等。

《杂病方第二十三》《禽兽鱼虫禁忌并治第二十四》《果实菜谷禁忌并治第二十五》，此三篇为宋人所附。暂不录入本书中。

三、如何学习《金匮要略》

本书总结了汉以前丰富的临床经验，提供了辨证论治和方药配伍的一些基本原则，创立了藏府、气血辨证方法。所以，1700 年来，它一直指导着中医临床实践，为中医治疗内、外、妇科疾病的一部宝贵典籍。因而，它是学习和研究中医学的人的一部必读之书。然其文字古朴，言简意赅，故而当明了其读法，才能理解原书原意。

（一）学习主要精神，不要死扣字眼或死于句下

由于现传《金匮要略》之书，为宋代翰林学士王洙在馆阁日于蠹简中发现，其中错简脱误颇多，例如《五藏风寒积聚病脉证并治第十一》，五藏各有中风、中寒，今脾只载中风不载中寒，而肾中风、中寒均不载；又如《痓湿暍病脉证第二》第七、八条错脱等等，再加上汉代的文字古奥，笔法古老，学习时应该掌握其主要的精神实质，不能尽钻牛角尖死扣字眼以辞害义。如《藏府经络先后病脉证第一》第十三

条说："风中于前，寒中于暮"；《百合狐蜮阴阳毒病脉证治第三》第一条说："百合病……每溺时头痛者，六十日乃愈，若溺时头不痛淅然者，四十日愈，若溺快然但头眩者，二十日愈。"前者是说热邪归阳，寒邪归阴，邪气总是循着"物从其类"的规律伤人；后者是说百合病证现"溺时头痛的"为病重而愈期较慢，证现"头不痛淅然的"为病较轻而愈期较快，证现"溺快然但头眩的"为病更轻而愈期更快。绝对不能机械地把前者理解为风邪只在上午伤人而下午不伤人、寒邪只在下午伤人而上午不伤人，也绝对不能机械地把后者理解为出现不同证候的百合病，一定要是"六十日乃愈""四十日愈""二十日愈"，一天也不能多，一天也不能少。如果这样死死地去理解，就将与临床的实际情况不相合。再如《血痹虚劳病脉证并治第六》第三条说："夫男子平人，脉大为劳，极虚亦为劳。"意思是说人的形体虽无症状而脉象已出现了"大"或"极虚"，这是虚劳之渐，精气内损，已将成为虚劳病证。所谓"男子"，是指病由房劳伤肾，并不是说本条之病只害男子而女子不害；所谓"平人"，是指脉病形不病，并不是指真正健康之人，与《素问·平人气象论》中所谓"平人者，不病也"的"平人"一词的意义不同。否则，何以解释其"大"或"极虚"的脉象？

（二）参阅汉代及其前后相距不远时代的医学著述

如《黄帝内经》《难经》《神农本草经》《伤寒论》《金匮玉函经》《针灸甲乙经》《脉经》《肘后备急方》《诸病源候论》《备急千金要方》《千金翼方》以及《外台秘要》等等，来帮助学习。其作用有二：一因其著作年代与《金匮要略》的成书年代相距不远，因而，其语言文字和学术思想都比较相近，可以互相会通，这就大大地便利于学习时能够比较正确地理解《金匮要略》内容的原意；一因其记载有《金匮要略》的某些内容，可以校正《金匮要略》某些文字的谬误，使其现出本来面貌而便于学习。

关于前者，例如《黄疸病脉证并治第十五》"黄疸病，茵陈五苓散主之。"文中只有"黄疸病"三字，而没有具体症状，然茵陈五苓散又不可能主治所有的黄疸病，这就需要考究《素问·平人气象论》"溺黄赤安卧者，黄疸""目黄者，曰黄疸"之文，才可了解本条黄疸病有"目黄""溺黄赤""安卧"等症在内；再例如《腹满寒疝宿食病脉证治第十》"问曰：人病有宿食，何以别之？师曰：寸口脉浮而大，按之反涩，尺中亦微而涩，故知有宿食，大承气汤主之"。本条只有脉象而未载症状，若但从所载"寸口脉浮而大，按之反涩，尺中亦微而涩"的脉象上看，实际上无法"知其有宿食"，也无法贸然给以"大承气汤主之"。当然，可以从本条的文气上读出其包括有前面"腹满""寒疝"两病中所叙述的"腹部胀满"或"绕脐疼痛"的症状在内，倘能以《伤寒论·辨阳明病脉证并治》中"……烦不解，腹满而痛，此有燥屎也。所以然者，本有宿食故也，宜大承气汤"之文相参，就更为明了，切实；又例如《肺痿肺痈咳嗽上气病脉证治第七》"咳而脉浮者，厚朴麻黄汤主之""脉沉者，泽漆汤主之"，如果仅凭"咳而脉浮"或"脉沉"，就无法运用厚朴麻黄汤或泽漆汤，这在《备急千金要方》和《脉经》上记载较详，《备急千金要方·卷十八·第五》："咳而大逆上气、胸满。喉中不利，如水鸡声，其脉浮者，厚朴麻黄汤""夫上气，其脉沉者，泽漆汤"，《脉经·卷二·第三》："寸口脉沉，胸中引胁痛，胸中有水气，宜服泽漆汤。"

关于后者，例如《水气病脉证并治第十四》"……咳而喘不渴者，此为脾胀，其状如肿，发汗即愈。"既为"脾胀"，其证何以出现"咳而喘"且"其状如肿"而在治疗上"发汗即愈"？《灵枢·经脉》载："肺手太阴之脉……是动则病肺胀满，膨膨而喘咳"，《肺痿肺痈咳嗽上气病脉证治第七》"上气，喘而躁者，此为肺胀，欲作风水，发汗则愈"，表明了所谓"脾胀"，乃"肺胀"之误；再例如《痉湿暍病脉证治第二》"风湿，脉浮，身重，汗出，恶风者，防己黄芪汤主之。防己黄芪汤方：防己一两，黄芪一两一分，甘草半两炙，白术七钱半，上剉麻豆大，每抄五钱匕，生姜四片，大枣一枚，水盏半，煎八分，去滓温服，良久再服。喘者加麻黄半两，胃不和者加芍药三分，气上冲者加桂枝三分，下有陈寒者加细辛三分。服后当如虫行皮中，从腰下如冰，后坐被上，又以一被绕腰下，温令微汗，瘥。"其方的煎法及药物用量何以与《金匮要略》中其他方剂的煎法及药物用量不一样？《备急千金要方》卷八载："治风湿脉浮，身重，汗出，恶风，方：汉防己四两，甘草二两，黄芪五两，生姜、白术各三两，大枣十二枚。上六味㕮咀，以水六升，煮取三升，分三服，服了坐被中，欲解如虫行皮中，卧取汗。"表明了其方的煎法和药物用量均为后人所改定，而不是《金匮要略》的原方。

另外，《金匮要略》一书中的少数内容，还要运用"训诂学"知识，才能对它得到正确理解。如《五藏风寒积聚病脉证并治第十一》"阴气衰者为癫，阳气衰者为狂。"如用现在一般理解的字义，把"衰"字当作"虚少"解释是不能把它读通的，必须根据《说文·衣部》所谓"衰，草雨衣"之义，作"重叠"讲，始与《难经·十二难》"重阳者狂，重阴者癫"之义相符合。

（三）读于无字处

对于《金匮要略》书中的内容，不仅要从其文字的正面、反面、侧面去进行学习，进行理解，而且要从其没有字句的地方找出问题，发现内容。

1. 从下文找出上面内容

在《金匮要略》的文章中，往往有省笔法的语句，这必须从下文中发现上面的内容，如《痰饮咳嗽病脉证并治第十二》"病者脉伏，其人欲自利，利反快，虽利，心下续坚满……"从"心下续坚满"之句，就可确定其"病者脉伏"句下，原有"心下坚满"之症存在；再如《黄疸病脉证并治第十五》"谷疸之为病，寒热不食，食即头眩，心胸不安，久久发黄为谷疸，茵陈蒿汤主之。茵陈蒿汤方：茵陈蒿六两，栀子十四枚炒，大黄三两。上三味，煮取三升，去滓，分温三服，小便当利，尿如皂荚汁状，色正赤，一宿腹减，黄从小便去也。"从其文的"小便当利"和"一宿腹减"之句，就可确定其病原有"小便不利"和"腹满"之症存在。

2. 以方测证，即从方药中找出症状

《金匮要略》书中，很多条文叙述的证候不详而包括在所用的方药之中，这叫做"证以方略"，或者说"寓证于方"。例如《痉湿暍病脉

证治第二》"湿家身烦疼，可与麻黄加术汤，发其汗为宜……"仅只"湿家身烦疼"，是无法确定"可与麻黄加术汤"的。既然是可与麻黄加术汤，这就表明其病还有"麻黄汤"的"头痛、身痛、发热、恶寒、无汗而喘、脉浮紧"等征象存在；再例如《痰饮咳嗽病脉证并治第十二》"夫短气，有微饮，当从小便去之，苓桂术甘汤主之，肾气丸亦主之。"同一"微饮""短气"（当然还有"小便不利"之症）而方治何以有二？这又必须从方药中找出二方的主治病证，苓桂术甘汤为温化中阳而利小便之剂，其病当有"心下逆满"之症，肾气丸为温化肾气而利小便之剂，其病当有"腰部酸痛"之症。

3. 以证测方，即从病证中找出方药

《金匮要略》书中，也有很多条文叙述病证较详而未出方治，这必须从病证中找出方治来，因为方治是包括在病证之中，这叫做"方以证略"，或者说是"寓方于证"。例如《痉湿暍病脉证治第二》"太阳中暍，发热恶寒，身重而疼痛，其脉弦细芤迟，小便已，洒洒然毛耸，手足逆冷，小有劳，身即热，口开，前板齿燥。若发其汗则其恶寒甚，加温针则发热甚，数下之则淋甚。"从其所述的病证及治疗禁忌，即知当用甘凉撤热、保津益气之法而宜"白虎加人参汤"方；再例如《水气病脉证并治第十四》"……病水，腹大，小便不利，其脉沉绝者，有水，可下之"和《惊悸吐衄下血胸满瘀血病脉证治第十六》"病者如热状，烦满，口干燥不（原误为"而"，今改）渴，其脉反无热，此为阴伏，是瘀血也，当下之。"从其叙述的病证上，前者"有水"，知其可用"十枣汤类"下其水，后者"是瘀血也"，知其当用"下瘀血汤类"下其瘀血。

（四）前后条文连贯读

前面说过，《金匮要略》一书的文章中有很多省笔法，除以下文找出上面内容和从方药中找病证、从病证中找方药外，还必须把前后条文连贯起来读，才能对条文内容掌握得更完全，理解得更好。例如《痉湿暍病脉证治第二》"太阳病，发热无汗，反（衍文，当删）恶寒者，名曰刚痉""太阳病，发热汗出，而不（此"不"字衍，当删）恶寒，名曰柔痉"等，均须连接该篇"病者身热足寒，颈项强急，恶寒，时头热，面赤目赤，独头动摇，卒口噤，背反张者，痉病也"读，否则，前者即为"伤寒"，后者即为"中风"，而无能区别其为"痉病"了；再例如《痰饮咳嗽病脉证并治第十二》"脉沉而弦者，悬饮内痛"，"病悬饮者，十枣汤主之"，须连接该篇的"饮后水流在胁下，咳唾引痛，谓之悬饮"读，才能更好地确定"十枣汤"之治"悬饮"的具体适应证；该篇小青龙汤加减五法的六段条文，更是需要紧密地连贯在一起读。

（五）前后条文、前后疾病比较读

在《金匮要略》一书里，和在中医学的其他书中一样，每个疾病都有着一定的特点，而各个疾病的每一发展过程同样也都有着自己的特点，但是许多疾病和各个疾病的许多发展过程又都有着相互联系和相类似的症状。这必须依据各自的特点，才能区别于其他疾病或疾病的其他过程。因此，学习时必须将前后条文、前后疾病进行比较，才能得出同中之异和异中之同，而达到掌握辨证施治的法则。例如《胸痹心痛短气病脉证治第九》"胸痹之病，喘息咳唾，胸背痛，短气，寸口脉沉而迟，关上小紧数，瓜蒌薤白白酒汤主之。瓜蒌薤白白酒汤方：瓜蒌实一枚捣，薤白半斤，白酒七升。上三味，同煮取二升，分温再服。""胸痹不得卧，心痛彻背者，瓜蒌薤白半夏汤主之。瓜蒌薤白半夏汤方：瓜蒌实一枚捣，薤白三两，半夏半升，白酒一斗。上四味，同煮取四升，温服一升，日三服。"前条为胸痹病的主证主方，而后条则是在前条的基础上多"不得卧"一症，为痰气阻塞，故瓜蒌薤白半夏汤为瓜蒌薤白白酒汤的加减，复纳"半夏"以化痰；再例如《痉湿暍病脉证治第二》第一条和第二条，都是在该篇第七条上半条症状的基础上，一为无汗而成刚痉，治用葛根汤，一为有汗而成柔痉，治用瓜蒌桂枝汤；又例如"痰饮病"和"水气病"，前者是水积于人体内腔，后者是水渗于人体肌肤，然都是水湿为病，临床上常互为因果，互相影响。

（六）和《伤寒论》内容联系读

《金匮要略》和《伤寒论》两书，原是《伤寒杂病论》这一部书的内容，是《伤寒杂病论》在流传过程中逐渐被人分开出来的。它们的内容之间实有许多相联结之处，所以在学习《金匮要略》中的某些内容时，必须和《伤寒论》中的某些内容相联系才能把它读好。如《消渴小便利淋病脉证并治第十三》"脉浮，小便不利，微热，消渴者，宜利小便发汗，五苓散主之""脉浮，发热，渴欲饮水，小便不利者，猪苓汤主之。"这两条文字虽有不同，其所述证候则均为"脉浮""发热""口渴""小便不利"等四症。然在治疗上，前者用"五苓散"发汗、利小便，后者用"猪苓汤"育阴、利小便。这就必须根据《伤寒论》中太阳病篇的"五苓散证"和阳明病篇的"猪苓汤证"加以理解，以区别二者在临床上的证候。

（七）倒装文法

在《金匮要略》一书中，有许多倒装文法和夹注文法的条文，必须加以认识，才能正确理解其条文内容。所谓"倒装文法"，是文章中某些句子进行着倒装的排列，如《疮痈肠痈浸淫病脉证并治第十八》"肠痈者，少腹肿痞，按之即痛如淋，小便自调，时时发热，自汗出，复恶寒，其脉迟紧者，脓未成也，可下之，当有血；脉洪数者，脓已成，不可下也。大黄牡丹汤主之。"这里"大黄牡丹汤主之"之句，应当移于"当有血"句下，读为"肠痈者……其脉迟紧者，脓未成，可下之，当有血，大黄牡丹汤主之；脉洪数者，脓已成，不可下也"等等。所谓"夹注文法"，是文章中自行注释，即条文中某些句子又是另一些句子的注释，如《妇人产后病脉证治第二十一》"产妇郁冒，其脉微弱，呕不能食，大便反坚，但头汗出，所以然者，血虚而厥，厥而必冒，冒家欲解，必大汗出。以血虚下厥，孤阳上出，故头汗出，所以产妇喜汗出者，亡阴血虚，阳气独盛，故当汗出，阴阳乃复，大便坚，呕不能食，小柴胡汤主之。"其中从"所以然者"句起到"阴阳乃复"句止等十三句，就是层层注释本节产后郁冒病证的发病和病愈机制。

（八）判定内容是非

《金匮要略》一书年代久远，其纸烂虫蛀，臆添妄改，辗转抄误均在所难免，在学习过程中，除以汉代及其前后相距不远时代的医学著作进行会通和校勘外，还应该从《金匮要略》的写作文例来确定其内容的是非，如《呕吐哕下利病脉证治第十七》"吐后渴欲得水而贪饮者，文蛤汤主之。兼主微风脉紧头痛。"这一条若据《金匮要略》文章先叙病证、后列方药的文例，则其"兼主微风脉紧头痛"一句，就不是《金匮要略》的原文，而是《金匮要略》的注者不究文蛤汤为文蛤散之误遂妄加注释，又被后人抄写将注语混入正文之中的。另外，有些内容，通过古代书籍的校考和医学理论的会通以及临床实践的体会也无法理解，这就应该阙疑，不要死死地钻牛角尖和强加解释，因为这样做是徒劳无益的，如《奔豚气病脉证治第八》"师曰：病有奔豚，有吐脓，有惊怖，有火邪，此四部病，皆从惊发得之。"这是于理难通的，权且付之阙如，以待将来学者考证。

总之，《金匮要略》是一部理论结合实际的古代医学著作，应该把它学好，以指导我们的临床实践工作，并为继承发扬祖国医学创造条件。

（李今庸 1986 年 4 月写的全国光明函授大学教材稿）

《金匮要略》授学时数与目的要求

  《金匮要略讲解》，是为光明中医函授大学的函授教学而写，乃高等中医函授教材之一。本书选用了 1963 年 9 月出版的全国中医学院第二版试用教材《金匮要略讲义》的《金匮要略》原文为底本，条文次序不变，改正了明显错字。起于"藏府经络先后病脉证第一"，终于"妇人杂病脉证并治第二十二"，共计 22 篇，"讲解"开头，列有绪论一篇，简述《金匮要略》一书的形成过程、基本内容以及其学习方法，再用通俗浅显文字逐篇详释《金匮要略》一书的内容，在讲解各篇时，于每篇篇题下先以简练文字概述其篇中所载疾病以及其数种疾病的相互关系，从而阐明篇题的意义，篇中各条原文依次排列，各条原文之前，加序码"一""二""三""四"……以醒眉目：各条原文之后，置"讲解"和"临证意义"两个项目。其"讲解"项下，先对本条主要精神作出提要，再详解其有关发病，脉证，预后的机理以及其治疗原则和方药作用，并训释其疑难字词，校正其文字错简；而"临证意义"各项，则结合临床实际讲述本条脉、证、方、药的特殊之点，或注意事项，或与他条脉证比较，或与他条方药比较。某些与《伤寒论》内容重复的相同条文，则省去"讲解"和"临证意义"二项，只指出其见于《伤寒论》某篇之中。某些勿须阐明临证意义的，则阙如个别难懂条文，则阙疑待考，未作解释。篇末列"小结"，阐明全篇的主要内容，即各种疾病的发病原因、证候特征、治疗原则和具体的各种治疗方药；论述篇中内容对后世的影响，或对篇中有争议的内容进行比较后提出自己见解，指出篇中内容的重点所在。最后列出"复习思考题"，促使和启发学员对篇中主要内容进行思考复习，以加深其对所学内容的理解，巩固其学习成绩，培养其思考能力。

通过本课程学习，要求学员能了解《金匮要略》概貌，熟习祖国医学对内科杂病与外、妇科各种病证的病因、病机及其辨证论治的基本知识，掌握藏府气血辨证的内容和方法。具体要求则按教材各章内容统一划分为三级。第一级"掌握"，为重点内容；第二级"熟悉"，为次重点内容；第三级"了解"，为非重点内容，学员在自学过程中宜按此三级要求分别主次，抓住重点，结合临床，融会贯通。在此基础上，再结合复习思考题进行练习和自我测试，以巩固所学内容。本课程计划安排自学130学时，面授70学时，详见各篇学习进度安排。

以下内容是关于金匮要略课程教学要求：

绪论

【自学时数】3学时。

【面授时数】3学时。

【目的要求】

（1）了解《金匮要略》一书的源流和内容。

（2）熟悉《金匮要略》一书的学习方法。

藏府经络先后病脉证第一

【自学时数】6学时。

【面授时数】3学时。

【目的要求】

（1）掌握人与自然相关的医学思想和人体发病及其发展的传变规律。

（2）掌握望、闻、问、切等四诊的基本方法和治疗疾病的先后缓急原则。

（3）了解随五藏常性和随其所得的治疗原则以及古代疾病的分类情况。

（4）掌握第一、三、五、九、十、十一、十四、十五条。

（5）熟悉第二、四、六、十二等条。

（6）了解第七、八、十三、十六、十七条。

痉湿暍病脉证治第二

【自学时数】9 学时。

【面授时数】4 学时。

【目的要求】

（1）掌握外感痉病的脉证和刚痉、柔痉的证治区别。

（2）掌握湿邪的特性和湿病的辨证施治以及其治疗上的禁忌。

（3）掌握中暍的病证和治疗，并了解治疗中的禁忌。

（4）熟悉暍病兼湿的证治。

（5）掌握第一、二、九、十一、十二、十三、十四、二十、十一、二十二、二十三、二十四、二十五、二十六等条和第七条的上半条。

（6）熟悉第十八、十九、二十五、二十七等条。

（7）了解第三、四、五、六、八、十、十五、十六、十七等条和第七条的下半条。

百合狐蜜阴阳毒病脉证治第三

【自学时数】4 学时。

【面授时数】2 学时。

【目的要求】

（1）掌握百合病的病因、病机，辨证要点，治疗大法及其辨证治疗。

（2）熟悉狐蜜病的证治。

（3）了解阴阳毒病的成因和证治。

（4）掌握第一、五、六、八、十等条。

（5）熟悉第二、三、四、七、十一、十二、十三等条。

（6）了解第九、十四、十五等条。

疟病脉证并治第四

【自学时数】2 学时。

【面授时数】2 学时。

【目的要求】

（1）熟悉疟病的病机与治疗原则。

（2）掌握疟病的辨证施治。

（3）掌握第二、三、四等条。

（4）熟悉第一、五等条。

（5）了解附方牡蛎汤、柴胡去半夏加栝蒌根汤、柴胡桂姜汤的用途。

中风历节病脉证并治第五

【自学时数】5 学时。

【面授时数】3 学时。

【目的要求】

（1）熟悉中风病概念、病机和辨证特点。

（2）掌握历节病的病因，病机和证治。

（3）了解风引汤等各个附方的应用。

（4）掌握第一、二、八、十等条。

（5）熟悉第三、四等条。

（6）了解第五、六、七、九等条及各附方的应用。

血痹虚劳病脉证并治第六

【自学时数】6 学时。

【面授时数】3 学时。

【目的要求】

（1）掌握血痹病的成因、证候特征和治疗原则。

（2）掌握虚劳病的概念、病机和辨证施治。

（3）了解血痹病和虚劳病之间的关系。

（4）掌握第一、二、三、八、十三、十五、十六、十七、十八等条和天雄散方。

（5）熟悉第四、五、六、七、十四等条。

（6）了解第九、十、十一、十二等条。

肺痿肺痈咳嗽上气病脉证治第七

【自学时数】6 学时。

【面授时数】4 学时。

【目的要求】

（1）掌握肺痿病的成因、病机和证治、了解甘草干姜汤证。

（2）掌握肺痈病的病因、病机和证治以及与肺痿病的异同。熟悉葶苈大枣泻肺汤证的病机和证候。

（3）掌握咳嗽上气的病机及其辨证施治。

（4）了解肺痿、肺痈、咳嗽上气三者的关系。

（5）掌握第一、二、三、四、六、十三、十四等条和附方千金苇茎汤。

（6）熟悉第五、七、八、九、十一、十五等条。

（7）了解第三条和各附方的应用。

奔豚气病脉证治第八

【自学时数】1 学时。

【面授时数】1 学时。

【目的要求】

（1）熟悉奔豚气病的成因、证候特征和方治。

（2）了解外感误治欲作奔豚病的证治。

（3）掌握第二条。

（4）熟悉第一条的下半条。

（5）了解第三、四两条。

胸痹心痛短气病脉证治第九

【自学时数】3 学时。

【面授时数】2 学时。

【目的要求】

（1）熟悉胸痹、心痛、短气三者的关系。

（2）掌握胸痹病的病机及其辨证施治。

（3）掌握心痛病的证治。

（4）掌握第一、三、七、九等条。

（5）熟悉第四、五、六、八等条。

（6）了解第二条和附方"九痛丸"的应用。

腹满寒疝宿食病脉证治第十

【自学时数】9 学时。

【面授时数】5 学时。

【目的要求】

（1）掌握腹满、寒疝二病的关系及其辨证施治。

（2）熟悉宿食病的脉证和治疗方法。

（3）掌握第二、九、十、十一、十二、十四、十五、十六、十七、十八、二十一、二十四等条。

（4）熟悉第六、七、八、十九、二十二、二十三、二十六等条。

（5）了解第一、三、四、五、十三、二十、二十五等条和各附方的应用。

五藏风寒积聚病脉证并治第十一

【自学时数】5 学时。

【面授时数】3 学时。

【目的要求】

（1）掌握肝着、肾着、脾约的病机和证治。

（2）熟悉热在上、中、下三焦和大肠、小肠寒热的病变。

（3）了解积、聚、𤺊气三者的区别和五藏风寒的病变以及五藏死脉。

（4）掌握第七、十六、十九等条。

（5）熟悉第十二、十五、十八、二十等条。

（6）了解第一、二、三、四、五、六、八、九、十、十一、十三、十四、十七等条。

痰饮咳嗽病脉证并治第十二

【自学时数】15 学时。

【面授时数】6 学时。

【目的要求】

（1）熟悉痰饮的成因和分类。

（2）掌握痰饮的治疗原则及其辨证施治。

（3）了解痰饮的概念及其与咳嗽的关系。

（4）掌握第二、十一、十二、十五、十六、二十一、二十二、二十三、二十七、二十八、二十九、三十、三十一、三十三、三十五、三十六、三十七、三十八、三十九、四十等条。

（5）熟悉第一、九、十、十七、十八、二十四、二十五、三十二、四十一等条。

（6）了解第三、四、五、六、七、八、十三、十四、十九、二十、二十六、三十四等条和附方"茯苓饮"。

消渴小便利淋病脉证并治第十三

【自学时数】4 学时。

【面授时数】2 学时。

【目的要求】

（1）了解消渴、小便利、淋病的概念及三者之间的关系。

（2）掌握消渴、淋病的辨证施治。

（3）掌握第三、六、七、十等条。

（4）熟悉第二、八、十一、十二、十三等条。

（5）了解第一、四、五、七等条。

水气病脉证并治第十四

【自学时数】11 学时。

【面授时数】6 学时。

【目的要求】

（1）熟悉水气病的病机、分类和治疗原则。

（2）掌握水气病的辨证施治。

（3）掌握第一、五、十一、十八、二十、二十三、二十四、二十六、二十八、三十、三十一、三十二等条。

（4）熟悉第三、十、十九、二十一、二十二、二十五、二十七、二十九等条。

（5）了解第二、四、六、七、八、九、十二、十三、十四、十五、十六、十七等条和附方的应用。

黄疸病脉证并治第十五

【自学时数】7 学时。

【面授时数】4 学时。

【目的要求】

（1）熟悉黄疸病的病因、病机、分类和治疗原则。

（2）掌握黄疸病的辨证施治。

（3）了解黄疸病的预后。

（4）掌握第二、四、五、十三、十四、十五、十八等条。

（5）熟悉第一、六、七、九、十六、十七、十九、二十、二十一等条。

（6）了解第三、八、十、十一、十二、二十二等条及各附方的应用。

惊悸吐衄下血胸满瘀血病脉证治第十六

【自学时数】5 学时。

【面授时数】3 学时。

【目的要求】

（1）熟悉惊悸的病机、脉证和治疗。

（2）掌握出血疾患的病因病机和辨证施治，了解其治疗上的禁忌和预后。

（3）掌握瘀血的证候特征和治疗原则。

（4）掌握第一、二、十、十一、十四、十五、十七等条。

（5）熟悉第五、六、七、十三等条。

（6）了解第三、四、八、九、十二等条。

呕吐哕下利病脉证治第十七

【自学时数】12 学时。

【面授时数】6 学时。

【目的要求】

（1）了解呕吐、哕、下利三者的关系和呕吐、下利在治疗上的禁忌。

（2）掌握呕吐、哕、下利的病因病机和辨证施治。

（3）掌握第五、六、八、九、十、十二、十六、十七、二十、二十三、三十一、三十七、三十八、三十九、四十、四十七等条。

（4）熟悉第二、七、十一、十三、十八、二十一、二十二、二十四、四十二、四十八等条。

疮痈肠痈浸淫病脉证并治第十八

【自学时数】2 学时。

【面授时数】2 学时。

【目的要求】

（1）掌握痈肿的辨证和肠痈的辨证施治。

（2）了解浸淫疮的概念和治疗。

（3）掌握第一、二、三、四、六等条。

（4）熟悉第五、七、八等条。

（5）了解附方的应用。

跗蹶手指臂肿转筋阴狐疝蛔虫病脉证治第十九

【自学时数】2 学时。

【面授时数】1 学时。

【目的要求】

（1）掌握蛔虫病的脉证和蛔厥的方治。

（2）熟悉转筋、阴狐疝二病的证候特征和治疗方药。

（3）了解跌蹶的成因和证候和手指臂肿的证治以及甘草粉蜜汤的主治病证。

（4）掌握第四、七、八等条。

（5）熟悉第二、三、五等条。

（6）了解第一、六等条。

妇人妊娠病脉证并治第二十

【自学时数】4 学时。

【面授时数】2 学时。

【目的要求】

（1）掌握妊娠呕吐、妊娠下血、妊娠腹痛、妊娠小便不利、妊娠有水气等病的病机及其辨证施治。

（2）熟悉妊娠养胎的意义和当归散、白术散的辨证应用。

（3）掌握第二、四、五、六、七、八等条。

（4）熟悉第三、九、十等条。

（5）了解第一、十一等条。

妇人产后病脉证治第二十一

【自学时数】4 学时。

【面授时数】2 学时。

【目的要求】

（1）熟悉产后三证的病机和治法。

（2）掌握产后腹痛的辨证施治。

（3）了解产后呕吐、下利虚极的方治和附方的应用。

（4）掌握第二、三、四、五、六、九、十、十一等条。

（5）了解第七条。

妇人妊娠病脉证并治第二十二

【自学时数】8 学时。

【面授时数】4 学时。

【目的要求】

（1）掌握妇人经闭、漏下、经水不利、白带和腹痛等病的辨证施治。

（2）掌握藏躁、阴吹、转胞、咽中如有炙脔、少腹如扇等病的证治。

（3）熟悉妇人下利的病机、证候和治疗方法。

（4）了解妇人杂病的一般病因以及阴疮的方法。

（5）掌握第五、六、九、十、十二、十三、十四、十五、十九、二十、二十二等条。

（6）熟悉第七、八、十六、十七、十八等条。

（7）了解第一、二、三、四、十一、二十一等条和附方的应用。

（李今庸于 1986 年 4 月写的全国光明函授大学教材稿）

《金匮要略讲解》各篇基本内容与思考

藏府经络先后病脉证第一

本篇冠于《金匮》篇首，共有 17 节。篇中首先扼要地承用了《内经》《难经》等古典医经的医学理论，内容相当广泛，包括有疾病的预防、预后、病因、病理、诊断，以及疾病治疗的一些基本原则，指导着临床工作的具体实践，实具有全书纲领的意义。

本篇根据人体与天地相参、阴阳平秘、五行生克的整体观念，认为四时气候对于人体的影响很大，人体内藏与内藏之间更有不可分割的联系。因此，首先昭示了气候的变化有助于万物的生长，但在另一情况下，又是引起人体发病的重要因素，"夫人禀五常，因风气而生长，风气虽能生万物，亦能害万物"。并且以肝病传脾举例，说明内藏相互影响的必然性和规律性。

本篇在整体观的思想指导下，认为邪气之所以能害人，首先是由于正气的失调，若五藏元真通畅，则人即安和无病，与《内经》里"邪之所凑，其气必虚""正气存内，邪不可干"的理论完全一致，说明正邪之间，正气的强弱是极为关键的，因而教人内养正气，外慎邪风，使病邪无由入其腠理。这种预防医学思想，在中医学中有其重要意义。

本篇基于宇宙间皆"物从其类"的精神，说明邪气中人，是各有其一定的法度，即各有其一定的规律，总是阳邪亲上，阴邪亲下，热邪归阳，寒邪归阴。且又本于经络藏府的内外表里，说明病邪的进展，一般都是从外而内，从表而里，从经络而藏府的。

人类疾病的来源和发展，本来是千头万绪和变化多端的。本篇根据内外虚实及其他，把许多疾病的起因，归纳而分为三条，并且论及治疗疾病应当防微杜渐、治此应当顾彼，如知肝传脾当先实脾，从而构成了本篇在治疗学上的"治未病"的防治医学思想。

本篇对于望、闻、问、切，即所谓"四诊"的诊断方法，扼要地作了讨论。在望诊方面，主要以面部的色泽配以其他特征，来诊断疾病的原因、病情和预测疾病的后果；在闻诊方面，根据声音、呼吸以测知疾病情况和病势所在；在问诊方面，注意到病人的疾病历史、治疗经过和饮食习惯，以诊断其疾病的起因，从而决定其治疗步骤和方法；在切诊方面，重点地提出了"脉浮在前，其病在表；脉浮在后，其病在里"，以诊知疾病的在表、在里、外感、内伤，同时又认为色脉时令如不相应，即所谓"非其时色脉"，皆能发病。并以卒厥的脉候结合症状以判断其病为入府、入藏。此外，又提出病邪从内出外者可治，从外入内者不可治；入府的即愈，入藏的即死。可启发学者从表面现象探讨疾病的本质，做出客观的诊断，以知病情吉凶的预后。

本篇对于疾病的治疗方法，也本着辨证论治的精神进行了讨论。其根据病邪在人体内的传变规律，首先提出了治未病，继而则分疾病的新久、在表在里、属实属虚和五藏常性，以及五藏所合，而提出了①分缓急施治；②分先后施治；③随五藏常性施治；④随疾病所得施治等治疗原则。

本篇在《金匮要略》全书中，具有纲领性，富有指导临床实践意义。要想学好《金匮要略》全书内容，必须首先学好本篇作为基础。

复习思考问题

（1）本篇所说的疾病来由有哪三条？根据这三条疾病来由，临床上应如何进行预防？

（2）内藏的疾病是怎样传变的？其理论根据是什么？在临床上应该采取哪些治疗措施？

（3）邪气中人的规律是什么？它的道理又是什么？

（4）望闻问切是中医的诊断大法，其在临床上如何运用？试以本篇的内容说明之。

（5）本篇的治疗法则是什么？它是根据什么拟出的？

痉湿暍病脉证治第二

本篇所载的痉湿暍三病，都是以外感为主的。痉病多因于风燥；湿病主要为伤湿；暍病则是伤于暑，三者虽然病因不同，病变的过程、机制不同，但是，其病邪则均首犯于太阳经。

本篇所论及的痉病，其主要证候是"身热足寒，颈项强急，恶寒，时头热，面赤目赤，独头动摇，卒口噤，背反张"，脉象是沉紧弦直。其表实无汗者为"刚痉"；表虚有汗者为"柔痉"。

本篇主要所论及的痉病，是由于六淫之邪气侵袭，化风化燥致伤筋耗液所引起。所以在许多条文里皆冠以"太阳病"三个字以示注意经脉，又于第三条论难治之脉，第四、第五、第六各条论因误治而致痉之由，第十条申明有灸疮难治，是将病因与治法谆谆详示无遗。学者体会经旨，审证处方，自无不愈之理。其所示汗下的三个方剂，有葛根汤，栝蒌桂枝汤，一为发汗，一为解肌，但都有滋养津液，舒缓筋脉之功，故治风寒之邪，亦必注意生津；用大承气汤取其急下存阴，是适宜于燥热实证的痉病。因此，知本篇所载三方，是于痉病的正治法之外，又有因证施治的汗下法，学者尤应知经文略常规、详变例的道理。

湿是六淫之一，感湿致病，一般有内湿和外湿。其病在上、在表者为外湿；其病在下、在里者为内湿。本篇所载湿病，外湿占的比重大。湿病的主要症状是："骨节疼烦"或"一身尽痛，发热""小便不利"等。

湿病之分类，一般可以分为"湿热"和"寒湿"两种，本篇所论寒湿之治疗比较详细。湿热之治疗则因详于《伤寒论》而叙述简略。

湿病之治法，内湿在里者，当利其小便，使湿邪从水道去之；外湿在表者，当取微微似欲汗，使湿邪从表分而解。然湿邪在表分者，如表实无汗，宜麻黄加术汤，麻黄杏仁薏苡甘草汤等方发表散湿；如表虚汗出，宜防己黄芪汤；若湿盛阳微，虽有表证，也当选用桂枝附子汤、桂枝附子去桂加白术汤、甘草附子汤等方助阳祛湿。

治疗表湿，必须微微发汗，使营卫畅行，则停留在肌腠或骨节的湿邪，得以缓缓而解。同时，湿为阴邪，最易伤阳，因此在发汗时，要不妄利湿，在泄湿时，更要照顾阳气。

暑气也是六淫之一。暑热伤人，多从外受，所以本篇中暍三条均冠以"太阳"字样。然本篇所论之"中暍"，是一种伤暑病证，即《素问》热论里所说的"后夏至日为病暑"的疾病，和后世所说之中暑、中暍之由于避暑而伤于寒或由于烈日远行，中恶触秽致卒然昏倒的中暍不同。本篇所论述的虽只三条，例举了虚证、实证、夹湿证，可以说暑病的主要证候已经完备了。

本篇对于中暍，首先指出不可汗、下，温针，而作为治疗暍病的纲领。本病纯于热者，宜用清热法，如白虎加人参汤是；其夹水湿者，宜用行经去水法，如一物瓜蒂汤是。

复习思考问题

（1）痉病的主要证候是什么？刚痉、柔痉怎样区别？

（2）葛根汤、栝蒌桂枝汤、大承气汤三方，各用于治疗痉病的意义何在？

（3）湿病的起因是什么？主证是什么？其治疗法则又是什么？

（4）暍病的治疗有哪些方法？其禁忌是什么？

百合狐蜮阴阳毒病脉证治第三

百合病是因为"百脉一宗，悉致其病"而命名。其发病原因，一部分是由于伤寒大病前后热邪熏灼肺阴所致，另一部分是由于七情之刺激所引起。

百合病之症状是：精神恍惚，神志不定——"意欲食复不能食，常默然，欲卧不能卧，欲行不能行，饮食或有美时，或有不用闻食臭时，如寒无寒，如热无热，口苦、小便赤，诸药不能治，得药则剧吐利，如有神灵者，身形如和，其脉微数"这一系列之症状，和《素问·疏五过论》里所说之："不在藏府，不变躯形，诊之而疑，不知病名"，正是相同。

从本篇所举百合病之"口苦、小便赤、脉微数"等证候方面来看，本病是属于肺经之阴虚燥热，在治法上用平剂调补、清解邪热，故以百合地黄汤为主治疗本病。

狐蜜病之起因，是一种温热之邪气停积过久，腐蒸气血成为瘀浊，腐蚀于人身幽阴之部位。其主要症状表现为神态恍惚之"默默欲眠，目不得闭，卧起不安"和病人之咽喉部以及前阴或后阴之蚀烂，所以本病在治法上是"清化湿热""解毒杀虫"。如腐蚀在于咽喉部者，用甘草泻心汤；腐蚀见于前后阴部者，用苦参汤洗法或者是雄黄熏法。

阴阳毒病为一种疫疬之气伤人，有犯阴阳之不同，然总为邪毒令血壅结而致气机不得升降。其症状主要表现为"咽喉痛""面赤斑斑如锦文"或"面目青，身痛如被杖"，所以用解毒活血之升麻鳖甲汤为主，进行加减治疗。但是，在疫疬流行之际，因各地的气候不同，治法亦应有异，决不能执一方以统应之。

复习思考问题

（1）百合病的起因是什么？其主要症状表现有哪些？临床上应该怎样处理？

（2）狐蜜病有哪些治疗方法？临床上怎样运用？

（3）阴阳毒病的发病原因是什么？其临床表现又是什么？

疟病脉证并治第四

本篇专论疟病。首先，提出了"疟脉自弦"一句，作为疟病之总纲，次以"弦迟""弦数"之脉象，分别疟病的偏寒、偏热，作为疟病总纲之两翼；同时，并以疟邪之多寒多热和在阴在阳在高之不同，而分别决定汗、吐、下、温、针灸、饮食等治疗方法。

本篇分疟病为瘅疟、温疟、牡疟三种。疟病但热无寒而少气烦冤的为瘅疟，虽未出方，但可以试用白虎加人参汤清解偏盛之热，滋益亏耗之津气；疟病但热无寒而骨节烦痛的为温疟，用白虎汤清解邪热，加桂枝导邪外出；疟病多寒的为牡疟，以蜀漆散吐越疟痰，安神助阳。另外，疟病日久不解，疟邪依假痰、食、血，在左胁下结为"疟母"，以"内有癥瘕，外有寒热"为主要证候，治宜鳖甲煎丸软坚散结，扶助正气。

1. 临床意义

（1）后世认为，饮食不节，脾胃损伤，是疟病发生的内在因素，疟邪夹风、夹寒、夹暑、夹湿，从外而感，是疟病发生的外在因素，也是主要致病因素。由于脾虚体弱、营卫不利，疟邪及风寒暑湿之气侵入人体，邪正交争而发病。如果发病日久不解，则往往形成正虚邪留之虚实夹杂病证。

（2）疟病的分类，后世在《金匮要略》的基础上，根据寒战与发热的多少和病情的轻重、病程的长短，邪正的盛衰，把它分为正疟、瘅疟、温疟、寒疟、劳疟、疟母等类型。治疗上，总的原则是，初期以和解祛邪为法，中、后期以扶正截疟为治。具体说来，正疟用和解达邪的方法治疗；瘅疟用清热益气的方法治疗；温疟用清热导邪的方法治疗；寒疟用辛温助阳的方法治疗；劳疟用扶正调和的方法治疗；疟母用化瘀去痰的方法治疗。

2．复习思考问题

（1）为什么疟脉自弦？疟病有哪些治疗方法？

（2）疟疾的临床表现是什么？鳖甲煎丸治疗疟母的道理是什么？

（3）瘅疟、温疟、牡疟在临床上怎样鉴别？

中风历节病脉证并治第五

本篇所载为中风和历节二病。其中风一病与《伤寒论》中所载之外感中风不同。中风病的发病原因，是由于人体的正气先虚，发生气郁血滞，偶触外风，诱而发病。其症状的主要表现是口眼㖞斜，半身不遂，但亦有中络、中经、中府、中藏之异。

本篇论述的中风，原文三条，未及处方。但从所附的侯氏黑散、风引汤、防己地黄丸三方推测，其治疗大法也可以明了，即补虚祛邪通络。针对其病因病机，补其虚体，祛其邪气，通其经络。具体证治，尚须参看后世有关文献。

本篇所载历节之病，以"历节痛不可屈伸""历节黄汗出""身体魁羸"，即关节肿大等证为其主要证候。它的发病原因，为肝肾先虚，气血不足，再汗出入水中，或饮酒汗出当风等等，复感外邪而引起。所以在治疗上，必以助正祛邪为主要方法。其因风湿之邪者，"诸肢节疼痛，身体魁羸，脚肿如脱，头眩短气，温温欲吐"，用桂枝芍药知母汤；

因寒湿之邪者，"历节疼痛不可屈伸"，用乌头汤。所附的《古今录验》续命汤、《近效》术附汤、《千金》三黄汤、头风摩散，虽然不是本篇主方，也可随证选用。

复习思考问题

（1）中风是怎样发病的，临床表现有哪些?

（2）历节病的主要症状是什么? 发病的原因有哪些?

（3）桂枝芍药知母汤与乌头汤临证如何鉴别应用?

血痹虚劳病脉证并治第六

本篇论述血痹和虚劳二病，都是因虚所致之疾患，也是临床上常见之病证。

本篇依据《素问·五藏生成论》所说："卧出而风吹之，血凝于肤者为痹"之精神，指出血痹病之成因，是"骨弱肌肤盛，重因疲劳汗出，卧不时动摇，加被微风遂得之"，也即是阳气虚不能卫外，邪风乘虚入内，营血因而发生滞涩所引起。其外证为"身体不仁"，治疗上应该"针引阳气"，但如果病人阴阳形气俱不足者，则又宜黄芪桂枝五物汤，调和营卫而宣化阳气。

本篇所载虚劳之病，首先提出："夫男子平人，脉大为劳，极虚亦为劳"，以脉象说明其病专重在先天之肾和后天之脾。

本篇所载虚劳病之主要症状为："腹里拘急，心悸，腹中痛，梦失精，四肢酸痛，手足烦热""喘喝""盗汗""腰痛""发落""虚烦不得眠""精冷无子""痹侠背行"等。

本篇对虚劳病的治疗，是本《难经·十四难》所说："损其脾者，调其饮食，适其寒温……损其肾者，益其精"，《素问·阴阳应象大论》所说："形不足者，温之以气，精不足者，补之以味"的精神，以建中补精为主要方法。然由于其病有阴虚，有阳虚，有阴阳俱虚。以及有风气、有干血，所以在具体措施上，又根据其临床表现施以不同方剂。如虚劳病之属于阴虚者，用酸枣仁汤补虚养血以清热除烦；如虚劳病之属于阳虚者，用桂枝加龙骨牡蛎汤补虚调气血以燮阴阳、敛浮越；如虚劳病之属于阴阳俱虚者，用小建中汤、黄芪建中汤建立中气以和阴阳、调营卫，或八味肾气丸滋阴助阳以补益肾气；如虚劳病之属于有风气者，用薯蓣丸益气补中焦以去风散邪；如虚劳病之属于有干血者，用大黄䗪虫丸通经络攻瘀血以缓中补虚。这些都是临床上屡收效果的治疗方剂。

复习思考问题

（1）血痹病怎样治疗？

（2）虚劳病的发病原因是什么？

（3）小建中汤、六味肾气丸、桂枝加龙骨牡蛎汤、酸枣仁汤等方剂在临床上怎样运用？

肺痿肺痈咳嗽上气病脉证治第七

本篇所论肺痿、肺痈、咳嗽上气三种病，都是属于肺部病变。然由于致病因素之不同和病人体质强弱之差异，因而在证候之表现上也就不尽一致。

本篇所载肺痿一病，是由于某种原因，致使津液枯竭产生燥热而发生。其病之主要证候是："脉数虚""咳，口中反有浊唾涎沫"。在治疗上，以麦门冬汤为主方。然肺痿亦有属于虚寒者，则用甘草干姜汤方。

本篇所载肺痈一病，是由于风热之邪蓄结壅阻，致使血郁痰裹聚而为毒所成。其病之主要证候是："脉数实""口中辟辟燥，咳即胸中隐隐痛""时出浊唾腥臭"。肺痈病原是属于邪气盛实，其附方《千金》苇茎汤散结通瘀为其病初成的一个有效方剂，若其脓成毒溃以后，正气也亏，用桔梗汤清热排脓。

本篇所载肺痿、肺痈二病，主要方面是同属"热在上焦"，证候都表现为"脉数，咳唾脓血"。然肺痿属虚热，其证候为脉数虚，咳嗽不剧，不引胸痛，唾出脓血不腥臭；肺痈属实热，其证候表现为脉数实，咳嗽剧烈，且引胸中隐隐痛，唾出脓血有腥臭。

本篇所载咳嗽上气一病，除肺痿、肺痈证候中伴有者外，则是由于外邪和内饮相和，壅逆于肺气所引起。其病之主要证候是："咳逆上气"，并常伴有"喘满""脉浮"等。在治疗上，指出"上气喘而燥者，属肺胀，欲作风水，发汗则愈"。是用越婢加半夏汤、小青龙加石膏汤、射干麻黄汤、厚朴麻黄汤等发散表邪以降逆逐饮。如表邪已解，内饮未除而仍壅塞于肺，致胸满浮肿咳嗽上气喘鸣迫塞者，以葶苈大枣泻肺汤以泄闭排浊。如完全由于内邪上逆为病者，则是皂荚丸、泽漆汤等决通壅塞以蠲痰泻水。

复习思考问题

（1）肺痿、肺痈二病在临床上怎样鉴别？

（2）肺痈病起因是什么？治疗上初用什么方法？脓成后又用什么方法？

（3）肺胀病是怎样形成的？其正治方法是什么？

奔豚气病脉证治第八

本篇专论奔豚气病，其原文除第一条上段错简难读外，虽然只有四条经文，但对奔豚气一病的发病原因，临床症状和治疗方法都做了细致讨论。

本篇认为引起奔豚气病的原因是：一为情志之惊恐内伤肝肾，下焦之气厥逆上冲而成；二为发汗以后，复加烧针取汗，外寒从针孔侵入，肾气遂夹外寒妄动而起；三为内有虚寒水气，再经误汗损伤阳气所致。其症状主要是，气从少腹上冲心胸或至咽喉，发作欲死，复还止。在治疗方面，本于"辨证论治"的精神，根据不同情况，施以不同方剂。如奔豚气为发于肝木之邪者，用奔豚汤清肝滋血，下降冲逆；如奔豚气为肾中水邪乘外寒妄动而发者，用艾先灸核上，温以除寒，并杜绝再入之患，用桂枝加桂汤解除外寒，助阳散阴，平止冲气；如奔豚气为发汗亡失心中阳气，水邪相乘，而欲作奔豚者，用茯苓桂枝甘草大枣汤行阳补脾，直伐肾中之邪。

复习思考问题

（1）奔豚气的证候特征是什么？奔豚汤的药物组成又是什么？

（2）桂枝加桂汤与茯苓桂枝甘草大枣汤的方证有什么不同？

胸痹心痛短气病脉证治第九

本篇记载胸痹心痛短气三种疾病，其条文共有九段，然以论述胸痹者为多。

胸痹病的成因，是由于上焦之阳气衰微、下焦之阴寒太盛，其阴邪上潜阳位所引起。主要症状为"胸满"或者"胸背痛"，并常伴有"喘息咳唾"、"短气"、"不得卧"和筋脉"缓急"等征象出现。在治疗上，以瓜蒌薤白白酒汤为其主方。如其病偏重于邪气壅塞者，瓜蒌薤白半夏汤、枳实薤白桂枝汤、茯苓杏仁甘草汤、橘枳姜汤、桂枝生姜枳实汤等方可以选服；如其病偏重于正阳不足者，人参汤、薏苡附子散等方可以择用。

本篇所载心痛一病，为心背俱受寒邪，凌迫阳位而致发生"心痛彻背，背痛彻心"之症状，用乌头赤石脂丸温阳祛寒治疗。

本篇所论短气一病，是为里气暴实而致忽然发生短气不足以息的症状，虽未列处方，但可以察证酌用开泄的方法处理。

复习思考问题

（1）胸痹病的发病原因和主要症状是什么？

（2）胸痹病的治疗方法怎样？人参汤、橘枳姜汤、薏苡附子散同治胸痹病临床上怎样区别？

（3）心痛病的脉因证治是什么？

腹满寒疝宿食病脉证治第十

本篇记载腹满、寒疝、宿食三种病，条文共有 26 条。由于腹满之病较为复杂，其论述所占的篇幅也较大，但其论述腹满一病中，也包含有宿食病证的内容。

本篇所载腹满一病，是以腹部胀满或疼痛为其主要证候，它发病的原因虽有多种，但总起来是脾胃功能失职，产生寒热虚实而引起的。病变的性质可以分为实热、虚寒、寒实三种，病证的虚实要点是以按之痛与不痛，腹满减与不减来辨，病证的分类，属于虚寒证的，有大建中汤、附子粳米汤等；属于实热的，有大承气汤、厚朴三物汤、大柴胡汤、厚朴七物汤；属于寒实的，有大黄附子汤。病证的治疗，虚寒的以温补之法，实热的以攻下之法，寒实的以温下之法。

本篇所载寒疝病之主要症状为"绕脐痛"，其引起的主要原因，多是阴寒之邪气，因此，在治疗上，总是以温里祛寒为主要方法。其证属于寒饮厥逆的，用赤丸散寒化饮；其证属于血虚气寒的，用当归生姜羊肉汤补益血虚，温暖气寒；其证属于阳衰寒结的，用大乌头汤壮阳祛寒；其证属于内外俱寒的，用乌头桂枝汤温里解肌。

本篇所载宿食一病，除脉象作过较详的讨论外，没有细致论述其证候，这必须通过本篇条文，互相参照研究。宿食病的发病原因，是由于饮食不节，谷气经宿不消，停滞于肠胃所引起的。其治疗的方法，本篇根据"因势利导"的原则。指出了宿食在上脘的用涌吐方法，以瓜蒂散为治；宿食在中下脘的用攻下方法，以大承气汤为治。

总之，本篇的腹满、寒疝、宿食三种病证，既是各自独立的，然而又是相互联系的，临床上要全面而又灵活地掌握它们。

复习思考问题

（1）腹满病有虚寒证、实热证、寒实证三种，它们之间在临床上如何区别？各用什么主要方法治疗？试举一方剂为例说明之。

（2）赤丸、当归生姜羊肉汤、大乌头煎、乌头桂枝汤都是治疗寒疝病，其在临床上怎样运用？

（3）宿食病的主要治疗法则是什么？临床上怎样运用？试说明其道理。

五藏风寒积聚病脉证并治第十一

本篇记载藏府疾病，首先论述了五藏风寒之病证和其真藏脉象，这是临床医学之大纲。然后又论述了三焦之各种病证，大、小肠之寒热病证；最后又论述了藏府积聚之脉证。当然，其中还论述了肝着、肾着、脾约、欎气等病证的脉因证治。所以本篇所论之内容较多。

本篇提出了三首方剂：旋覆花汤、麻子仁丸、甘姜苓术汤。旋覆花汤具有疏肝通络的作用，是用于肝着之病证；麻子仁丸具有润肠通便的作用，是用于脾约之病证；甘姜苓术汤具有祛寒除湿的作用，是用于肾着之病证。

本篇和《藏府经络先后病脉证第一》一样，具有全书纲领性意义，虽然篇中的内容脱简较多，但在一定程度上仍不失其所具有的指导价值。

复习思考问题

（1）肝着病有哪些临床表现？为什么？

（2）肾着病之发病原因、临床症状和治疗方法是什么？

（3）积病和聚病在临床上怎样鉴别？其属性各为什么？

痰饮咳嗽病脉证并治第十二

本篇主要是论述痰饮病（广义者），其中咳嗽虽然与痰饮相提并论，但咳嗽只不过是痰饮病之一个症状，因而本篇所指之咳嗽一证，就只是由于痰饮病所引起之一部分，至于其他原因所致之咳嗽则不包括在内。

痰饮病之发病原因，一般是由于脾胃之阳气失常，不能运化，使饮邪停聚而发生。

痰饮病在发病过程中，有些症状如咳嗽、喘满、心悸、头眩、气短、胁痛以及肠间有声等等。并不是全部都出现，而是因痰饮所在之部位不同，其所反映出之症状就有所差别，所以本篇把它分为痰饮、悬饮、溢饮、支饮等四种病名。

至于痰饮病之治疗，温化为其正治方法。其兼有表证或流溢四肢者，则宜温而发汗，使水邪从外而泄，用大、小青龙汤等。没有表证而水饮只停聚在里分者，则宜温化或利小便，使水饮化津四布，或从小便排去，用苓桂术甘汤、肾气丸、五苓散、泽泻汤、小半夏加茯苓汤、木防己汤等。若属水饮内结，深痼难化，其发汗利小便方法之力量均感不足者，则宜温而攻逐，使水饮从大、小便排除，用十枣汤、己椒苈黄丸、甘遂半夏汤、木防己去石膏加茯苓芒硝汤等。

痰饮病之所在虽然有在上、在下、在内、在外之不同，治法也有发汗、攻下、利小便之区别，但总起来说，痰饮病之发生，一般是由于阳气不运，治法则多以温养阳气为主，纵使是攻下逐水，其目的也是为了使饮去而阳气通行，因为阳气如不恢复正常功能，则痰饮之邪气就终难化除。

复习思考问题

（1）痰饮、悬饮、溢饮、支饮等四饮在临床上怎样鉴别？

（2）痰饮病（广义的）之治疗方法有哪些？试各举一方例。

（3）十枣汤一方，在临床上怎样运用？

消渴小便利淋病脉证并治第十三

本篇论述了消渴、小便利、淋病等三种病，这三病的证候常交互并见，消渴常见有小便病变，淋病即小便病变，小便利病又可见消渴证候。

本篇论述消渴一病，以"善消而大渴"为主要证候，乃厥阴风燥伤津和三焦气化失常所引起。本篇具体地提出了胃热、肾虚和肺胃燥热伤津等三个方面。由于肺胃燥热伤津者，以白虎加人参汤为正治方法，此即后世所谓"上消"，由于肾虚不能化气者，以肾气丸为正治方法，此即后世所谓"下消"；由于肾阴不足，燥火伤液者，以文蛤散为治疗方剂；由于胃热燥结者，本篇未出其方，后世治以承气汤，称为"中消"。

本篇论述小便利一病，只有肾气丸证一条，而且是小便利多与消渴并见。

本篇论述淋病，包括小便不利、小便淋涩疼痛、小便癃闭不通三者在内。由于气化不利、水气内停者，用五苓散；由于郁热伤阴、水湿内留者，用猪苓汤；由于肾虚水停、上有燥热者，用瓜蒌瞿麦丸；由于热盛血瘀、湿热为患者，用蒲灰散或滑石白鱼散；由于脾肾不足、湿邪偏盛者，用茯苓戎盐汤。然而，五苓散证、瓜蒌瞿麦丸证、猪苓汤证三者，又为淋与消渴并见之方证。

复习思考问题

（1）肾气丸和白虎加人参汤之主治症状各是什么？

（2）肾气丸和瓜蒌瞿麦丸都有温助肾阳的作用，两者的临床应用有什么区别？

（3）何谓淋病？其证治有哪些？

水气病脉证并治第十四

本篇所载之水气病，就是后世所说之水肿病，其主要证候为身体面目浮肿。

本篇根据其不同发病原因和不同病情表现，把水气病分为五种，即风水、皮水、正水、石水、黄汗。然五水又各有其的特征：风水其脉自浮，外证骨节疼痛，恶风；皮水其脉亦浮，外证胕肿，按之没指，不恶风，其腹如鼓不渴；正水其脉沉迟，外证自喘；石水其脉自沉，外证腹满不喘；黄汗其脉沉迟，身发热，胸满，四肢头面肿，久不愈必致痈脓。

本篇所载水气病，其风水、皮水病在表，正水、石水病在里，黄汗则病在表里。但因水气病在各种不同情况下所影响之内藏不同，所以又根据各个内藏之经络部分与藏气之受病，而分别讨论了心水、肝水、肺水、脾水、肾水等五藏水之证候不同。水气病尽管有藏府表里之区别，名称不一，证候不同，但总起来只不过气分、血分二者而已。然其病之起于气分者，只较起于血分者为多。

关于水气病的治疗，本篇提出了"利小便""发汗"和"下之"三法作为治疗水气病证的准则。

至于本篇方剂在临床运用上，仍是根据辨证施治的原则，对于不同病证，采用不同方剂。如风水脉浮、汗出身重、恶风者，用防己黄芪汤；风水恶风、一身悉肿、脉浮不渴、续自汗出、无大热者，用越婢汤；脉浮风水者，用杏子汤。皮水四肢肿，水气在皮肤中，四肢聂聂动者，用防己茯苓汤；厥而皮水者，用蒲灰散；里水一身面目黄肿、其脉沉、小便不利者，用越婢加术汤、或用甘草麻黄汤。黄汗身体肿、发热汗出而渴、状如风水、汗沾衣，色正黄如柏汁、脉自沉者，用芪芍桂酒汤；黄汗胫冷，身重汗出已辄轻、久久身瞤、瞤即胸中痛，腰以上汗出，下无汗，腰髋弛痛，如有物在皮中状，剧者不能食、身疼重、烦躁、小便不利者，用桂枝加黄芪汤。气分心下坚、大如盘，边如旋杯，且具有手足逆冷、腹满胁鸣，或身冷、或骨疼、或恶寒、或麻痹不仁等症者，用桂枝去芍药加麻辛附子汤；心下坚、大如盘，边如旋盘者，用枳术汤等。

复习思考问题

（1）水气病分为五种，其在临床上怎样鉴别？

（2）水气病之治疗法则有哪些？临床上怎样运用？

（3）黄汗病是怎样发生的？其病证特征是什么？

黄疸病脉证并治第十五

本篇记载黄疸一病，其证候主要表现为一身面目尽黄，发病总因是为湿热瘀结所造成。

本篇所载黄疸病，共分为谷疸、酒疸、女劳疸三种，如果这三种疸病经久不愈，正气渐衰，都可以发展成为黑疸之病。

本篇所载谷疸，是由于胃热脾湿、谷气不消、浊气交相郁蒸而引起的。其临床特点表现为"食谷即眩"，在治疗上以茵陈蒿汤为其主要方剂。至于寒湿引起的谷疸，则本篇略而未详。酒疸是由于饮酒过多，湿热之邪气上蒸所致。其临床特点表现为"心中懊憹而热"，在治疗上以栀子大黄汤为其主要方剂。女劳疸是由于房劳伤肾、肾虚所导致的。其临床特点表现为"额上黑，手足中热，薄暮即发"，在治疗上以硝石矾石散为其主要方剂。

另外，本篇还记载有发汗之桂枝加黄芪汤；攻下之大黄硝石汤；润导之猪膏发煎；和解之小柴胡汤；温降之小半夏汤等方，都是黄疸病之兼有症而用是方之变例。唯小建中汤之治虚劳萎黄，列此以相比较，并非治疗黄疸之方剂。

复习思考问题

（1）谷疸、酒疸、女劳疸三病之起因各是什么？在临床上怎样辨别？

（2）黄疸病之正治方法是什么？

（3）茵陈蒿汤、栀子大黄汤、硝石矾石散等三方，在临床上怎样运用？

惊悸吐衄下血胸满瘀血病脉证治第十六

本篇首以脉象论述惊悸之病源，并借以阐明吐衄下血胸满瘀血诸病，悉由木火失调所导致，虽见症不一，而其总的病理机制则相同。

惊悸的发生，多由里气亏虚和外有所触而导致，其与血证，关系亦多密切。仲景于滋阴镇心之常法外，特示半夏麻黄丸之治水气凌心、降胃涤饮、通阳开塞，而收升降阴阳之效。

治疗血证诸方、宜寒宜温，活血行瘀，各有法度。气寒血脱，则温其气；血热上逆，则清其血。篇中如柏叶汤、黄土汤之温通疏肝并兼顾脾肾；泻心汤和赤小豆当归散之清利、化瘀宁血，不使留血为患；至于瘀血停积为病，虽未出方，但已提出破血攻瘀的"当下之"之治疗原则，下瘀血汤等方可以借用之。

复习思考问题

（1）惊悸产生的原因是什么？桂枝去芍药加蜀漆牡蛎龙骨救逆汤与半夏麻黄丸在临床上如何运用。

（2）治疗血证的两大法则是什么？怎样运用？试举本篇的方例说明之。

（3）胸满瘀血证，在临床上怎样诊断？怎样治疗？

呕吐哕下利病脉证治第十七

本篇论述呕吐、哕、下利三病，由于此三病常常相互影响，交并出现，所以合为一篇。然而需注意的是，本篇的具体条文，有将近一半见于《伤寒论》中，故学习本篇时应结合《伤寒论》读。

本篇所论呕吐病，以"呕恶吐逆"为特征，其病因、病机分为虚寒、实热、寒热错杂，水饮停蓄和宿食痰滞停于上脘等。如属于虚寒者，大半夏汤、吴茱萸汤、四逆汤等方可以选用；属于实热者，大黄甘草汤、小柴胡汤等方可以选用；属于寒热错杂者，半夏泻心汤方可以选用；属于水饮停蓄者、小半夏汤、生姜半夏汤、半夏干姜散、茯苓泽泻汤、猪苓散等方可以选用；属于宿食痰滞、停于上脘者，本篇提出"不可下之"而未出方，但可以根据《腹满寒疝宿食病脉证治第十》"宿食在上脘，当吐之"之法而从《伤寒论·辨太阳病脉证并治下》中选用"瓜蒂散"一方。至于文蛤散一方，乃治吐后渴欲得水而贪饮者，并非治疗呕吐之方。

本篇所论哕病，即今之所谓"呃逆"。如因气闭胃逆而有寒者，用橘皮汤降气止逆而散寒；如因胃虚气逆而有热者，用橘皮竹茹汤补虚降逆而清热；如因下窍不通，气机壅塞而呃逆者，"当视其前后，知何部不利"而利之。

本篇所论下利病，包括现在所谓的"泄泻""痢疾"两病。从病机上可以概括为虚寒和实热两类。病为泄泻，属于虚寒者，用四逆汤、通脉四逆汤；属于实热或积滞者，用大、小承气汤；属于湿热气滞，则当"利其小便"。病为痢疾，属于虚寒者，用桃花汤；属于实热者，用白头翁汤。至于诃黎勒散之行气固滑，乃为"气利"之病而设；而黄芩加半夏生姜汤之清热降逆，又为干呕而利之病所设。

复习思考问题

（1）有哪几种原因可以引起吐证？临床上又各为如何处理？试举本篇方例说明之。

（2）病人欲吐者，不可用下法，为什么食已即吐者，又可以用大黄甘草汤，试说明其道理。

（3）吴茱萸汤、半夏泻心汤并治呕证，其在临床上怎样运用？

疮痈肠痈浸淫病脉证并治第十八

本篇讨论的痈肿、肠痈、金疮、浸淫疮等病，都是属于外科范围，虽然所载内容不多，但对于痈肿、肠痈是否化脓之察，都提出了简明而正确的方法。并为肠痈证未化脓，或将化脓者提出一大黄牡丹皮汤方，已化脓者提出一薏苡附子败酱散方。另外，尚有排脓散和排脓汤二方，用以排出内藏之痈脓，也有相当的治疗价值。

至于金疮一病，是由于金刃所伤而成，本篇用王不留行散续创伤、行血气以恢复经脉营卫之正常流行，也是一个很好的方剂，但必须平素储备，方可应急。

本篇对浸淫疮一病也提出了预后和治疗。

复习思考问题

（1）怎样诊断痈肿之发生？其诊断之理论根据是什么？试加以说明。

（2）薏苡附子败酱散和大黄牡丹汤在临床上怎样运用？

趺蹶手指臂肿转筋阴狐疝蚘虫病脉证治第十九

本篇论述趺蹶、手指臂肿、转筋、阴狐疝气、蚘虫病。原文只有八条，而对蚘虫病的证候特征及其蚘厥证论述颇详，并在治法上出一乌梅丸方，清上温下以恢复人体功能而治蚘厥。

至于藜芦甘草汤方之治手指臂肿动，鸡屎白散方之治转筋入腹，蜘蛛散方之治阴狐疝气等，也都有一定的研究价值。另外，甘草粉蜜汤方之治药毒不止，为一甘缓解毒之方，则是他篇之文错简于此。

复习思考问题

（1）阴狐疝气之临床症状是什么？

（2）蚘虫病的证候特征及趺厥证的治疗方法是什么？

妇人妊娠病脉证并治第二十

本篇论述妊娠之征象与养胎方法，以及妊娠疾病之证治。原文共有十一条，除提出妊娠早期诊断之方法外，重点介绍了一般妇人在妊娠期间最易发生之疾病，且指出了有些疾病还常常会直接或间接地影响到胎产之安全。

本篇对于妇人妊娠疾病之治疗，指出不但要针对病害起一定作用，并且须照顾母体之安全与维护胎儿之正常发育。因此，处理这一类病人就不同于一般疾病。试看本篇之药物治疗方剂共十首，而丸散就居其七，这就说明了治疗妊娠疾病当以安胎为主，攻补之方法皆宜缓缓相图。

本篇治疗妊娠疾病，在以安胎为主的基础上，又根据不同的原因，采取不同的治法。有如：恶阻一证，属于津液不布、胃府不和，恶阻而渴呕不能食者，用桂枝汤调和阴阳、治理脾胃，而桂枝汤与其证欠合，疑有错简；属于胃气虚弱，饮邪素重，出现呕吐不止者，用干姜人参半夏丸温化降逆，补虚散饮。前阴下血一证，属于癥痼妨碍胎孕者，用桂枝茯苓丸活血化瘀，除去宿癥；属于冲、任二脉失调者，用胶艾汤温暖血海，滋养气血。小便难或不利一证，属于血虚热结、津液涩少者，用当归贝母苦参丸活血润燥，开郁除热；属于水气阻遏，阳气不伸者，用葵子茯苓散滑窍利水，畅通阳气。腹痛一证，属于子藏洞开、阴寒内逆者，用附子汤复阳温里，散寒安胎；属于湿浊下流、搏结阴血者，用当归芍药散益脾渗湿，坚固胎孕，然这二者的腹痛又均与胶艾汤之腹中痛不相同。

至于在养胎问题上，本篇也是根据妊娠之不同情况采取不同措施。即妊娠之偏于湿热者，用当归散；偏于寒湿者，用白术散。如果因为心气实、致太阴当养不养，而已伤胎者，则又应当刺泻劳宫、关元二穴，使心火去，小便微利而愈。

复习思考问题

（1）怎样诊断妇人妊娠？对于妊娠疾病的治疗应该怎样？

（2）妊娠前阴下血有哪些原因？在临床上怎样处理？试就本篇举出相宜方剂？

（3）妊娠呕吐不止之恶阻病，用什么方法进行治疗？为什么？

妇人产后病脉证治第二十一

本篇论述妇人产后一般常见疾病。首先，提出了产后血虚多汗的特点。由于产后血虚多汗，因之容易发生亡血伤津而导致产后三大病证——痉、郁冒、大便难。然这三种病证，本篇在治疗上，特根据亡血伤津这种致病原因和各个病证之特性，采用了各种不同的治疗方法，以消除耗血劫津之病变，使阴津有整复之机会，这是治疗产后三大病证的一个重要关键。

关于产后腹痛，是妇人分娩以后，气血失调所引起。产后血去正虚，冲任不养；或血少气弱，运行涩滞；或寒入胞脉，血液凝阻；或气机郁结，不能疏通；或瘀血内留，恶露当下不下等，都可以导致产后腹痛病证的发生。本篇关于产后腹痛一病，论述得较为详细，有因血虚内寒引起的产后腹痛；有因气血郁滞引起的产后腹痛；有因瘀血内阻引起的产后腹痛等。血虚内寒腹痛是以腹中刺痛为特征；气血郁滞腹痛是以腹痛、烦满、不得卧为特征；血瘀阻结腹痛是以腹痛坚满拒按为特征。并根据其不同的病证特征，分别提出了当归生姜羊肉汤、枳实芍药散、下瘀血汤等方进行治疗：或温中散寒、养血补虚；或行气活血、宣通散滞；或攻瘀逐血、去结止痛。

本篇论述产后中风、产后中虚、产后下利虚极等，分别提出了阳旦汤之解肌祛风，以治疗产后中风、续续数十日不解；若正虚中风，则用竹叶汤补正散风；用竹皮大丸之安中益气，以治疗产后中气虚弱，烦乱呕逆；用白头翁加甘草阿胶汤之滋养清泄，以治疗产后下利虚羸疲极。另外，对产后胃实之证，则提出了大承气汤荡涤攻下的治疗方法。

复习思考问题

（1）产后三大病证：痉、郁冒、大便难，其发病的主要原因是什么？

（2）当归生姜羊肉汤、枳实芍药散、下瘀血汤三方，均治疗产后腹痛，其在临床上怎样运用？试举病因、症状说明之。

妇人杂病脉证并治第二十二

本篇继妇人胎前、产后诸病而论述妇人杂病，内容着重在一般习见之病证，尤其是经带疾患为多。当然也包括有一部分由于胎产所引起的疾病在内。

本篇在论述妇人杂病上，首先提出"因虚、积冷、结气"，作为妇人发病原因的总纲，然后根据病变的情况不一，按辨证论治的原则，采用各种不同的治疗方法。如其经水不利，少腹满痛、经一月再见者，用土瓜根散和肝行血；其经水不利下，少腹硬满结痛，大便黑，小便自利者，用抵当汤峻攻蓄血；其陷经漏下黑不解者，用胶艾汤滋血温里以止漏下；其现革脉而将半产漏下者，用旋覆花汤解郁行结以化革脉；其经水闭止而下白物者，用矾石丸燥湿除热；其年五十而所病下利数十日不止者，用温经汤温经行瘀。至于外感风寒，热入血室而致经水适来或适断者，则又用小柴胡汤或针刺期门以泻热邪。这些都是中医治疗妇人胎前、产后杂病之滥觞。再次，半夏厚朴汤对咽中如有炙脔病之治痰理气；甘麦大枣汤对藏躁病之甘润和阴；以及诸方对腹痛、转胞、水血并结和前阴诸病之处理方法，都给学者不少启示。

复习思考问题

（1）温经汤能治妇人哪些疾病？为什么？

（2）妇人经水不利之原因是什么？怎样治疗？试就本篇内容说明之。

（3）脏躁病之主要症状有哪些？甘麦大枣汤治疗藏躁病之道理是什么？

（4）妇人妊娠、产后、杂病之腹痛病证在临床上有什么不同？

（1986 年 4 月撰写的全国光明函授大学教材稿）

《金匮要略讲解》 各篇基本内容与思考

怎样学习经典课《黄帝内经》及其全书著作

　　《黄帝内经》（简称《内经》）一书，包括《素问》《灵枢》两个部分，共有 162 篇（现佚七十二、七十三两篇，存 160 篇），为我们现存的一部最古的医学著作。根据考证，它成书于我国历史上"诸子蜂起百家争鸣"的春秋战国时期，而后，在秦汉年间又续有一些补充。

　　在《内经》一书里，有着非常丰富的宝贵的医学内容，它论述了祖国医学有关人体生理、病理、病因、疾病、诊断、治疗和摄生等诸方面的基本理论，它是我们劳动祖先在长期的生活生产实践中，为了生存，为了保持健康，而与疾病作斗争逐渐积累起来的经验知识的总结，它为后来医学的发展，奠定了理论基础，推动了祖国医学的前进。历代以来，祖国医学在医疗技术和医学理论方面，出现了不少的新的成就和学派，从理论体系上来讲，都是在《内经》的理论基础上丰富和发展的。因此，在继承和发扬祖国医学遗产的今天，为了全面掌握祖国医学，为了给学习中医其他各书打好基础，《内经》就成为了我们每个学习中医的必读之书。现在，我想在这里向初学《内经》所提供几点有关学习《内经》的方法。

一、用《实践论》《矛盾论》观点作为思想指导

　　上面说过，《内经》一书，是我们劳动祖先的经验总结。我们劳动祖先在长期生活生产的实践过程中，逐渐积累了丰富的经验知识，认识了客观事物的规律性，认识了任何事物都与其周围紧密联系而在不断地发展，且其发展是依据其内部的矛盾运动促成的，产生了朴素的辩证法思想。这种思想，与形而上学思想根本对立着。《内经》中记载有不少看似矛盾的东西，实际上是可以统一的，如《素问·金匮真言论》中

既说"肝心脾肺肾五藏皆为阴",又说"阳中之阳,心也""阴中之阳,肝也";《素问·阴阳应象大论》中既说"酸苦涌泄……",而《素问·藏气法时论》中又说"酸收""软坚"等。形而上学者是无法理解这些问题的。

毛主席的《实践论》《矛盾论》两部伟大著作,是科学的哲学著作,是现代辩证唯物主义思想的集中表现。它放之四海而皆准。学习《内经》,只有以《实践论》《矛盾论》的思想来武装自己,作为读书的指导思想,才能有正确的思想方法认识和处理《内经》中的一切问题。

因此,在学习《内经》的同时,必须加强对《实践论》《矛盾论》的学习,以便求得世界观的改造,树立正确认识世界的辩证唯物主义的科学观点,为学习《内经》培养正确的思想观点和认识方法,从而学好《内经》。

二、忠实《内经》原文

学习《内经》,首先要忠实于《内经》的原文,探求出它的本义,不能够也不应该用任何其他态度来代替这一点。我们学习《内经》的目的,原是为了继承和发扬这份宝贵遗产,为了指导医疗实践工作,只有忠实于《内经》的原文,揭露出它自己的本来面貌,才能够正确地认识它、掌握它和运用它。因此,在学习的过程中,当以原文为主,参以历代医家(指《内经》注家,下同)的注释,适当地进行一些必要的考据工作。

(一) 以原文为主

原文所含的内容,最是原文的本义。在学习原文中,要注意下面几点:

(1) 在《内经》的文章中,每句都有一定的含义,每段又有一个总的精神,而在每章之中仍然有一个总的精神。学习时,既要一字一句地读懂,又不能把文章弄得支离破碎而必须掌握其全体精神,否则,是学不好的。如《素问·玉机真藏论》所载"五藏受气于其所生传之于其所胜,气舍于其所生,死于其所不胜……"一段,其"五藏受气于其所生……气舍于其所生，死于其所不胜"三句为正文，"传之于其所胜"一句是借宾定主之衬文，而主要精神则是说：五藏受病气于已所生之藏，照一般的疾病传变之次，当传之于其所胜之藏，其不传其所胜而舍于生己之藏，死于其所不胜之藏，则为子之传母的逆行，其病子传母，三传至其所不胜而死，下文称其曰"逆死"。若撇开整段主旨，而将它分裂成一句一句的去学习，是不解决问题的。

（2）《内经》成书较早，限于当时的知识条件和写作水平，其系统性不可能完全合乎现代学习的要求。学习时，既要按照原书的篇章段落学好，又要把原书的前后文贯串起来而按一个一个的基本理论问题系统化。

（3）《内经》一书，篇幅浩大，内容繁多，且其中有些部分与医疗关系不大或者临床使用价值不高，甚至还有根本无法读通的。学习时，应当权衡其轻重主次，有选择有重点的进行学习，对其主要内容必须精读掌握，次要内容则当细读熟悉，一般内容只作粗读了解，至于历代未能读通的内容自可阙亏以待，不要去钻牛角尖。

（二）参阅历代医家注释

《内经》著作的年代久远，文字古典，旨意深邃，学习中自难避免遇到很多不易理解的东西，因而参阅历代医家的注释，就有助于对原文的迅速理解，提高学习效率。历代医家的注释，都是在于阐发《内经》的蕴义，但由于其各自的历史背景不同，和对《内经》的理解、掌握的程度有别，以及治学态度、治学方法不同，从而对《内经》的注释也就不可避免地有所差异而互见得失。在学习《内经》的时候，选择一定的注释作为参考，帮助对许多原文的理解是有益处的，但对初学者来说，因缺乏判别能力，不宜参阅过多的医家注释，否则就会易于陷入莫知所从的境地。初学者可选用下面几种注释，作为学习《内经》的资助：①王冰《黄帝内经素问注》；王冰生于唐代，去《内经》之时未远，文化特点和思想都比较相近，注释精简质朴，不尚华饰，亦得《内经》之本义为多且具有不少新的发挥，是可放《内经》原文所未及。②张介宾《类经》；张介宾，明代人，深信《内经》之书，治病即以其为主，然忧恐其书资于自用而不能与天下共用，遂乃书而为"类经"，将《内经》之文予以拆开，打破《素问》《灵枢》之限，重新归类，使《内经》的原文分类条理井然，门目分明，易于查阅，颇有助于学习，其注亦殚精极微，鲜有遗漏。③张志聪《黄帝内经素问集注》《黄帝内经灵枢集注》；张志聪，清代人，集诸同学共同讨论，集体注释，其中多为就经解经，前后互证，反复论述，说理深透，且每列古典临床医学著作（如《金匮要略》）之文相印证，对学者有极大的领悟作用。

以上数种书籍，在几年前分别重印出版，正是为了供广大学习《内经》作的参考之用。

（三）适当进行必要的考据工作

人们反对繁琐的考据工作，批判为考据而考据的资产阶级治学方法，但在学习《内经》的过程中，一定的考据工作还是必要的，不可缺少的，因为有些内容，运用其他方法无法得到正确的理解，只有考据学才有可能给以解决。下面读一下考据学的两个方面——"校勘"和"训诂"对学习《内经》的关系：

1. 校勘工作

校勘工作，在学习古代著作的过程中，是一项非常重要的工作。古人说："书不校勘，不如不读。"（见《光明日报》1963 年 3 月 10 日。"文学遗产版"引）这话固然未免有些言之太过，但在阅读古书的某种情况下，是有其一定的实际意义的。《内经》之书，在春秋战国至现在的 2000 多年的流传过程中，由于辗转抄写和蛀毁剥伤，以致脱误错讹、亥豕鲁鱼所不少，如不加以校勘订正，是无法把它读好的。如《素问·痿论》中"……有所亡失，所求不得，则发肺鸣，鸣则肺热叶焦，故曰五藏因肺热叶焦，发为痿躄，此之谓也"一段，只学文照读是不行的，必须加以校勘。试观其上下文皆五藏平列，未尝归重于肺，此处但言肺痿之由不能说五藏之痿皆因肺热叶焦而成，如谓五藏之痿皆因肺热叶焦所成则与下文"治痿所独取阳明"亦不相吻合。这只要据《甲乙经卷十·热在五藏发痿第四》之文予以校勘，即知"故曰五藏因肺热叶焦"和"此之谓也"两句为衍文，删去后则文义大通。因此，对

《内经》中的某些内容，通过原文的精心咀嚼和注释的深入钻研之后仍不能圆满解决此，必须利用其他文献加以校勘。在校勘《内经》的工作中，除其前后文可以互校（还有各种版本《内经》的互校）外，通常以晋皇甫谧《甲乙经》和隋杨上善《黄帝内经太素》两书为最主要。——因为二书是皇甫谧、杨上善二人就古代《内经》原文各自从新编撰成篇的，且均早于王冰注释《黄帝内经素问》和史崧家藏《灵枢经》。

2．训诂工作

根据马克思列宁主义的观点，任何事物都不是静止的，而是不断运动、不断变化、不断前进、不断发展的。因此，在一定历史时期内的文化艺术（包括语言、文字），就有一定历史时期内的特点。《内经》成书于2000多年以前，距今已有一个相当长的历史时期，社会的发展促成了科学技术和语言文字都有较大的变化，如用今天发展了的或者变化了的认识，想去恰如其分地理解《内经》某些文字的本义是有困难的，必须借助于文义的考证，利用与《内经》同一时期或此前后相距不远时期的文献加以研究，依据训诂学求得解决。例如《素问·宝命全形论》中"土得木而达"句的"达"字，训其反义多通达之"达"是不妥当的，这里用的是其本训。《说文解字·辵部》载："达，行不相遇也"。行不相遇，即阻隔之意。隔，才与上下文中"伐""灭""缺""绝"等义相协。这说明了在阅读《内经》的过程中，忽视训诂文学，遗弃古代语言文字学著作——如《说文》《尔雅》《方言》《释名》等，是有遗憾的。

三、有批判地学习《内经》

毛主席在早年就曾经指出：在新的时代里，对待古代文化遗产，要吸取其精华，扬弃其糟粕，不能无批判地盲目地全盘接受。对待《内经》一书自然也不例外。《内经》之书，虽然是一部自然科学书籍，有较大的继承价值，但是它既然编撰于2000多年前封建社会初期的春秋战国时代，同时在漫长的封建社会里，秦汉年间对内容作了较多的增补扩充，唐代王冰对内容作了较大的增减修改，因而，在思想观点上，难免有一些不纯洁的东西，或者说是不实际的非科学观点的东西，如《素问·六微旨大论》所载有儒家"君君臣臣父父子子"的封建伦理思想的"君位臣则顺，臣位君则逆"就是一例。学习中，必须解放思想，以现代的科学眼光、辩证唯物主义的立场、观点和方法进行有分析有批判地学习，以便扬弃其不合理的部分，而把有用部分全面接受下来，以奠定自己的祖国医学理论基础。但是，应该注意避免简单粗暴的方法，避免发生随便否定的情况，而把敢想敢说敢做的精神和实事求是的科学态度结合起来，把革命的冲天干劲和严肃态度、严格要求、严密方法结合起来。

四、理论联系实际地学习《内经》

学习《内经》的目的，原是为了学以致用，为了把古人的经验变为自己的知识，以指导医疗实践的活动，并通过医疗实际活动把它加以概括，加以发扬，不是为读书而读书。学习中，不能读死书，死读书，成为古人的奴隶，而要把理论联系实际，联系日常工作的实际，联系日常生活的实际。这样，既可避免教条主义的学习，又有助于对《内经》原文的理解，有助于对《内经》学习的巩固，有助于对《内经》内容的运用，使其牢靠地成为自己的活的知识。大家知道，在祖国医学里，其特点就在于辨证论治，对于具体的病人总是作具体的分析，从来不容许千篇一律地对待各个具体病人。要做好这一点，缺乏高度的祖国医学理论修养是不行的。所谓高度的祖国医学理论修养，就是要具有丰富的祖国医学理论知识，且在运用这些知识的过程中，又具有非常高度的原则性与灵活性。因而在学习《内经》中，不联系实际，不掌握其主要精神，不把它变成自己的东西，只抽象地学习，空空洞洞地学习，学会念得其中几个句子是没有用处的，无济于事的，而且是不牢靠不巩固的。必须在运用上述学习方法的同时，还运用理论紧密联系实际的学习方法，才有可能把《内经》学好。

注：本文刊入湖北省卫生厅 1964 年 8 月编印《中医带徒弟教学参考资料》中。

（李今庸于 1964 年 6 月在湖北中医学院中医本科班讲稿）

"藏象学说" 三篇

一、藏象学说的内容及其产生的客观基础

——藏象学说讲稿之一

藏象学说，是祖国医学理论体系中的一个重要组成部分。它在祖国医学理论中占有极为重要的地位，是祖国医学其他理论部分的基础。它在我国民族的绵延和发展上，曾经起过重大的保证作用。它以临床实践为基础，几千年来又指导了祖国医学的临床实践。

藏象学说广泛地应用于祖国医学的解剖、生理、病理、诊断、治疗、方药、预防等方面，辨证施治的理论基础，对临床各科的医疗实践起着主导作用，为祖国医学的主要理论。

（一）藏象学说的基本概念

"藏象"一词，首先见于《素问·六节藏象论》。所谓"藏象"，张介宾谓是"藏居于内，形见于外"。藏象学说，是研究人体各藏府组织器官的生理功能、病理变化和相互联系以及与外界环境相互关系的学说。它是在我国古代朴素辨证法思想——"阴阳五行学说"指导下，以整体观念论述人体以五藏六府为中心、以"心"为主导，通过经络运行气血到各部，不断产生神的活动，按"以类相从"的规律，把人体各部分组织联结成一个既分工，又合作，并与外界环境相通，从而维持人体生命活动的有机整体。

（二）藏象学说的内容及其主要功能

藏象学说主要有下列两个部分，这两个部分又互相联系、互相依赖

而不可分割。

1. 藏府

藏府包括五藏、六府和奇恒之府。在祖国医学里，心（包括心包络）、肝、脾、肺、肾称为五藏（附命门）；胆、胃、小肠、大肠、膀胱、三焦称为六府；脑、髓、骨、脉、胆、女子胞称为奇恒之府。由于奇恒之府的各府分别从属在其他藏府，故一般只称"五藏六府"。五藏的共同功能，是"藏精气而不泻"；六府的共同功能，是"传化物而不藏"。《素问·调经论》："血之与气，并走于上，则为大厥，厥则暴死，气复反则生，不反则死。"血气相并即为邪，入府，气机阻塞致人暴死，然身温和而汗自出则为入府，府气"传而不藏"，邪气传出，正气复反，人即苏醒而生；如唇口青而身逆冷，则为入藏，藏气"藏而不泻"，邪气不出，正气不得复反，人不苏醒，唯死而已，故《金匮要略·藏府经络先后病》篇说："问曰：寸口脉沉大而滑，沉则为血实，滑则为气实，血气相搏，入藏即死，入府即愈，此为卒厥，何谓也？师曰：唇口青，身冷，为入藏，即死，如身和，汗自出，为入府，即愈。"（此文原有错简，今据《千金要方·平脉·三关主对法》文改正）至于各藏府的具体功能，兹简略地引在下面：

（1）五藏

1）心：居膈上，将进入经脉内的津液化赤生血，主一身之血脉而推动血液在经脉内运行不息，藏神而主导全身，其华在面，开窍于舌，在液为汗，在志为喜，其经手少阴。

按：心主血脉，《素问·八正神明论》："血气者，人之神"，《灵枢·营卫生会》："血者，神气也"，血是神的物质基础，血气流行到那里，那里组织得到营养，就产生神的活动，发挥其正常功能。神在不同的部位，发生不同的作用，我们叫它不同的名称，如在心为神，在肝为魂，在肺为魄，在脾为意，在肾为志。

附：心包，附有络脉，是通行气血的径路。①为心之屏障；②引心火下入肾中。其经手厥阴。

2）肝：居右胁，气行于左。随人体动静调节血液流量"（藏血）"而藏魂，性喜条达，有疏泄之用，主一身之筋而司肢体运动，其华在爪，开窍于目，在液为泪，在志为怒，其经足厥阴。

按：《素问·阴阳应象大论》："左右者，阴阳之道路也。"肝属木，为阴中之少阳，主人身生发之气，旺于东方，东方在左，故其气从左上升，《素问·刺禁论》所谓"肝生于左"是也。唯其气从左上升，故为病亦每见于左，如《难经·五十六难》说："肝之积，名曰肥气，在左胁下，如覆杯，有头足，久不愈，令人发咳逆瘄疟，连岁不已"，《金匮要略·疟病脉证并治》篇所载"鳖甲煎丸"之治"内有癥瘕，外有寒热"的"疟母"，其癥瘕就正在左胁下。

3）脾：居上腹部，在胃的后下方，其形扁长。主消磨水谷，运化水谷精微，统摄血液沿一定的道路朝一定的方向运行，藏意，主肌肉四肢，其华在唇，开窍于口，在液为涎，在志为思，其经足太阴。

按：脾属土，位居中焦，水谷在中焦消化后，化生出水谷精微，通过脾的运化功能，将其输送到人体的不同部位，产生出不同的营养物质，即将其中的精专部分输送到肺脉，在心的化赤作用下，变为红色而成血；将其中的慓悍部分输送到上焦化为气；将其中的另一部分输送到肾藏化为精；将其中的还有一部分通过三焦输送到皮毛肌腠关节空窍以及脑髓之中化为津液。

4）肺：居胸中，行气于右。主一身之气，司呼吸、声音，藏魄，性喜肃降，能通调水道下输膀胱，主宣发而外合皮毛，开窍于鼻，在液为涕，在志为悲，其经手太阴。

按：肺属金，为阳中之少阴，主人身收杀之气，旺于西方，西方在右，故其气从右下降，《素问·刺禁论》所谓"肺藏于右"是也。唯其气从右下降，故为病亦每见于右，如《难经·五十六难》说："肺之积，名曰息贲，在右胁下，覆大如杯，久不已。令人洒淅寒热，喘咳，发肺痈。"临床上，亦每见急性病咳嗽时牵引右胁痛。且程文圃用瓜蒌治愈了右胁痛，见《杏轩医案·续录·叶蔚如兄胁痛便闭一剂而效》："蔚兄来诊云：病初右胁刺痛，皮肤如烙，渐至大便闭结，坐卧不安，每便努挣，痛剧难耐，理气清火养血润肠药皆不应。切脉弦急欠柔，谓曰：易治耳，一剂可愈。蔚兄云：吾病日久，诸药无灵，何言易治？予曰：此乃燥证。肺苦燥，其脉行于右，与大肠相表里。方书论胁痛，以左属肝，右属肺。今痛在右胁，而便闭结，肺病显然。但肝虽位于左，而其脉萦于两胁，《内经》言'邪在肝则两胁中痛'，今痛虽在右胁，不得谓其专属肺病已也。夫金制木，忧伤肺，金失其刚，转而为柔，致令木失其柔，转而为刚，辛香益助其刚，苦寒愈资其燥，润肠养血缓不济急，访方用栝蒌一枚，甘草二钱，红花五分。蔚兄见方称奇，乃询所以，予曰：方出《赤水玄珠》。夫栝蒌柔而润下，能治插胁之痛，合之甘草缓中润燥，稍入红花流通血脉，肝柔肺润，效可必矣。服药便通痛减，能以安卧，随服复渣，微溏两次，其痛如失。"

5）肾：居腰里，左右各一。主水，藏精，为生殖之本，生髓充骨通脑，其华在发，为作强之官而出技巧，藏志，主纳气，开窍于耳及前后二阴，在液为唾，在志为恐，其经足少阴。

按：肾藏精，为先天之本：一以其精繁衍后代；一以其精营养本人的藏府经络肢体百骸。

附：命门，为肾中真阳，原气之所系，男子以藏精，女子以系胞。

（2）六府

1）胆：附于肝，气通于心。贮存精汁，主决断，有疏泄之用，其经足少阳。（又为奇恒之府）

按：胆藏精汁，故于六府内独主情志活动，《灵枢·九针论》说："胆为怒"，胆气通于心，心藏神，胆气上扰心神则哭笑无常。戴某，男，20岁，住枣阳县，农民，数年前曾发癫狂一次，近月余来其病复发，时哭时笑，狂走妄行，甚则欲持刀杀人，于1968年12月由其父、叔二人伴随来汉就医，余诊其脉弦细而数，头昏闷，时有眩晕，头部两侧有掣动感，耳鸣，心悸特甚，失眠，入睡则多梦，时发呆痴，两手颤动，四肢发冷，身体渐然畏寒。口中时流清水，面部发烧，渴欲饮水，大便秘结（每于大便秘结时则病发甚），唇红，舌质较淡，苔白，治以柴胡加龙骨牡蛎汤去铅丹四剂而狂止，又以温胆汤加龙骨、牡蛎、枣仁、龟板、石菖蒲等数剂而愈，至今未复发。《千金要方》载"治大病后虚烦不得眠，此胆寒故也，宜服温胆汤……"今人每用温胆汤加味治疗惊悸失眠，收到较好效果。

2）胃：居上腹部，上于贲门处接食道，下于幽门处交小肠。主受纳和腐熟水谷，与脾为后天之本，气血生化之源。其经足阳明。

按：《灵枢·玉版》说："人之所受气者，谷也。谷之所注者，胃也。胃者，水谷气血之海也。……"饮食水谷入胃，通过胃脘的阳气腐熟和脾的消磨进行消化。胃阳不足，失其腐熟之用，则水谷不化而大便带完谷，治则煖中温胃以助腐熟，如用所谓"助消化药"的消积导滞之山楂、麦芽等则谬矣。

3）小肠：居小腹内，上于幽门处接胃的下端，下于阑门处交大肠。主对胃府移下来的已经消化过的食糜作进一步消化，然后通过泌别清浊的作用，在阑门将其中清的部分（水液）挤入下焦渗进膀胱，将其中浊的部分（糟粕）送入大肠。其经手太阳。

4）大肠：上于阑门处接小肠下端，下即肛门。主对小肠送下来的糟粕部分进行燥化形成粪便，然后通过传导作用将粪便从肛门排出体外。其经手阳明。

5）膀胱：居小腹内。贮存津液，化气布津，排泄小便。其经足太阳。

按：《素问·灵兰秘典》说："膀胱者，州都之官，津液藏焉，气化则能出矣。"膀胱贮存津液，通过少阳三焦的决渎作用，得到气化，一部分上升为气，濡布藏府空窍；一部分下出为尿，排出体外。《伤寒论·辨太阳病脉证并治中》说："若脉浮，小便不利，微热消渴者，五苓散主之。"正是膀胱蓄水，气化失常，无以上升为气而渴欲饮水，无以下出为尿而小便不利，故治用五苓散化气利水，气化则津布而口渴自止。

6）三焦：居藏府之外，为五藏之外部，根于肾系，为原气之别使，主持诸气，司决渎，通行水道。其经手少阳。

上焦如雾，中焦如沤，下焦如渎。三焦者，水谷之道路，气之所终始也：上焦主纳，中焦主化，下焦主出。

（3）奇恒之府

1）脑：居颅骨腔内，为髓之海，通于眼、耳、鼻、口，为"精明之府"或"元神之府"，肾精所养，心神所居。

2）髓：居于骨腔，会聚于脑。为精液所化成，充养全身骨骼。

3）骨：分布全身，赖筋联缀，为髓之府，支架人体。

4）脉：分经脉和络脉两类，网布周身，联结人体内外上下，壅遏营气，令无所避，为血之府，运行血气周流全身，营养五藏六府，四肢百骸和五官九窍。

5）胆：已见上述"六府"之中。

6）女子胞：居于小腹内，在膀胱之后方，为冲、任、督三脉的发源地。主通行月经，孕育胎儿。（男子精室则贮精液）人体五藏六府之间都是互相联系的，它们的联系规律一般有下列几种：①阴阳对立互根规律的联系；②五行生克规律的联系；③藏府表里规律的联系；④藏府功能协作关系的联系。

2. 精、神、气、血、津液

（1）先天：①是构成人体组织的基本物质；②是人体及人体组织生命活动的反映。

（2）后天：是维持藏府及其所属组织功能活动的基本物质和生命反映，在藏府功能活动过程中不断地被损耗，又在藏府功能活动过程中从饮食物里不断地得到新的补充。

藏象学说从整体观念出发，认为藏府的生理功能以及藏府之间、藏府和其他组织器官之间的相对平衡协调（通过经络气血的联系和调节）维持着人体的正常生命活动；机体和外界环境保持对立统一关系，是通过藏府和所属组织器官的机能活动来实现；致病因素作用于机体后，疾病的发生，发展和转归，也主要是取决于藏府和所属组织器官的机能状态。

（三）藏象的实质

祖国医学所说的藏府和精、神、气、血、津液等，不仅仅是指解剖学上的实质藏器和体液，更主要的是指功能单位，即人体生理功能和病理变化复杂反映的概括。祖国医学所谓藏府和精、神、气、血、津液等的机能活动，实质上就是整体的活动。因此，决不能单纯以现代医学的解剖学、生理学以及病理学观点去理解，而应把它看成是历代医学家认识和研究机体生理功能及病理变化的理论概括。

（四）藏象学说产生的客观基础

祖国医学的藏象学说，长期指导祖国医学的临床实践，并长期受到祖国医学临床实践的检验，证明了它是行之有效，符合医疗实际的，它的产生和发展，都是有其客观基础的。

1. 解剖实验

这点在古代文献中记载是很多的。

（1）《灵枢·经水》："若夫八尺之士，皮肉在此，外可度量切循而得之，其死可解剖而视之……"《吕氏春秋·贵直论·过理》："（商纣）截涉者胫而视其髓……剖孕妇而观其化，杀比干而视其心。"《战国策·宁策》："（宁康王）剖伛之背，锲朝涉之胫"（《新书·春秋》同）。《汉书·王莽传》："翟义党王孙庆捕得……太医尚方与巧屠共刳剥之，量度五藏，以竹筵引其脉，知所终始，云可以治病。"郭璞注《山海经·海内经》引《开筮》："鲧死三岁不腐：剖之以吴刀。"（还有宋·欧希范《五藏图》和杨介《存真图》及清·王清任《医林改错》等）

（2）《内经》《难经》所载人体藏府的位置、形状、大小、长短、轻重、坚脆以及盛谷之多少等，正是我国古代医学对人体解剖的观察和记录。它所得的许多数据，和现代解剖学知识相近。

2. 长期的生活观察

（1）人穿着同一衣服，瘟则不病，寐则易病。因而认识到：卫气"温分肉，充皮肤，肥腠理，司开阖""日行于阳，夜行于阴"。

（2）小孩子哭泣则泪涕交流而时现咳嗽。因而认识到：肺主悲，在液为涕，在变动为咳。

（3）饱甚则腹部胀痛。因而认识到：胃居腹里而主纳谷、熟腐。

（4）欲食太甚（包括饥甚）则口流清涎。因而认识到：脾主消磨水谷，在液为涎。

（5）忍尿劳作则牙齿松动疼痛。因而认识到：肾合膀胱，主骨，为作强之官，齿为骨之余，劳则伤肾。

（6）忍尿吹"号"则尿胀消失。因而认识到，膀胱藏津液，气化则出：上升为气，下出为尿。

（7）热则汗出，汗出过多则心慌。因而认识到：热气通于心，心"在液为汗"。

（8）寒则尿多。因而认识到：寒气通于肾。

3．生理功能

大量的临床实践，从病理现象推论出生理功能：故《素问·玉机真藏论》有"善者不可得见，恶者可见"之语。

（1）受凉感寒则病恶寒，发热，咳嗽，鼻塞，流清涕——风寒伤肺。因而推论出：肺合皮毛，开窍于鼻，在变动为咳。

（2）胸满：咳喘，浮肿，小便不利——肺气壅实，水液以从其合。因而推论出：肺居胸中，外合皮毛，其气清肃下行，通调水道。

（3）鼻孔时时出血，心慌，心烦，面色㿠白——血不养心。因而推论出：心主血，藏神，其华在面。

（4）腹时膨满，肠鸣，大便稀溏，食欲不振，四肢不温——脾虚湿困。因而推论出：脾居腹里，主四肢，能消磨水谷，运化津液而恶湿。

（5）头昏，腿软，腰痛，滑精，头发枯槁脱落——肾不藏精，精亏无以生髓荣发。因而推论出：肾居腰里，藏精生髓充骨，脑为髓之府，其华在发。

（6）小腹胀满，小便不利，口渴欲饮水，发热恶寒——水热互结，津不化气。因而推论出：膀胱居小腹，主藏津液，外应腠理毫毛。总之，藏象学说是古人从长期生活、临床实践，以及对人体解剖粗浅的认识基础上，通过综合、分析、比拟、推演而概括出来的对人体的生理、病理、诊断、治疗等的理论总结。

藏象学说广泛应用于祖国医学的生理、病理、诊断、治疗、方药、预防等各个方面，并指导着临床各科医疗实践。深入开展藏象学说的研究，对继承发扬祖国医学遗产，促进中西医合作，创立我国独特的新医药学体系具有重要意义。因此，我们必须在辩证唯物主义指导下，贯彻"实践第一"的原则，在医疗实践中，用现代科学的知识和方法，对祖国医学的藏象学说给以认真的切实的研究，探讨出它的实质，以现代语言加以阐述，把它提高到现代科学水平上来，与现代医学平行向前，从而创造出我国统一的以辩证唯物主义为指导思想的新医药学体系。

二、精、神、气、血、津液等的内在联系

——藏象学说讲稿之二

藏象是以五藏六府为中心，以心为主导，通过经络，运行气血，使人体各内藏之间、人体内藏与体表组织之间、人体与外界环境之间联结成一个统一的有机整体。因此，藏府的功能活动，体现了整个人体的生命活动，而"神"则是这种生命活动的概括。其藏府功能的活动，则依赖于精、气、血、津液等作为物质基础。精、气、血、津液等产生于先天，在营养藏府、保证藏府功能活动的过程中在不断地被消耗，又在藏府功能活动过程中从饮食物里不断地得到滋养和补充。神是在这些活动过程中产生的，又主导着这些活动的全过程。

（一）精、神、气、血、津液等的主要功能活动

精、神、气、血、津液等都有自己的功能和特点，在人体生命活动过程中，又都发挥着各自的作用。

1．精

精是一种液体物质，是构成人体和维持人体生命活动的基本物质。来源于先天，依赖后天水谷之精的滋养和补充，藏于肾中，为先天为本，主生殖，化气温润五藏六府、十二经脉及五官九窍、四肢百骸。

2．气

气是一种微小物质及物质的运动和功能，充满全身，主司呼吸，帅血运行，化行津液，温养皮肤肌腠、五藏六府。

（1）真气：充满全身，人体正气皆是真气。——《灵枢·刺节真邪》："真气者，所受于天，与谷气并而充身者也。"《素问·离合真邪论》："真气者，经气也。"

（2）大气：大气即真气。——《素问·气穴论》："肉之大会曰谷，肉之小会曰溪，肉分之间，溪谷之会，以行荣卫，以会大气"（《甲乙经》卷三第一，作"以舍大气也"）。《素问·五运行大论》："帝曰：

地之为下否乎？岐伯曰：地为人之下，太虚之中者也。帝曰：冯乎？岐伯曰：大气举之也。"

（3）宗气：积于胸中，以司呼吸、声音，推行营卫。——《灵枢·五味》："其大气之搏而不行者，积于胸中，命曰气海，故呼则出，吸则入。"《灵枢·刺节真邪》："宗气留于海，其下者，注于气街，其上者，走于息道。"

（4）营气：水谷精专部分在经脉中运行如雾露样灌溉营养人体全身。——《灵枢·营卫生会》："中焦亦并胃中，出上焦之后，此所受气者，泌糟粕，蒸津液，化其精微，上注于肺脉，乃化而为血，以奉生身，莫贵于此。故独得行于经隧，命曰营气。"杨上善《太素·十二水》注："营气行经如雾者也；经中血者，如渠中水也。故十二经受血各营也。"

（5）卫气：水谷慓悍部分在经脉外循行，昼日行于阳，夜则行于阴，外实皮肤肌腠以抵御外邪，内温五藏六府。——《灵枢·邪客》："卫气者，出其悍气之慓疾，而先行于四末分肉皮肤之间而不休者也，昼日行于阳，夜行于阴，常从足少阴之分间行于五藏六府。"《灵枢·本藏》："卫气者，所以温分肉，充皮肤，肥腠理，司开阖者也。"

（6）元气：元气又称"原气"，为肾精所化，藏于肾中，别出一支为三焦后天之运用，促进藏府经络的功能活动。——《难经·六十六难》："脐下肾间动气者，人之生命也，十二经之根本也，故名曰'原'。三焦者，原气之别使也，主通行三气，经历于五藏六府。"

附 《金匮·藏府经络先后病脉证第一》："若五藏元真通畅，人即安和。"张介宾《类经·邪变无穷》注："真气，即元气也。"

3．血

血是一种赤色液体物质，为气之府。按一定规律，沿一定方向，循环流动于经脉之中，营养人体内外上下各部组织。

4．津液

津液是人体内除血液、精液而外的一切正常液体物质。变血、补精，化气，濡养藏府经脉和皮肤肌腠，滑利关节，濡润空窍。

5. 神

神是人体和人体组织的生命活动，以精血为物质基础，是血气阴阳对立的两个方面共同作用的产物，内守则调节人体各部组织的正常功能活动，维持人体与外界环境的统一。

（二）精、神、气、血、津液等的相互关系

人体的精、神、气、血、津液等都各有自己的功能和特点，但不是各自孤立、互不相干，而是有着内在的联系。在人体生命活动过程中所消耗的精、气、血、津液等，其补充来源都在于中焦脾胃化生的水谷精微，即后天的精、气、血、津液等，都是中焦水谷化生的精微物质，通过不同道路，分布到不同部位，而变化为具有不同形态和不同功能的营养人体组织、维持人体生命活动的基本物质。神，则贯穿于这种变化的各个过程之中。在藏府组织的功能活动和神的主导下，精、气、血、津液等之间，又是互相渗透，互相促进，互相转化。

1. 血与气的相互关系

（1）血对气的关系：《血证论·阴阳水火血气论》："守气者即是血。"血为气之府，血液的运行和作用，就是"气"的一种（营气）而与其他之气相联结。血盛则气旺，血病亦可导致气病。临床上，血虚常见少气，失血过多则每见气脱。血液瘀滞又易导致气机阻塞，如跌打损伤则每见胸闷便结就是其例，故《金匮·惊悸吐衄下血胸满瘀血病脉证并治第十六》："病人胸满，唇痿舌青，口燥，但欲漱水不欲咽，无寒热，脉微大来迟，腹不满，其人言我满，为有瘀血。"

（2）气对血的关系：《血证论·阴阳水火血气论》："运血者即是气"，王冰《素问·五藏生成》注："气行乃血流。"气生成于血中而固护于血外。气为血之帅，血在脉中流行，实赖于气之帅领和推动，故气之正常运动，对保证血液的产生、运行和功能都有着重要的意义。气旺则血充，气虚则血少，气行则血流，气滞则血瘀。临床上，常见气虚不能摄血则血溢而崩漏，不能行血则血不华色而面色㿠白，治用补气以摄血则血止，以运血则色泽；气滞则失去行血之用而腹胀经闭，治用行气以治血则经通。

《灵枢·营卫生会》："血之与气，异名同类焉。"血与气的关系非常密切，临床上每见血液外失无以守气则气脱，气脱又无以摄血则更外失，治本"血脱者固气"之法，用大剂"独参汤"补气摄血而气充血止，气充又有助于新血的产生而病愈。故《十药神书》治血证，于甲字十灰散止血、乙字花蕊石散破瘀之后，用丙字独参汤补气以生血。

2. 血与精的相互关系

（1）血对精的关系：《诸病源候论·虚劳诸候·虚劳精血出候》："精者，血之所成也。"血液流行入肾中，与肾精化合而变为精，《血证论·男女异同论》："男子以气为主，故血入丹田亦从水化而变为水，以其内为血所化，故非清水，而极浓极稠，是谓之肾精。"由于血能化精，故《血证论·男女异同论》谓"男子精薄，则为血虚"，是以治肾虚精少者，每于填精药中兼以养血药，如《名医类案·求子》载江应宿用"斑龙二至丸"之治许姓年五十八无子之案等。（还有当归生姜羊肉汤加附子之治男子精气清冷而无子者）

（2）精对血关系：《素问·上古天真论》："肾者主水，受五藏六府之精而藏之"。冲脉与少阴之大络起于肾下，为十二经脉之海，乃"精血所聚之经"，肾精进入冲脉，与血海之血化合而变为血，毛发为血之余，故《类经·藏象类·藏象》张介宾注谓"精足则血足而发盛"。是以肾精衰少者，每见毛发枯槁甚至脱落，如《金匮要略·血痹虚劳病脉证并治第十六》："夫失精家，少腹弦急，阴头寒，目眩·发落……"和现代医学所谓"席汉病"的"性功能减退，头发、腋毛、阴毛均脱落"等。

3. 血与津液的相互关系

（1）血对津液的关系：《灵枢·邪气藏府病形》："十二经脉三百六十五络，其血气皆上于面而走空窍……其气之津液皆上熏于面。"血液在经络之中运行而从脉中渗出于脉外，与脉外的津液化合以濡润皮肤肌腠为津液。《灵枢·营卫生会》："夺血者无汗"，治疗上，"衄家不可发汗，汗出必额上陷脉紧急，直视不能眴，不得眠，亡血家不可发汗，汗出必寒栗而振。"血液瘀结无以渗于脉外为津液，以养皮肤肌腠，则肌肤干燥粗糙甚至甲错。

（2）津液对血的关系：《灵枢·决气》："中焦受气，取汁变化而赤，是谓血。"中焦水谷化生的津液，从中焦进入肺脉，与经脉中运行的血液化合即通过心藏的化赤作用变成红色而为血；《灵枢·痈疽》："肠胃受谷……中焦出气如露，上注溪谷而渗孙脉，津液和调，变化而赤为血。"中焦化生的水谷精微，通过三焦蒸化而布达于肌肉腠理之中的津液，由孙络渗入于脉中，与经脉中运行的血液化合即在心藏的化赤作用下变成红色而为血。《灵枢·营卫生会》："夺汗者无血。汗乃津液之所化，汗出过多则津少血伤，血伤则无以养心而心慌。"故《伤寒论·辨太阳病脉证并治第六》说："汗家，重发汗，必恍惚心乱……"临床上亦见吐泻过甚则津液衰少，无以充实血脉而脉微欲绝者，故《伤寒论·辨霍乱病脉证并治第十三》谓"恶寒脉微而复利，利止，亡血也，四逆加人参汤主之"，成无己注说："《金匮玉函经》曰：'水竭则无血'，与四逆汤温经助阳，加人参生津液益血。"

4．血和神的相互关系

（1）血对神的关系：杨上善《太素·营卫气》注："血者，神明之气，而神非血也。"血气在经脉中运行不止，环流周身，滋养五藏六府，四肢百骸、五官九窍，产生神的活动，保证人体组织器官的正常功能，"目受血而能视，足受血而能步，掌受血而能握，指受血而能摄"。血盛则神旺。故血虚则神怯，血尽则神亡。临床上，血虚则每见神怯而善恐，失血过多则神昏，甚至神亡而身死。

（2）神对血的关系：《灵枢·经水》："经脉者，受血而营之"，王冰《素问·诊要经络论》注："脉者，神之用。"经脉营运血气流行周身，实赖神明之运为，神主导经脉运动和血液流行，故神正则血流和畅，神恐则血气不升而面色㿠白，神怒则血气逆上而面色红赤，甚至血溢络伤而吐血。

在日常临床工作中，常见有女子月经不调而神躁易怒，且又悲哭；亦见有女子郁怒久久未解而月经失调，且又头偏痛而眼睛失明。

5．精和气的相互关系

（1）精对气的关系：《素问·阴阳应象大论》："精化为气"，张介宾注说："精化为气，谓元气由精而化也。"精藏于肾，为阴，在肾阳的蒸动下，化为元气，通过三焦，升腾于上，布达周身，以养人体的藏府组织，促进藏府组织的功能活动。精盈则气盛，精少则气衰。故失精家每见少气不足以息，而行则气喘，口咽干燥，且又懒于言语，所谓"元精失则元气不生，元阳不见"，即是此义。

（2）气对精的关系：张介宾引张紫阳："精依气生……元气生则精产。"元气充塞于周身，流布不已，入肾中与肾精化合变为白色浓稠的膏状之精，其精在化成之后而不漏泄走失，实又赖元阳之气固护于外。气聚则精盈，气弱则精走。故元气亏损每见失精，如林佩琴之治吕姓梦泄而重用参、芪即是其例。"精升则化为气""气降则化为精""精之与气，本自互生，精、气既足，神自旺矣。"

6. 精和津液的相互关系

（1）精对津液的关系：《素问·逆调论》："肾者水藏，主津液……"肾精通过肾阳的蒸动化为元气，别出一支为三焦之运用，以保证三焦通行津液之能。故肾精虚则三焦失职而津液不布，时见尿短黄，咽喉干，皮肤燥，或为水渍皮肤而浮肿；肾精伤耗，肾阳不用，无以化气布津，则口咽干于上而渴欲饮水，水液溜于下而小便常多，如《金匮·消渴小便利淋病脉证并治第十三》所谓"男子消渴，小便反多，以饮一斗，小便亦一斗，肾气丸主之。"是其例。

《灵枢·口问》："液者，所以灌精濡空窍者也。"液能灌精以濡空窍，是津液之中本自有精，津液的精华部分即是精，此殆即所谓，"广义之精"也。《灵枢·平人绝谷》中所谓"水谷之精气"、《灵枢·五味》中所谓"天地之精气"，皆是广义之精。

（2）津液对精的关系：《灵枢·津液五别》："五谷之津液，和合而为膏者，内渗入于骨空，补益脑髓，而下流于阴。"水谷在中焦化生的津液，通过三焦元气的作用，输布人体全身，濡养藏府及其所属各部组织器官，其滑利关节的津液，一部分渗入骨腔，与髓液化，入于肾中，为肾精的组成部分，故补精药中多津液，如肉苁蓉、菟丝子、枸杞、黄精、熟地、山药等，《素问·阴阳应象大论》所谓"精不足者，补之以味"是。且时见补肾兼补脾之法，以脾健则化谷，谷化则津液生，津液生则精之化源始充，近人所谓"后天滋先天"者是也。

7. 精和神的相互关系

（1）精对神的关系：《灵枢·本神》："肾藏精，精舍志。"肾精进入冲脉而化血，血气随经脉运行于肾中而产生肾志，志者肾之神。志舍于精中而赖精以养。精盛则志强。肾精不足，无以养志，则每病善忘之证，《灵枢·本神》所谓"志伤则喜忘其前言"，《类证治裁·健忘》谓"唯因病善忘者，或精血亏损，务培肝肾，六味丸加远志、五味"是其例。肾中之精气，上交于心中，化为心中真液，以养心神，则心神得以守舍而藏于心。精可养神，神赖精养，精盛则神旺，精衰则神扰，故肾精衰少不能上交于心而每见心烦失眠。且肾中之精滋养于髓，髓液充养于骨而会聚于脑。精髓所聚，于脑为最多，故脑有"髓海"之称。堆其聚精最多，则为心神之所居，是之谓"精明之府"或"元神之府"也。精盛脑盈，神安其居，则耳目聪明；精衰脑空，神失其正，则脑转耳鸣，目眩昏冒而无见，故失精家耳目多不精爽，肾精虚少亦可病眩晕之证，即所谓"下虚则高摇"。

《灵枢·本神》："两精相搏谓之神"，杨上善《太素·藏府之一》注："两精相搏，共成一形，一形之中，灵者谓之神者也，即乃身之微也。"此当指精、血、津液等广义之精所生之神。

（2）神对精的关系：张介宾《类经·摄生类·古有真人至人圣人贤人》注："神由精、气而生，然所以统驭精、气而为运用之主者，则又在吾心之神。"心藏脉，脉舍神，人体在心神的主导下，血气循经脉流行，进入肾中，遂化生肾藏之神，是名曰"志"。肾志统于心神，而居于肾精之中，以为肾精之主宰。神守则志安而精固，神散则志乱而精失。《灵枢·本神》："恐惧而不解则伤精，精伤则骨酸痿厥，精时自下"，林佩琴之治刘姓"试场受惊心惕，精走于下"一案是其例。

8. 气和津液的关系

（1）气对津液的关系：《血证论·阴阳水火气血论》："水化于气。"津液在人体内升降循环，输布排泄，实赖三焦元气之统帅、推动和蒸化，张介宾《类经·藏象类·十二官》注，"元气足则运化有常，水道自利"，故三焦元气失职，则津液停聚转化为水湿为病，内而为水饮，外而为水肿。《杏轩医案续录·答鲍北山翁询伊朗饮澼证治始末并商善

后之策》："气可化水。"正气流行，触物即还原而为水液。故水热互结
于膀胱，气化不行，津液不布，则小便不利而口渴欲饮，治以五苓散助
气化以行水散邪，膀胱津液得以化气，升腾于上，敷布于藏府口舌而还
原为津液，不生津而渴自止，《伤寒论·辨太阳病脉证并治第六》："若
脉浮，小便不利，微热消渴者，五苓散主之。"即是其义。

（2）津液对气的关系：《杏轩医案续录·答鲍北山翁询伊朗饮瘀证
治始末并商善后之策》："水可化气"，《血证论·阴阳水火气血论》：
"气生于水。"水谷化生的津液，通过三焦元阳的作用，并在各藏府功
能活动的配合下，使其精专部分从中焦进入肺脉化为营气、慓悍部分从
上焦布于皮肤肌腠化为卫气；水液中上升部分从肺藏经由三焦下入膀
胱，下降部分在小肠济泌别汁从下焦入膀胱，《素问·灵兰秘典论》：
"膀胱者，州都之官，津液藏焉，气化则能出矣。"津液藏于膀胱，通
过三焦元阳的蒸动，化而为气，升腾敷布于藏府组织，发挥温养作用，
以保证藏府组织的正常功能活动，故《素问·经脉别论》："水精四布，
五经并行。"临床上，暑病伤耗津液，不仅口渴喜饮，且津液虚少无以
化气而见少气懒言，肢体乏力。治以白虎加人参汤之加人参即为生津而
益气。

9. 气和神的相互关系

（1）气对神的关系：《脾胃论·省言箴》："气乃神之祖……气者，
精神之根蒂也。"气帅血液在经脉中运行以濡养藏府组织而生神。气血
流行，神即应之而生，气至神亦至，故《灵枢·小针解》谓"神者，
正气也。"神寓于气，气以化神，气盛则神旺，气衰则神病，气绝则神
亡。故张介宾谓"人之生死由乎气"。临床上，正气不足，常见心慌而
视昏，《灵枢·决气》："气脱者，目不明"，故治暴盲证，《张氏医通》
主以人参、白术；《素问·逆调论》："荣气虚则不仁，卫气虚则不用，
荣卫俱虚则不仁且不用"，荣卫气少，神不能周，故肢体不知痛痒且不
为我所使；《伤寒论·辨阳明病脉证并治第八》："虚则郑声"，即《素
问·脉要精微论》所谓"言而微，终乃复言者，此夺气也"之义，是
气衰则神乱而妄为言语；还有气衰神乱而为狂者，《类证治裁·癫狂》
载郑姓一案，因治病不遂，忧愤交集而发狂，治以人参而愈，是其例。

（2）神对气的关系，杨上善《太素·痈疽》注："神之动也，故出入息动。"神是气之主而御气之动，气之流行为神所主宰，神住气亦住，神往气亦往，神安则气正，神惊则气乱，神内守则气流布于周身而不已。观日常生活中，导引家运神以御气，呼吸达于丹田，甚至流通任督；武术家运神以御气，气聚于臂则臂能劈石。神悲则气消，恸哭之后，语声低微；神思则气结，忧思不解，时发太息，故《灵枢·口问》："忧思则心系急，心系急则气道约，约则不利，故太息以伸之。"

10. 津液和神的相互关系

（1）津液对神的关系：《灵枢·本神》："脾藏营，营舍意"，《素问·六节藏象论》："……津液相成，神乃自生"，意亦是神，神在脾为意，意乃脾之神。中焦脾胃化生的水谷津液，入脉中以助血气之营运，流行周身，以濡养藏府组织，化生神气。津液充盛则血旺而神全，津液丧失则血少而神乱。临床上，误用汗、吐、下等法过伤津液则每见神乱惊悸或神昏妄语，故《伤寒论·辨少阳病脉证并治第九》："少阳中风，两耳无所闻，目赤，胸中满而烦者，不可吐下，吐下则悸而惊""伤寒，脉弦细，头痛发热者，属少阳。少阳不可发汗，发汗则谵语"；还有泪出过多，失去神明之照而目盲无见，《灵枢·口问》所谓"泣不止则液竭，液竭则精不灌，精不灌则目无所见矣"之文，说明了这一点。

（2）神对津液的关系：《素问·解精微论》："宗精之水，所以不出者，是精持之也。"（这里所谓之"精"，是指"神"，观下文"水之精为志，火之精为神"可证）津液在体内不妄溢于体外，是赖神的主持。其津液在体内流布不已，也有赖神的主持。神内守，持之有权，则津液安流于体内，化精，化气，化血，化神，温肌肉，充皮肤，滑利关节，濡润空窍；神失守，无以主液则津液妄溢，如神遇猝恐则可见汗出、尿遗，神悲则泣涕交流。《灵枢·口问》："悲哀愁忧则心动（神动），心动则五藏六府皆摇，摇则宗脉感，宗脉感则液道开，液道开故泣涕出焉。"

总之，饮食水谷在藏府功能活动下化生的津液，流行濡布于全身，一部分进入脉中化为血，一部分进入骨中与髓液化合入肾为精；血聚脉中，随经脉流行，进入肾中与肾精化合变为精，渗于脉外为津液；精藏于肾，进入冲脉化为血，化气触物为津液，津液和血中的精华部分也叫精，故精、血、津液可统称为精，殆即所谓"广义之精"是也。精、血、津液在全身输布流行，若雾露之溉一样，叫做气。气充满周身，帅精、血、津液正常运行，以滋养藏府组织器官，使其产生生命活动，是谓之神。神藏于心，随血脉以达于全身各部，反转来主导藏府活动化生精、气、血、津液和精、气、血、津液的正常流行与滋养藏府组织。

三、藏象学说是辨证施治的理论基础

——藏象学说讲稿之三

祖国医学认为，人体疾病的发生，都是由于不同的致病因素在侵害着人体的不同部位，在疾病发生发展的过程中，人体都在进行着不同的病理变化，治疗时，必须对于具体问题进行具体分析，根据不同的疾病及其不同疾病的发展的不同过程给以不同的正确处理方法，对疾病进行辨证施治。

所谓"辨证施治"，就是在祖国医学的基本理论指导下，根据病人的临床表现辨别其病的性质（病机），并依据辨别出来的病证性质（病机）而确立治疗其病的方法。这是祖国医学的特点，也是祖国医学的精髓。祖国医学认为，人体发病，都有其一定的内在因素和外在因素；而其发病后人体所表现出来的每一临床现象都不是各自孤立的，而是与其他各个临床现象有着密切的内在的联系，各个临床现象之间，都不是彼此隔绝，彼此不相关联的，而是都有着一条互相联结的红线贯穿着，并且各个临床现象的出现，也不是杂乱无章的，而是一个有规律的统一体。因此，临床上对疾病的"施治"必须"辨证"，而"辨证"则又必须"在祖国医学的基本理论指导下"进行。这是祖国医学的整体观念，它里面涵有着非常宝贵的辩证法内容。

根据马克思主义认识论，人们对于客观事物的认识，总是由低级到高级，由感性认识到理性认识，在整个认识史中，感性认识只能给人们找到事物的现象，而未能也不可能触及到事物的内部、事物的本质，直到人们用正确的思维方法，通过大脑功能的活动，将事物的各个现象加以分析、归纳、综合、研究之后，使感性认识上升到理性认识，才能了解事物的本质，真正掌握住事物。祖国医学在临床活动中，就是运用望、闻、问、切等所谓"四诊"方法，在病人身上及其周围全面收集其疾病资料，即调查了解和掌握有关疾病的各种情况，然后用祖国医学的基本理论为指导，对自己的占有资料进行细致的研究分析找出疾病的本质，并依此而确立其战胜疾病的方针。例如：我们在临床医疗活动中，在开始收集到有关疾病情况的这些资料——头痛、项强、发热、恶风、汗出、脉浮缓等证象的时候，并不能理解它是一个什么病证。也不能理解它的发生原因，只有当我们用祖国医学的基本理论为指导把它想一想之后，用祖国医学的观点把它加以整理、加以组织、加以研究之后，我们对它具有了理性认识，才会懂得它是"中风病"，它是风邪中于人体太阳经的所谓"表虚证"，才能判别它和伤寒病的头痛、项强、发热、恶寒、无汗而喘、脉浮紧等所谓"表实证"的麻黄汤方的证治不同。

毛主席教导我们说："矛盾是普遍的、绝对的，存在于事物发展的一切过程中，又贯穿于一切过程的始终。"因此，我们知道，疾病的每一现象，也就是矛盾现象。

毛主席在《矛盾论》一文中指出："任何过程如果有多数矛盾存在的话，其中必定有一种是主要的，起着领导的、决定的作用，其他则处于次要和服从的地位。因此，研究任何过程，如果是存在着两个以上矛盾的复杂过程的话，就要用全力找出它的主要矛盾。捉住了这个主要矛盾，一切问题就迎刃而解了。"祖国医学在辨证施治中，正是把收集来的一切有关疾病情况的临床资料进行分析研究找出疾病的主要矛盾，并针对其主要矛盾给以解决，从而消除一切矛盾。《伤寒论·辨太阳病》篇第177节："伤寒，脉结代，心动悸，炙甘草汤主之。"在临床上疾病所表现出来的证象除"脉结代，心动悸"而外，可能还会有"头昏""目眩""失眠""多梦"以及"面色㿠白""肢体无力"等证象出现，但在一定情况下来说，这些都是次要的，只有心藏真气虚的"脉结代，心动悸"是其主征，是其主要矛盾，所以用炙甘草汤方补中焦之汁以资益真气而解除其主要矛盾，关于其他证象的次要矛盾也就迎刃而解了。

正虚容易受邪，邪伤必定害正。一个人体的患病，是既有邪气的存在，同时也是正气的衰弱。在治疗工作中，必须依据疾病的临床表现进行分析，找出疾病的主要的矛盾方面，即辨别出其病是偏于邪气之盛抑是偏于正气之衰，而确定其攻邪抑是补正的治疗方法。《伤寒论·辨霍乱病》篇第386节："霍乱，头痛，发热，身疼痛，热多欲饮水者，五苓散主之；寒多不用水者，理中丸主之。"两者都是湿邪混乱于中焦，中焦之气挥霍缭乱所使然。但前者"欲饮水"，标志着其病主要的矛盾方面在外邪偏盛，用五苓散宣阳化气、驱除外邪；后者"不用水"，标志着其病主要的矛盾方面在正阳偏虚，用理中丸温阳助正、调理中气。

表证可以入里，里证可以出表。疾病在其发展过程中，总是依赖自己的内部规律在不断地向前传变或叫做转化。而疾病在其传变或者说是转化的时候，由这方面飞跃到另一方面，就具有了另一方面的特点，具有了不同质的内容。因此，祖国医学在临床工作中，就是要不断地随时地根据疾病发展了的新的情况，采取相应的新的治疗方法。《伤寒论·辨太阳病》篇第51节："脉浮者，病在表，可发汗，宜麻黄汤。"（按《伤寒论》的一般读法，本节当寓有头疼、体痛，发热，恶寒、无汗、脉紧等证象在内），同篇第92节："病发热，头痛，脉反沉，若不差，身体疼痛，当救其里，宜四逆汤。"前者"脉浮"是伤寒病的太阳表证，用麻黄汤发表泄卫以散寒；后者"脉反沉"，是其病已伏少阴之机，是伤寒病的太阳表证正向少阴里证转化，用四逆汤温里助阳以驱寒。

疾病的发展和变化，既然都不是以人们的意志为转移，而是以它自己的规律在向前推进，向前运动，我们就绝对不应该也绝对不可能用一个方案定一个病、一个病固定一个方地像印板样的印定，而应该认识并掌握住它的规律。祖国医学的基本理论，就是对各种疾病的普遍规律的总结。掌握了它，就能很好地在临床上辨证施治。就能在辨证施治中正确地认识疾病，并从而战胜疾病。

我们知道，每一疾病在其发展过程的每一阶段，都有其自己的一定的特点；而许多疾病在其发展的过程中，时常又都有同一的病理机制。因此，在临床工作中，对于一个疾病发展的全部过程不能限于采用某一方法治疗，而对于许多疾病发展的在病理机制上同一的某一过程又都可以采用同一的治疗方法。换言之，一个治疗方法，不能适用于一个疾病发展的全部过程，如麻黄汤只能适用于伤寒病的太阳表证，不能适用于伤寒病的少阴里证；而一个治疗方法，却又可以适用于许多疾病发展的在病理机制上同一的某一过程，如真武汤方既能适用于伤寒病中的肾阳虚弱不能制水，又能适用于水气病中的肾阳虚弱不能制水。这就是祖国医学"同病异治""异病同治"的客观基础。

在《金匮要略》一书中，《血痹虚劳病》篇第 15 节说："虚劳腰痛，少腹拘急，小便不利者，八味肾气丸主之"，《消渴小便不利淋病》篇第 4 节说："男子消渴，小便反多，以饮一斗，小便一斗，肾气丸主之。"这两者虽是两种疾病，且小便证状一是"不利"、一是"反多"，但它们的本质是一个，在发病原因上都是房劳伤肾，在病理机制上都是肾气虚弱，所以都可以用肾气丸方滋阴补阳以蒸化肾气。应该知道，病人的临床证状，只是疾病的现象，而非疾病的本质，一个医学临床工作者，在医疗活动中，只触及疾病的外部现象，不深入到疾病内部，不抓住疾病的本质，是不能认识疾病、战胜疾病的。——当然，另一方面，研究疾病的本质，又得从疾病的现象入手，现象也是本质的反映。

依据唯物辩证法的观点，世界上一切事物都不是静止的。人体的疾病也不例外，人体的任何疾病都是在不断变化、不断发展的，而任何疾病在其变化发展过程中的任何阶段又都有自己的内容，因此，治疗疾病必须是"病万变药亦万变"，才能符合疾病发展的实际，才能适应治疗规律的需要。祖国医学的辨证施治，正是这种疾病发展观在医疗实践中的体现，正是在医疗实践中贯彻这种发展的观点。祖国医学的辨证施治，总是依据疾病的不断变化而不断改变对疾病的治疗方法。祖国医学在长期的临床医疗实践中，依据各种疾病发展的规律，逐渐创立了各种不同的辨证方法，如"八纲辨证""藏府辨证""六经辨证""卫气营血辨证"和"三焦辨证"等，分别适用于治疗各类不同的疾病。

八纲辨证是概括性的辨证纲领，用以说明疾病的大体性质和总趋向，而藏府辨证、六经辨证、卫气营血辨证和三焦辨证，是杂病、伤寒和温病的具体辨证方法，各有其特点和应用范围。它们都是以藏象学说为其理论基础的，并在医疗实践中充实和发展了藏象学说。

（一）藏府辨证

一般用于杂病。它是以疾病过程中正、邪斗争和藏府机能失常所反映出证候作为辨证依据，来判断疾病的病因、病位和性质。它是直接受藏象学说的主要部分藏府指导的一种辨证方法。例如肾阴虚、肾阳虚，就是研究肾功能失调的一系列表现而得出的结论。

（二）六经辨证

它是《伤寒论》所用的辨证方法。《伤寒论》是一部阐述六淫之邪而由风寒之邪为主引起的外感疾病的书籍。《伤寒论》中以"太阳""阳明""少阳""太阴""少阴""厥阴"等六经的名称分别概括各种不同类型的病证，反映藏府及其所属经络在受病邪侵袭时所出现不同类型的病理变化和临床征象。太阴病主要反映脾的病变，少阴病主要反映心或肾的病变，厥阴病主要反映肝或心包的病变，少阳病主要反映胆或三焦的病变，阳明病主要反映胃或大肠的病变，太阳病主要反映膀胱或小肠的病变，但也有部分太阳表证是反映肺的病变的。由于六经辨证紧密联系藏府，所以它也可应用于杂病。

（三）卫气营血辨证和三焦辨证

两者同是温病的辨证方法。温病学主要是研究温热之邪侵犯人体后引起的疾病的学科。卫气营血辨证，根据温病过程中病变深浅层次及其传变情况而分"卫分""气分""营分""血分"。三焦辨证，根据温病的不同阶段藏府病变的重心所在及其传变关系而划为"上焦""中焦""下焦"。两者是温病时藏府机能失常的表现及正、邪斗争的情况的概括。如叶香岩《外感温热》篇中就指出："温邪上受，首先犯肺，逆传心包，肺主气属卫，心主血属营""若斑出热不解者，胃津亡也""热邪不燥胃津，必耗肾液"等。卫分病，一般指肺及所主皮毛的病变，气分病，主要指胃府的病变，但也包括其他五府和肺、脾两藏的病变；营分病，主要指心与心包络的病变；血分病，主要指心及所主血脉的病变。叶氏察舌、验齿方法也是以齿龈、舌与藏府之关系为其理论基础的。吴瑭创立的"三焦辨证"，是以温病过程中藏府病变情况作为辨证根据的，他在《温病条辨·中焦》篇第一节下自注说："温病由口鼻而入，鼻气通于肺，口气通于胃。肺病逆传则为心包，上焦病不治，则传中焦，胃与脾也，中焦病不治，即传下焦，肝与肾也。始上焦，终下焦。"明确地指出上、中、下三焦证候与心肺脾胃、肝肾的关系及传变过程。总的说来，卫气营血辨证详于从病变层次深浅、病情轻重来论述藏府机能变化的总的情况，而三焦辨证则详于各阶段藏府病变的重心所在，它在一定程度上补充了卫气营血辨证的不足。因此，两者纵横联系，相辅相成，相得益彰。

（四）八纲辨证

八纲即"阴""阳""表""里""寒""热""虚""实"其中"阴""阳"二纲又为其总纲。八纲是概括性的辨证纲领，用以概括疾病的大体性质和发展的总趋向，它是应用"四诊"和各个具体辨证方法对病情进行调查研究之后得出的，适用于分析归纳一切病证。八纲辨证概括了六经辨证、藏府辨证、卫气营血辨证和三焦辨证等具体辨证方法所反映的疾病的基本性质。但临床应用八纲辨证，又不能代替各种具体辨证方法。八纲辨证必须与这些具体辨证方法中任何一个相结合，才有实际意义。例如，八纲辨证属里、热、实（阳证），可以在六经辨证中的阳明府实证出现，可以在卫气营血辨证中的逆传心包（营分）和三焦辨证中的上焦病出现，也可以在藏府辨证中的膀胱湿热证出现。所以说，光凭八纲辨证，尚不能确定疾病的具体部位和具体性质，当然也就不能拟定出具体的治疗方法。八纲与这些辨证中的任何一种结合，就能更深入地认识疾病的性质、部位、正邪斗争情况与疾病发展趋势，从而指导治则的确立和方药的选择。这说明八纲辨证和各种具体辨证方法的关系是共性和个性的关系，且这种关系是建立在藏象学说的基础上的。

八纲辨证和其他各种辨证及其与藏府学说的关系，可以用下列图表示：

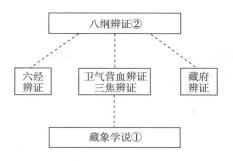

注：①表示藏象学说是各种辨证的理论基础；②表示八纲辨证概括其他辨证所
反映的疾病的基本性质

综上所述，我们可以看出，藏象学说是辨证施治的理论基础，而辨
证施治则是祖国医学基本理论在临床工作中的具体运用，是辩证法的
"具体问题具体分析"原则在医学领域中的体现。在继承发扬祖国医学
遗产的今天，企图否定祖国医学的辨证施治那是荒唐的，我们必须在祖
国医学的基本理论指导下，在临床工作中，利用现代科学的检查方法，
如听诊器、血压计、心动图、心电图、扫描计、超声波、脑电图、X 线
以及各种化验检查等，积累新的资料，找出新的规律，为祖国医学的辨
证施治服务，从而发展祖国医学的辨证施治。

（李今庸 1976 年北京．中医研究院研究班系列讲稿）

藏象学说 三篇

《黄帝内经选读》"绪论"

　　《黄帝内经》（简称《内经》）是我国现存医学文献中较早的一部典籍。《内经》的多数文字写作于战国后期，在秦汉续有补充，汇编成册。它不是一时一人的作品，而是古代劳动人民长期同疾病作斗争的经验总结，是经过许多医学家多次修订的医学巨著。

　　《内经》包括《素问》和《灵枢经》两部分。它运用阴阳五行等古代朴素的唯物论和辩证法思想，系统地收集和总结了秦汉以前的医学理论和医疗实践经验，比较全面地阐述了祖国医学的学术思想、理论原则以及各种诊疗方法，形成了祖国医学的理论体系，为祖国医学的发展奠定了坚实的基础，为中华民族的繁衍昌盛作出了巨大的贡献。《内经》以后，祖国医学在医疗技术和医学方面已有不少新的成就和学派出现，但就其学术体系而言，基本上还是在《内经》理论的基础上丰富和发展起来的。因此，可以说《内经》是祖国医学理论的渊薮。

　　《内经》包含着十分丰富的医学内容。它以长期的生活和医疗实践为基础，以整体恒动观为指导，大量吸收当时哲学和自然科学的精华，创立了以五藏六府为中心，外与四时六气相应，内与五神、经络、五官、五体等相配，用以阐明人体的整体生理功能和病理变化的藏象学说；厘定了以十二经脉为主体，起着运行气血、联络全身表里上下作用的经络系统；它以六淫、情志、饮食、劳倦等外感内伤进行病因分类，以邪正相搏、阴阳不和、藏府失调作为基本病机；它从"有诸内，必形诸外"的观点出发，总结出望、闻、问、切的多种诊断方法，并突出望神色、切脉及四诊合参的重要性；它提炼出一系列能指导实践的治则、治法、针灸法及制方用药法度等，为后世中医治疗学奠定了基础；它还对百余种常见病证的或病因、或病机、或证候、或治疗等作了比较简略而原则性的叙述。此外，《内经》中也记载了一些古代天文、历法、气象、地理、生物等方面的知识。

《内经》是中医学一部伟大的著作，它所具有完备的医学指导思想和理论体系，是东方医学科学的重要体现。至今及后，继续指导着医学临床实践，保障着中华民族及至东方各族人民的健康和进步。

一、《内经》的成书及沿革

《内经》之名，首见于《汉书·艺文志·方技略》书目中，其成书年代和地点，我认为：《内经》的成书年代在战国后期，成书地点在秦国。《内经》不是一个时期的产物，它是古代劳动人民长期同疾病作斗争的经验总结，是一部经过许多医家多次修订增补的医学巨著，为秦汉以前医学之集大成者（秦汉年间亦有补充）。《内经》成书后，历经东汉、魏晋、南北朝等朝代的变更，加之连年战争，原本早已散佚不全。现在通行的《内经》之《素问》是由唐代太仆令王冰重新编次、补注，又经宋代林亿、高保衡等人重新校正过而流传下来的版本。《内经》之《灵枢经》则是由宋代的史崧将家藏旧本重新整理而保存下来的。

二、《内经》在祖国医学中的地位和作用

我国是世界文明古国之一，我们中华民族曾经为人类创造了极其光辉灿烂的科学文化，中医药学就是其中的一项。《内经》作为祖国医学现存的第一部巨著，在祖国医学中居于突出的重要地位。它对祖国医药学的发展和保障人民健康都起了巨大作用。

（一）总结了秦汉以前的医学知识和医疗经验，基本上形成了祖国医学理论体系

秦汉以前，我们的祖先在长期的生活、生产实践和与疾病作斗争的过程中，逐渐积累了丰富的医疗经验，也获得了一些医学知识。但限于历史条件，这些知识和方法大都是零乱的、肤浅的、感性的认识，而《内经》第一次比较全面地收集了这些医疗经验和医学知识，并以古代朴素的唯物论和辩证法思想，即阴阳五行学说为思想方法，对它加以总

结和整理，比较系统地阐述了我国秦汉时期及其以前的医学理论、观点和多种医疗方法，基本形成了中医学独特的理论体系，为祖国医学的发展奠定了坚实的基础。因此，可以说《内经》的问世是中医学发展史上的一个里程碑。

（二）指导了中医理论和实践的发展

《内经》成书以后的 2000 多年来，祖国医学无论在医学理论还是在医疗实践方面都大大地丰富和发展了，出现了许多著名的医学家和新的医学流派。但就其学术思想和继承性来说，基本上还是在《内经》理论的基础上发展起来的。如：

《难经》对藏府、经络、诊法，特别是脉诊理论的论述，就是对《内经》有关理论的继承和阐发。

《伤寒论》的六经辨证，是在《素问·热论》基础上对热病理论的继承和创新。

《中藏经》是对《内经》中关于藏府虚实寒热理论的进一步发挥。

《脉经》是对《内经》《难经》《伤寒杂病论》中脉学理论的汇集和发展。

《针灸甲乙经》是对《素问》《灵枢经》和《明堂孔穴针灸治要》三部书中关于藏府、经络、腧穴、针法等内容的汇编、阐释和发展。

其他如隋朝人巢元方的《诸病源候论》，金元时期的刘、张、李、朱四大家和明清的温病学派等，无一不是受《内经》的启发而对其中部分理论原则的继承和发展。因此，《内经》是中医学理论的渊薮，而被推崇为"医家之始""医家之宗"。

（三）将为祖国医学的进一步发展和提高作出新的贡献

《内经》作为祖国医学理论的渊薮，曾经指导了祖国医学的发展。由于《内经》中尚有不少宝贵的科学内容有待继续发掘和深入研究，因此，随着对其有关理论和内容的发掘、研究，《内经》将为祖国医学的进一步发展和提高作出新的贡献。近年来，人们运用大系统理论、生物控制论、时间生物学、气象医学、环境医学等新兴学科的理论对《内经》开展了多方面的综合研究。事实证明：上述学科的许多理论和观点，都可以在《内经》中找出相同或相似的记载。这不仅显示了《内经》旺盛的生命力及其科学价值，而且还说明对《内经》的系统发掘和深入研究，必将对世界医学的发展作出重要贡献。

三、《内经》的基本内容及其学术特点和对医学的贡献

（一）《内经》的基本内容

《内经》包括《素问》和《灵枢经》两部各 81 篇共 15 万余字。篇幅浩瀚，内容十分丰富。它不仅阐明了阴阳五行、养生、藏象、经络、病因病机等祖国医学的基础理论，而且论述了病证、诊法、治则、方药、针刺、导引、按跷等祖国临床医学知识，此外，还记载了一些古代天文、地理、历法、气象、生物等与医学有关的知识。

阴阳五行，论述了阴阳五行的基本概念、基本内容及其临床实践运用；说明了阴阳五行作为思想方法，用以认识人体和人体与外在自然环境的相互关系。藏象，论述了人体五藏六府、奇恒之府的生理、病理及其相互关系；人体精、气、血、津液的化生、输布及其功能活动；人之神气与藏府气血的内在联系。经络，介绍和论述了人体经脉、络脉的基本概念和内容，以及十二经脉、奇经八脉和络脉的分布规律及其对人体的作用。病因病机：论述了人体的病因、发病和病理，包括了病邪的性质、分类和致病特点，疾病发生发展的基本条件，以及病理变化的规律和表现。病证，论述了上百种病证以及病证的病因、病机、证候、分型、治法、针灸、方药及其预防。诊法，记载和论述了人体的察色视形，听声嗅气，病情询问，切脉按肤等，尤其重点论述了人体疾病诊察的望审与切肤之方法。论治，提出了论治的基本指导思想，论治的基本原则和具体治疗方法，包括药物治法的运用和针刺法的运用以及精神疗法和气功疗法等。摄生，阐述了人体顺应四时气候以调摄精神情志，食饮有节制，起居有常规，不妄作劳，使形体与神气保持协调一致而防早衰，并延年益寿的重要意义。五运六气，阐述了我国古代气象病理学说，讨论了气候反常导致人体发生的上百个病证，以及对这些病证的治

疗原则。

总之，纵观《内经》全书，其内容丰富而全面，理论深奥而广博，这是中国古代人民的智慧结晶，是我们每一个爱好祖国医学之人的必读之书。

（二）《内经》的学术特点

1. 以阴阳五行学说为思想方法

《内经》的作者，把当时比较进步的哲学思想——阴阳五行学说运用于医学之中，借以阐明人体生理活动的规律，概括病因、病性、病位以及发病的机理，指导诊断、治疗和养生等临床实践，成为祖国医学不可分割的重要组成部分。

2. 以整体恒动观作为基本观点，强调了"天人相应"的整体观念

（1）人体是一个有机的统一体：这个统一体主要表现在以下三个方面。其一，五藏一体。五藏是人体生命活动的中心，它们在生理上密切联系，互相配合；病理上则互相影响，互相传变。其二，人身一体。在人身这个整体中，一方面五藏通过经络与六府、五官、五体、九窍等构成一个整体；另一方面每一组织器官又与五藏六府发生密切联系。其三，天人一体。人生活在自然界中，人体藏府气血等无时无刻不受自然界的影响而发生着适应性的变化，以保持人与自然的统一协调。

（2）人体是一个恒动的生命体：《内经》认为，人体是一个恒动不息的生命体，升降出入是这个生命体运动的基本形式。在人体中，藏府有升降出入的运动，气血有流行环周的变化，只有运动才有生命的存在，一旦运动停止则生命亦随之结束，故《素问·六微旨大论篇第六十八》说："成败倚伏生乎动，动而不已，则变作矣。……不生不化，静之期也。"

3. 以藏象、经络学说为理论核心

《内经》中基本上形成了祖国医学理论体系，这个理论体系的核心是藏象、经络学说。

（1）藏府、经络是人体生理活动的基础。五藏化生并贮藏精、气、神，六府传化水谷、排泄糟粕，经络运行血气，沟通全身等，由此形成

了人体的各种生理活动，故藏府、经络是人体生理活动的基础。

（2）藏府、经络是人体病理变化的根本。由于藏府、经络是人体生理活动的基础，全身的其他组织器官均受其支配和影响，因此，人体的各种疾病，都是藏府经络功能失调的反映，而藏府经络是人体病理变化的根本。

（3）藏象、经络学说是诊治疾病的理论依据。藏象、经络学说，揭示了藏府、经络的生理功能、病理变化，以及相互之间及其与外界环境之间的关系，为诊治疾病提供了理论依据。根据藏象、经络学说的理论，审察疾病的病机，并施以正确的治疗，则病邪可袪，正气可复，疗效显著。

（三）《内经》的医学贡献

1. 初步建立了祖国医学诊断体系

《内经》讨论了疾病的诊断方法，通过人体色象、形体的观察和审视，20余种脉象的描述和切按法等各种诊法内容，除了充分体现了我国古代的医疗实践经验外，更是表明了古代医学诊断体系已得到了初步建立，为后世中医诊断学的发展奠定了理论基础。

2. 确定了祖国医学重要治疗法则

《内经》对诸般疾病的证治，包括药物、针刺、灸熵、按摩、导引、熏熨、贴敷等各种治疗方法的运用，无不表明了它的一整套完备的治疗法则，谨守病机、早期治疗、因时因地因人之三因治疗、标本逆从、同病异治、异病同治、正治反治、寒者热之、热者寒之、扶正袪邪等。它深刻体现了祖国医学理论体系中"辨证施治"之基本精神。

3. 明确提出了"治未病"的预防思想观念

《内经》论述了治疗疾病要在发生之前，"夫病已成而后药之"，晚矣！在具体论述针刺治疗疾病时，通过人体的面部色诊，病虽未发，但面色已赤，即当刺之以治疗，这"名曰治未病"；针刺当随人体气之逆顺，脉之盛衰，病情之变化，及时做到刺其病之未生，刺其未盛和刺其已衰，这即是"上工治未病，不治已病"。这种无病先防，早期诊断，早期治疗和既病防变的预防思想观念，可谓在当时历史条件下具有前瞻性、先进性和科学性，至今在祖国医学领域里仍具有重大的现实指导意义。

（李今庸 1982 年湖北中医学院本科生、研究生两用教材）

《黄帝内经》的学习方法

　　《黄帝内经》一书（以上简称《内经》），包括现今流传的《素问》《灵枢经》两部分，共有一百六十二篇（现佚七十二、七十三两篇，存一百六十篇），为我国现存的一部古老的医学著作。据我近年来的考证，它成书于我国历史上战国时期的后期，在秦汉年间又有一些补充。

　　在《内经》一书里，有着非常丰富而又宝贵的医学内容，它论述了中医学有关人体解剖、生理、病理、发病、病因、诊断、治疗和预防等诸方面的基本理论，它记述了中医学的"伤寒""温病""疟疾""咳嗽""湿病""霍乱""肠澼""飧泄""胕肿""呕吐""癃闭""遗溺""㿗疝""脾瘅""胆瘅""劳风""癫疾""怒狂""鼓胀""喉痹""鼻痹""溢饮""伏梁""眩冒""血枯""石瘕""肠覃""痹证""痿证""厥证""失精""脱营""失眠""衄衊""心痛""肉苛""食㑊""解㑊""疠风""偏枯""风痹""鼠瘘""痈疽""痔疾""尸厥""疝瘕""隐轸""浸淫疮""消渴""消瘅"等各种疾病和有关治疗各种疾病的砭石、针法、灸焫、汤液、汤药、药酒、丸剂、必齐、膏法、浴法、熨法、熏蒸、薄贴、按摩、导引、行气以及手术切除等方法，它是我国古代劳动人民在长期的生活生产实践中，为了生存、为了维护健康，而与疾病作斗争逐渐积累起来的经验总结，它为后世的医学发展，奠定了可靠的理论基础，推动了祖国医学的前进。2000多年来，祖国医学在医疗技术和医学理论方面，出现了不少新的成就和学派，从理论体系上来讲，都是在《内经》的理论基础上丰富和发展起来的。因此，在继承发扬中医学的今天，为了更好掌握祖国医学基本理论，为了给学习祖国医学其他古书打好基础，为了挖掘《内经》中的医学宝藏，为了进一步发展中医学，《内经》就成了我们每个有志于发掘中医学宝库而修习祖国医学者的必读之书。然学习《内经》，必须要有明确的目的和正确的态度，必须要以辩证唯物主义和历史唯物主义的立场、观点和方法，必须实事求是，才有可能把《内经》学好。如果对《内经》抱有错误看法，缺乏学好《内经》的要求；或者在学习中自以为是，不懂装懂；或者在学习中囫囵吞枣，简单从事；或者在学习中不下工夫，见难而退，这都是无法学好《内经》的。这里我就谈谈对《内经》的几个具体学习方法。

（一）忠实《内经》原文

学习《内经》，首先要在唯物辩证法的思想指导下，正确地对待《内经》，忠实于《内经》原文，努力探求出它的本义，不能够也不应该用其他任何态度来代替这一点。学习《内经》的目的，是为了继承发扬这份宝贵文化，为了指导临床医疗实践，只有忠实于《内经》原文，揭示出它自己的本来面貌，才能够真正做到正确地认识它、掌握它和利用它。因此，在对《内经》学习的过程中，自当以《内经》原文为主，参以历代《内经》注家对《内经》之书的注释，并适当地运用一些校勘方法和训诂学知识。

1. 以《内经》原文为主

在学习《内经》原文过程中，要注意做到下面几点：

（1）在《内经》一书中，有些内容的文字相同，其实质却不相同，如《素问·气穴论》中"肉之大会曰谷，肉之小会曰溪，肉分之间，溪谷之会，以行荣卫，以会大气"的"大气"一词，是指人身的"正气"；而《素问·热论》中"……厥阴病衰，囊纵，少腹微下，大气皆去，病日已矣"的"大气"一词，则是指人身的"邪气"。还有《素问·五运行大论》中"大气举之也"的"大气"一词，则又是指的"空中大自然之气"。有些内容的文字不同，其实质却是一个，如《素问·诊要经终论》中"厥阴终者，中热嗌干，善溺，心烦，甚则舌卷卵上缩而终矣"的"卵"字，和《灵枢·刺节真邪》中"故饮食不节，喜怒不时，津液内溢，而下流于睾"的"睾"字，均是指人的"阴丸"，今谓之"睾丸"者是也。因此，学习《内经》原文，必须深入到医学的实际内容里面去。只有深入到了医学实际，才有可能把握住它的实质，从而对它加以正确利用。

（2）在《内经》的文章里，每句都有一定的含义，每段又有一个总的精神，而在每章之中仍然有一个总的精神。学习《内经》原文，既要一字一句地读懂，又不能把文章弄得支离破碎，而必须掌握其全体精神，否则，是掌握不好的。如《素问·玉机真藏论》所载"五藏受气于其所生，传之于其所胜，气舍于其所生，死于其所不胜……"一段，其"五藏受气于其所生……气舍于其所生，死于其所不胜"三句为正文，"传之于其所胜"一句是借宾定主之衬文，而主要精神则是说：五藏受病气于己所生之藏，照疾病的一般传变之次，当传之于其所胜之藏，其不传其所胜而舍于生己之藏，死于其所不胜之藏，则为"子之传母"的"逆行"，其病子传母，三传至其所不胜而死，故下面混入正文的一句古注语称其曰"逆死"。若撇开整段的主旨，而把它分裂成一句一句的去读，是不能读好的。

（3）《内经》一书，是一部古代医学著作，也是古代一部文学著作，故古代文学家多有研习《内经》者。《内经》文字流畅，文章结构严密，文句都有规律性。如《素问·阴阳应象大论》中"……天地者，万物之上下也；阴阳者，血气之男女也；左右者，阴阳之道路也；水火者，阴阳之征兆也；阴阳者，万物之能始也"一段，只要留心一下其中"上下""男女""道路""征兆"的文例，就可发现其"能始"二字被王冰释为"谓能为变化之生成之元始"而把其"能"字作为"能够"之"能"是不正确的。能，在古代可借作"台"字，《史记·天官书》说："魁下六星，两两相比者，名曰三能。"裴骃集解引苏林说："能，音台。"司马贞索隐："魁下六星，两两相比，曰三台。"可证。"台"读为"胎"，《尔雅·释诂》说："胎，始也。""胎""始"连用，叠词同义，今谓之"相同联合词"，与上文"道路""征兆"同例（上文"上下""男女"为"相反联合词"）。所谓"胎始"也者，犹谓之"万物之根本"者也。

（4）《内经》成书较早，限于当时的知识条件和思想水平与写作水平，其系统性不可能完全合乎现代学习的要求。在学习过程中，就要既按照原书的篇章段落进行学习研究，又要把原书中前后相关联的文字贯穿起来而把一个一个的基本理论系统化。否则，就会使人在读完《内经》后，对《内经》所载的各个基本理论仍然没有一个正确而又完整的概念。

（5）《内经》一书，篇幅浩大，内容繁多，且其中有些部分与医学实际无涉或与医疗关系不大或临床使用价值不高，甚者还有目前根本无法读懂者。在学习过程中，应当权衡其轻重主次，有选择有重点地进行学习，对其主要内容必须精读掌握，次要内容则当细读熟悉，一般内容只作粗读了解，至于历代《内经》学者至今尚未能读通的内容自可阙之以待将来，暂时不要去钻牛角尖。

2. 参阅历代学者对《内经》的注释

《内经》著作年代久远，文字古奥，旨义深邃，学习时自难避免遇到很多不易理解的东西，因而参阅历代医家对《内经》所作的注释，就有助于对《内经》原文的迅速理解，提高学习效率。历代医家对《内经》一书的注释，都是在于阐发《内经》蕴义，但由于其各自的历史背景、工作条件不同，和对《内经》的理解、掌握的程度有别，以及治学态度、治学方法不同，从而对《内经》的注释也就不可避免地有所差异而互见得失。在学习《内经》的时候，选择一定的《内经》注释作为参考，帮助对许多《内经》原文的理解是有不少益处的，但对初学《内经》者来说，因缺乏判别能力，不宜参阅过多的《内经》注释，否则，就易于陷入莫知所从的境地。初学《内经》者可选用下面几家《内经》注释，作为学习《内经》的资助：

（1）王冰《黄帝内经素问》释文。王冰生于唐代，去《内经》之时还未太远，文化特点和学术思想都比较相近，注语精练质朴，不尚华饰，亦得《内经》之本义为多，且在医学基本理论上具有不少新的发挥，足可补《内经》原文所未及。

（2）马莳《素问注证发微》《灵枢注证发微》。马莳，明代人，其所著《素问注证发微》无所发明，然《灵枢注证发微》实有助于后学。《灵枢》之书，从前无注，其文字古奥，名数繁多，学者多苦于难懂，废而不学，马莳始为之注释，著《灵枢注证发微》，以《灵枢》本文为照应，而《素问》有相同者，则援引之以为释，其疏经络穴道，颇为详明。

（3）张介宾《类经》。张介宾，明代人，深信《内经》之书，治病即以其为主，并犹恐其书资于自用而不能与天下共用，遂乃著而为《类经》，将《内经》之文予以拆开，打破《素问》《灵枢》之限，重新归类，使《内经》的原文分类相从，条理井然，门目分明，易于寻检查阅，颇有助于学者。其注亦殚精极微，鲜有遗漏。

（4）张志聪《黄帝内经素问集注》《黄帝内经灵枢集注》。张志聪，清代人，集诸同学共同讨论，为集体注释，其中多为就《经》解《经》，前后互证，反复论述，说理深透，且每引古典临床医学著作之文相印证，对学者有极大的启悟作用。

（5）高士宗《素问直解》。高士宗，清代人，以《素问》一书的各家注释，非苟简隙漏，即肤浅不经，至张志聪《集注》则意义艰深，失于晦隐，乃更作注释，先诠释篇名，次及篇中大旨逐为拈出，一篇之中，分为数节，使学者易于领会，自诩其注释直接明白，可合正文诵读。并曾对《素问》的不少字句文义，进行细致考校，确参订正。

3. 运用训诂学知识

依据唯物辩证法的观点，世界上一切事物都不是静止的，而是在不断运动、不断发展、不断变化的。一定历史时期内的文化艺术（包括语言、文字），有一定历史时期的特点。《内经》成书于 2000 多年以前，距今已有一个相当长的历史时期，社会的发展促使科学技术和语言文字都有较大的变化，如用今天发展了的或者变化了的语言文字的含义，去恰如其分地正确理解《内经》一切文字的本义是有困难的，这必须借助于文字的考证，利用与《内经》同一时期或者在其前后相距不远时期的文献加以研究，依据训诂学求得解决。例如《素问·宝命全形论》中"土得木而达"句的"达"字，训其反义为"通达"之"达"是不妥当的，这里用的是其本训。《说文·辵部》载："达，行不相遇也。"行不相遇，即阻隔之意。隔，才与上下文中的"伐""灭""缺""绝"等义相协。又例如《素问·调经论》中"皮肤不收"句的"不"字，释其义为"弗"是不妥当的，这里是用为助词。杜预注《春秋·左成八年传》说："不，语助。"不，语助词，无义。是"皮肤不收"，即为"皮肤收"。皮肤收，始与上文"寒湿之中人也"的起因，下文"肌肉坚紧"的证候相应。这说明在学习研究《内经》一书的过程中，忽视训诂之学，抛弃古代语言文字学方面的知识，是不恰当的。

4．利用校勘方法

任何古书，经过长期流传，都逃不脱错讹的命运。《内经》一书也不例外。《内经》在战国后期以迄现在两千多年的流传过程中，由于编绝简错、蛀毁刻落和辗转相抄的错写臆改，以致脱误错讹、亥豕鲁鱼者不少，如不加以校勘订正，是无法把它读好的。《内经》的错文，大致由下面几种情况所造成。

（1）形误：因为字形相近而致误，如《灵枢·官针》中"凡刺有九，日应九变"的"日"字，在这里于理难通，当有误，《甲乙经》卷五第二作"以"，是。"以"，古作"㠯"，因形近而误为"日"。

（2）声误：因为字音相近而致误，如《灵枢·肠胃》中"广肠传（傅）脊，以受回肠，左环叶脊上下辟"的"叶脊"二字，实难读通，其"脊"字当为"积"字因声近而误，观上文"回肠当脐左环，回周叶积而下"的"叶积"可证。

（3）笔误。因为书写潦草而致误，如《素问·五藏生成论》说："人有大谷十二分，小溪三百五十四名，少十二俞。"王冰注："小络所合，谓之小溪也。然以三百六十五小络言之者，除十二俞外，则当三百五十三名。《经》言'三百五十四'者，传写行书误以三为四也。"盖古字为三、四积画，古"四"字作"亖"，故传写行书而以"三"误为"四"。

（4）坏文。或虫蛀简伤，或刻雕画落，以致字残文坏，如《素问·至真要大论》说："余欲令要道必行，桴鼓相应，犹拔刺雪汙……"这个"汙"字，乃"汚"字之坏文；汚，即"污"字。《灵枢·九针十二原》说："犹拔刺也，犹雪污也。"可证。又如《素问·刺要论》中"泝泝然寒栗"句的"泝泝"二字，考：水逆上曰"泝"。以"泝泝然"三字形容"寒慄"之证，是不大可通的。泝泝，当是"浙浙"脱去中间"木"字而成的坏文。

（5）简错。古代无纸，古书是把字写在帛上，或写在竹、木简上。写在竹、木简上的古书，通常是用皮绳把这些竹或木简顺次编串在一起的。如果日久编绝，皮绳断了，竹或木简就易于脱落而造成错简文字，如《灵枢·本输》中所载"少阳（阳，乃'阴'字之讹）属肾，肾（此字衍）上连肺，故将两藏"三句，夹杂于论"六府之所与合"的文字中间，与前后文例不合，也与前后文义不相协调，可能是他处文字错简于此的。

（6）衍文。所谓"衍文"者，乃"沿讹多余之文字"也。古代在长期辗转抄写的过程中，常因涉上下之文或其他原因而抄剩，以致出现讹误多余之文字而成为"衍文"。如上项所引《灵枢·本输》所载"肾上连肺"一句中的"肾"字，就是涉其上句"少阴属肾"，的"肾"字而衍；又如《素问·平人气象论》所载"寸口脉沉而弱，曰寒热，及疝瘕少腹痛"一段，据林亿新校正的意见，就是涉下文"寸口脉沉而喘，曰寒热""脉急者，曰疝瘕少腹痛"而衍。

（7）妄改。《内经》一书，在长期流传过程中，有些内容一时难懂，就被某些研究《内经》者臆测而窜改，如《素问·六节藏象论》中"肝者，罢极之本"的"罢"字，很可能原文作"能"，有些学者不知"能"字当读"耐"而徒以"能极"为不词，且又见古有"罢极"之词，遂于"能"字上妄加"罒"头而成"罢"。这种轻率改动《内经》原文的不严肃治学态度，至今犹有人在，如张志聪集注本《灵枢·经筋》中所载"足阳明之筋……上循骭，结于缺"的"缺"字，本是旁注，作小字，以表明此处缺少一个字，而在 1958 年上海科学技术出版社重新排印这个张志聪集注本《灵枢经》的时候竟不详察其缺少之字为"膝"，遂想当然地于其"缺"字下妄加一"盆"字而使之成为"缺盆"，并改作同体字纳入正文，这就造成了更大的谬误！

（8）注语误入。古代有些学者在阅读《内经》的时候，常把自己的体会和看法，写在其有关原文的下面或旁边，对《内经》文字原意进行注释，日久时长，辗转相抄，注语遂被误抄而致混入了正文。如《素问·阴阳离合论》所载："天覆地载，万物方生，未出地者，命曰阴处，名曰阴中之阴。"其中"命曰""名曰"义同，则"名曰阴中之阴"一句肯定是古注语被误入正文的。又如《灵枢·寒热病》所载："五藏身有五部,伏兔一,腓二,腓者,腨也,背三,五藏之腧四,项五,此五部有痈疽者死。"其中"腓者,腨也"四字为古注语误入,这是甚为了然的。

上述几种情况表明,在阅读《内经》过程中,校勘方法,是一种非常重要的学习方法。古人说:"书不校勘,不如不读。"(见《光明日报》1963 年 3 月 10 日"文学遗产版")这话固然未免有些言之太过,但在阅读古书的某些情况下,是有一定实际意义的。阅读《内经》一书也如此。如读《素问·痿论》中"⋯⋯有所亡失,所求不得,则发肺鸣,鸣则肺热叶焦,故曰五藏因肺热叶焦,发为痿躄,此之谓也"一段,只原文照读是不行的,必须加以校勘。试观其上下文皆五藏平列,未尝归重于肺,此处但言肺痿之由,不能说五藏之痿皆因肺热叶焦而成;如谓五藏痿皆因肺热叶焦所成,则与下文"治痿者,独取阳明"亦不相吻合。这只要据《甲乙经》卷十第四文予以校勘,即知"故曰五藏因肺热叶焦"和"此之谓也"两句为衍文,删去后则文义大通。因此,对《内经》中的某些内容,通过对原文的精心咀嚼和对注释的深入钻研之后仍不能读通者,必须利用校勘方法,利用其他文献加以校勘。在校勘《内经》的工作中,除其前后文可以互校(还有各种版本《内经》的互校)外,通常以晋代皇甫谧《甲乙经》和隋代杨上善《黄帝内经太素》二书为主要。因为二者是皇甫谧、杨上善二人就古代《内经》原文各自重新编撰成篇的,且均早于王冰次注《黄帝内经素问》和史崧出藏《灵枢经》。

(二)理论联系实际

《内经》一书,是专论祖国医学基本理论的,发挥着指导医疗实践的作用,且亦述有不少对疾病的具体治疗。学习《内经》的目的,是为了"学以致用",为了把古人的经验变为自己的知识,以指导自己的医疗实践活动,并通过医疗实践活动把它加以客观地检验,进而给以发扬光大,不是为读书而读书。在学习过程中,必须以老老实实的态度,认真钻研,刻苦学习,但不能读死书,死读书,成为古人的奴隶,而要把理论紧密地联系实际，联系日常生活的实际，联系日常工作的实际。如《灵枢·邪客》说："卫气者，出其悍气之慓疾，而先行于四末分肉皮肤之间而不休者也，昼日行于阳，夜行于阴……"人身的这个卫气，日充肌肤，外御贼邪，使人醒寤时在一定程度上不接受风寒的侵袭；夜熏肓膜，内温藏府，而致外无卫阳之用，故人卧寐不加衣被则易于感受风寒之邪而发病。这必须联系日常生活中寤寐的阴阳实际来理解。另如《素问·通评虚实论》说："乳子中风，热，喘鸣肩息者，脉何如？……喘鸣肩息者，脉实大也，缓则生，急则死。"这必须联系临床医疗实际的婴儿病只有望络诊而无切脉诊，就可知道张介宾把"乳子"一词解释为"婴儿也"是不正确的，应用训诂学知识来解决。《吕氏春秋·季夏纪·音初》说："主人方乳。"高诱注："乳，产（也）。"《史记·扁鹊仓公列传》说："菑川王美人怀子而不乳。"司马贞索隐："乳，生也。"说明古代妇人生产（分娩）叫"乳"，这里"乳子"即"产妇"。这样理论联系实际的学习，既可避免学习中的教条主义，又有助于对《内经》原文的理解，有助于对《内经》学习的巩固，有助于对《内经》理论的掌握和利用，使其牢靠地真正成为自己的活的知识。众所周知，中医学的特点，就在于辨证施治，对于具体的病人总是要作具体的分析，从来不容许千篇一律地对待各个具体病人。要做好这一点，缺乏高度的祖国医学理论修养是不行的。所谓高度的中医学理论修养，就是要具有丰富的祖国医学理论知识，且在运用这些知识的过程中，又具有非常高度的原则性与灵活性。因而，在学习《内经》过程中，不联系实际，不掌握其主要精神，不把它变成自己的东西，只抽象地学习，空空洞洞地学习，学会念得其中几个句子是无济于事的，而且是不牢靠的，不巩固的。必须在利用其他各种学习方法的同时，还运用理论紧密联系实际的学习方法，才有可能学好《内经》。

（三）取其精华，弃其糟粕

《内经》一书，是我国古代的一部医学专著，是一部自然科学书籍，有极为宝贵的医学内容，有较大的继承价值，然它编撰于两千多年前的战国时期，又在漫长的封建社会里，于秦汉年间对其内容作了较多的增补扩充，于唐代王冰对其内容作了较大的增减修改，因而，难免有一些不纯洁的内容或者说是不实际的东西，如《素问·六微旨大论》所载有关儒家"君君、臣臣、父父、子子"的封建伦理思想的"君位臣则顺，臣位君则逆"就是一例。《素问·上古天真论》、《素问·移精变气论》、《素问·汤液醪醴论》等记述了我国古代的一些具体历史事实，这或许是对的，但宣扬今不如昔，则是一种唯心史观的表现。因此，在学习研究《内经》的过程中，必须以辩证唯物主义、历史唯物主义的立场、观点和方法有分析有批判地进行，弃其不合理的部分，把有用的部分接受下来，继承下来，用以奠定自己的祖国医学理论基础，并以待今后的发扬。但是，应该注意避免简单粗暴的方法，避免发生任意否定的情况。

（李今庸 1978—1984 年北京．中国中医研究院研究生班讲稿）

《黄帝内经》的成书年代和成书地点考

《黄帝内经》一书，一般学者认为它包括现在流传的《素问》和《灵枢》两部书在内。为了弄清中医学理论体系形成的背景，为了弄清我国古代医学史的发展情况，有必要对《黄帝内经》的成书年代及其成书地点加以稽考。以前，人们总是说《黄帝内经》的成书，不是出于一人一时之手。这种笼统的说法，是没有多大实际意义的。

诚然，现存《黄帝内经》的内容，不是一个时期的产物，如《灵枢·阴阳系日月》《素问·脉解篇》等就是西汉太初以后的作品，所谓《素问》"运气七篇"的《天元纪大论》《五运行大论》《六微旨大论》《气交变大论》《五常政大论》《六元正纪大论》《至真要大论》等就是东汉建武以后的作品，但在这些内容还未补上去以前，我认为《黄帝内经》已经是以一部《黄帝内经》的形式而存在，它一出世就具备了它的基本内容和基本形式，而并不是补充上去了这些内容才成书的，也不是各个不同时代的各个医学小册子被人一天把它合在一起成书的。因此，我们可以根据它的内容来考证它的成书年代和成书地点。

《黄帝内经》成书的确凿年代现在是无法考证的。然我们从大量的古代文献中仍然可以找到一些线索查出它成书的大致时间来。

《黄帝内经》的成书年代大约在战国后期，成书地点可能在秦国。下面我们就来对这个问题加以探讨。

一、《黄帝内经》成书时间的上限

1. 《素问·著至教论》说："足以治群僚，不足至（治）侯王"，《素问·疏五过论》说："封君败伤，及欲侯王"。考"侯王"一词，亦见于《老子》第三十二章和第三十七章，当是战国期间诸侯王出现以后的事情。清代姚际恒《古今伪书考》说过："此书（指《素问》）有'失侯失王'之语，秦灭六国，汉诸侯王国除，始有失侯王者。"

2.《素问·疏五过论》中论述了"脱营"和"失精"之证，记载了"封君败伤""暴乐暴苦，始乐后苦""故贵脱势""始富后贫"等，这是社会急剧变革的一种反映，当和上面"失侯王"之事紧密相联在一起。正因为"失侯王""封君败伤""故贵脱势"，一部分人在经济上就"始富"而"后贫"，因而导致情志上的"始乐"而"后苦"。由于政治地位和经济条件的急剧降落，情志久久怫郁不解，从而发生"脱营""失精"之证。"脱营""失精"之证被总结出来而反映在《黄帝内经》里，表明了当时不少人患此病证，从而反映了这是社会急剧变革的产物。

3.《素问·上古天真论》记载当时的许多人都是"以酒为浆，以妄为常，醉以入房……务快其心，逆于生乐，起居无节"，以至其年"半百而衰"，发生身体早期衰老，甚或缩短寿命而早死，这正是社会变革时期没落阶级悲观失望以享乐自慰的一种思想反映。《史记·魏公子列传》所载：信陵君魏公子无忌"自知再以毁废，乃谢病不朝，与宾客为长夜饮，饮醇酒，多近妇人。日夜为乐饮者四岁，竟病酒而卒。"就是其例。

4.《灵枢·九针十二原》说："余子万民，养百姓，而收其租税。"这里以一个国王的语气讲到"收其租税"，显然是新兴地主阶级取得政权在全国推行封建土地所有制以后才有的事。

5.《黄帝内经》认为构成人体的基本物质是"精"，如《素问·金匮真言论》说："夫精者，身之本也。"《灵枢·经脉》说："人始生，先成精。"《灵枢·决气》说："两神相搏，合而成形，常先身生，是谓精。"在人的生命活动过程中，精气充足和畅流，则人就轻劲多力；精气消绝，则人就要失去生命活动而死亡。然古代"精气学说"是齐国稷下学宫的宋钘、尹文学派倡导的，它说："凡物之精，比（原作"此"，误，今改）则为生，下生五谷，上为列星……"（见《管子·内业》，据《十批判书》谓此篇乃宋、尹学派作品），提出了具有流动性质的细微物质的精气，是构成世界万物的根本要素。《中国历代哲学文选·先秦篇》认为"这一派的唯物主义学说，和当时医学的发展有着一定的联系"。

6.《灵枢·玉版》记载：针"能杀生人不能起死者……余闻之则为不仁，然愿闻其道，弗行于人"。这里"不仁"一词的含义，和后面《灵枢·刺节真邪》中"卫气不行，则为不仁"、《素问·痹论》中"皮肤不营，故为不仁"的"肌肤不知寒热痛痒"的"不仁"一词是不同的。这是一种"仁术"思想的反映。这种所谓"仁术"思想，是战国时期孟轲倡导的。孟轲在《孟子·公孙丑上》说过："无恻隐之心，非人也……恻隐之心，仁之端也。"在《孟子·梁惠王上》说过："……是乃仁术也，见牛未见羊也。君子之于禽兽也，见其生不忍见其死，闻其声不忍食其肉，是以君子远庖厨也。"这表明《黄帝内经》受到过孟轲"仁术"思想的影响。

7. 阴阳学说和五行学说，是我国古代的朴素辩证法思想。它阐明事物对立统一规律，阐明事物的相互联系和不断运动。它是我国古代的两个不同的哲学派别。根据《史记》中"邹衍以阴阳主运显于诸侯"和"邹子之徒论著终始五德之运"的记载，说明齐国稷下学宫的邹衍才把二者合并的。然在《黄帝内经》里，阴阳学说和五行学说普遍是被合用的，并且阴阳五行还和精气学说连在一起使用而合成一家了。

8.《灵枢·邪气藏府病形》说："邪气之中人也高"（原作"高也"，误，今据《太素·邪中》文改），《灵枢·官能》说："邪气之中人也洒淅动形，正邪之中人也微"，《灵枢·大惑论》说："卫气之留于阳也久"等等，为战国后期的文句，观《墨子研究论文集·墨子要略·墨辩》所载"《经说》上下篇，墨子后学所作。……作者时代，以篇中文字学说考之，似在墨子后百有余年。……《经说》下篇'下者之人也高，高者之人也下'句，为'之'字倒装句，与《大取篇》'指之人也与首之人也异'句法同，而《大取》一篇……若以其论辩人微言之，或在《经说》作者之后也。"等文，可以借证。

上述1~4点，说明了《黄帝内经》的成书，正当我国古代社会发生急剧变革，且新兴地主阶级掌握了政权在其国内全面推行封建土地所有制的时候。考我国古代奴隶制发生全面崩溃，新兴的封建制蓬勃兴起的时候，正是我国历史上的战国时代，说明了《黄帝内经》之书是在战国时代写成的。

战国时代的上限没有固定的标准，我们现在姑以公元前476年（春秋时代的结束）为起点，下迄秦始皇统一六国（公元前221年）止，共计255年。如果我们机械地按年数分为前、中、后三期，则每期为85年。《黄帝内经》成书于战国时代的那一期，上述第5点谈到《黄帝内经》与宋、尹学派的关系，第6点谈到《黄帝内经》与孟轲"仁术思想"的关系，第7点谈到《黄帝内经》与邹衍思想的关系。考宋、尹学派的宋钘稍长于孟轲，尹文稍晚于孟轲，而孟轲出生于公元前372年或371年，在公元前342—公元前324年之间在齐国首都临淄见齐宣王时始倡导这种所谓"仁术"的，上述第6点谈到《黄帝内经》中有"仁术思想"的反映，它的成书当然就只会在孟轲倡导所谓"仁术"之后的时间了。上述第7点谈到《黄帝内经》与邹衍思想的关系，《史记·孟子荀卿列传》载邹衍"后孟子"，《盐铁论·论儒》载邹衍"以儒术干世主，不用，即以变化终始之论，卒以显名"，他还在公元前298—公元前251年之间到赵国见过平原君，并与平原君门客公孙龙进行过辩论，《黄帝内经》中阴阳五行合用，则就只能在邹衍创立"五德终始论""以阴阳主运显于诸侯"之后的时间里。据上述第8点所谈《黄帝内经》中的某些文句，则《黄帝内经》的成书当在战国后期。从而表明了《黄帝内经》成书年代的上限，是在战国后期。

二、《黄帝内经》成书时间的下限

1. 《黄帝内经》中的许多篇章，如《素问·藏气法时论》《灵枢·病传》等篇记时均用"夜半""平旦""日出""日入""日中""日昳""下晡""早晡""日西""大晨""早食""晏食""人定""黄昏""台夜"（台，原误为"合"，今改。台，读"始"）"鸡鸣"等，而不言"子""丑""寅""卯""辰""巳""午""未""申""酉""戌""亥"等"十二地支"。清代姚际恒《古今伪书考》谓"古不以地支名时"，并以此认为《素问》一书"当是秦人作"。

2. 《黄帝内经》一书中，有几篇都提到了"万民"一词，如《素问·疏五过论》说："为万民式""为万民副"，《灵枢·营卫生会》说："万民皆卧"，《灵枢·岁露论》说："万民懈惰而皆中于虚风，故万民多病"等。然东汉年间的郑玄，在注释《孝经·天子章》和《礼记·内则》中均谓"天子曰兆民，诸侯曰万民"，据此，则《黄帝内经》成书当在秦灭六国之前。虽然"万民"一词，后来也沿用，但《灵枢·九针十二原》所载"余子万民，养百姓，而收其租税"之文，把"万民"和"百姓"对举，《灵枢·师传》说："百姓人民，皆欲顺其志也"，把"百姓"和"人民"对举，这就不会是后来的事情。考《尚书·尧典》说："九族既睦，平章百姓"，孔氏传："百姓""百官"。《国语·周语中》说："以备百姓兆民之用"，韦昭注："百姓，百官有世功者。"郭沫若在《中国古代社会研究》第二篇第一章第二节中说："庶民和百姓，在当时是有分别的。百姓是贵族，又叫作'君子'。"这里"百姓"一词，与"万民"一词对举，与"人民"一词对举，它就不是指的一般所谓"普通老百姓"的"百姓"，而是指的"百官"，指的"贵族"了。这当然就是较早的了。

根据上述两点，《黄帝内经》成书年代的下限，当在秦始皇统一六国之前，从而说明了《黄帝内经》的成书年代为战国后期。

三、《黄帝内经》的成书地点

上文论述了《黄帝内经》的成书年代，下面再来探讨一下《黄帝内经》的成书地点问题。这里首先需要寻找《黄帝内经》的内容与战国时代的一些国家联系的线索。

1.《灵枢·本神》说："实则喘喝，胸盈仰息"。盈，原作"凭"，后人改作"盈"，《甲乙经》卷一第一、《太素》卷六首篇、《脉经》卷六第七、《备急千金要方》卷十七第一及王冰《素问·调经论》注引《针经》文均作"凭"，可证。凭，乃楚地方言，《楚辞·离骚》说："凭不猒乎求索"，一本作"冯不厌乎求索"，王逸注说："凭，满也，楚人名满曰凭"，马茂元注说："冯，古音旁，满也。作副词用。楚地方言。一本作'凭'。"扬雄《方言》卷二说："冯，怒也。楚曰冯"。怒亦有胸中愤满之义，故扬雄说"楚人谓怒曰冯"。是"凭"乃"楚地之方言”也。

2.《素问·五藏别论》说："余闻方士，或以脑髓为藏，或以肠胃为藏，或以为府……"。这里提到了"方士"。方士者流，是为秦始皇而求"不死之药"的，产生于燕、齐一带。

3.《素问·宝命全形论》说："黔首共饮（饮，原误为馀，今据《太素·知针石》改）食"。据《史记·六国年表》载，秦用法令规定"名民曰'黔首'"，是在始皇统一中国后的第二年，即始皇二十七年。然所谓"岁在涒滩"的秦始皇八年时成书的《吕氏春秋》，已多次使用了"黔首"一词，如《仲夏纪·大乐》说："故能以一听政者……说黔首"，《孝行览·慎人》说："事利黔首"等等，说明在秦始皇没有"更名民曰'黔首'"，也没有统一中国以前，秦国即已习用"黔首"这一词了。

4.《素问·五藏生成论》说："徇蒙招尤……"。尤，可假借为"犹"，见于邑《香草续校书·吕氏春秋·本味览》。故这里"徇蒙招尤"的"尤"字，当是"犹"字的假借。所谓"徇蒙招尤"，就是"徇蒙招犹"，而"犹"字乃是"摇"字之误。《礼记·檀弓下》说："咏斯犹"，郑玄注说："犹当为摇，声之误也。摇，谓身动摇也，秦人犹、摇声相近。"《礼记》"摇"，因秦声误为"犹"，《素问》这里则当是"摇"，因秦声误为"犹"而后又假借为"尤"的，所以宋代陈自明《妇人大全良方》卷四第四引用此句即直接改为"徇蒙招摇"。"摇"既因秦声而致误，则《黄帝内经》一书的写成，当与秦国有关。

5.《春秋·左成十年传》说："公疾病，求医于秦，秦伯使医缓为之……医至，曰：'疾不可为也，在肓之上、膏之下，攻之不可，达之不及，药不至焉，不可为也。'公曰'良医也'。厚为之礼而归之。"《春秋·左昭元年传》说："晋侯求医于秦，秦使医和视之，曰：'疾不可为也，是谓近女室，疾如蛊，非鬼非食，惑以丧志，良臣将死，天命不祐。'公曰：'女不可近乎？'对曰：'节之。……天有六气，降生五味，发为五色，徵为五声，淫生六疾。六气曰阴、阳、风、雨、晦、明也。分为四时，序为五节，过则为菑，阴淫寒疾，阳淫热疾，风淫末疾，雨淫腹疾，晦淫惑疾，明淫心疾。女，阳物而晦时，淫则生内热惑蛊之疾。今君不节不时，能无及此乎？'……赵孟曰：'良医也'。厚其礼而归之。"《尸子》卷下说："有医㖃者，秦之良医也，为宣王割痤，为惠王疗痔，皆愈。张子之背肿，命㖃治之，谓㖃曰：'背，非吾背也，任子割焉。'治之遂愈。"这里所说的医缓、医和、医㖃，都是春秋战国时期的秦国良医，不仅对疾病的诊断准确，很有临床经验，而且还有一套医学理论，所以《韩非子·林下》有"秦医虽善除"之语，也无怪乎我国素有"秦多良医"的说法。

《黄帝内经》是一部集体写作，是各地医疗经验和医学理论的总结。进行这项工作的地点似乎只能在秦国。上述第一点虽然为楚地方言，表明了《黄帝内经》与楚国有关系，但楚国在战国时期，已由春秋时期的争霸中原而转为衰弱了，特别在战国后半期，更是丧地辱国，几经迁都，不可能从事医学整理而写出《黄帝内经》来的；上述第二点谈到"方士"，表明《黄帝内经》与齐国有关，根据《史记》所载，齐国在威、宣之世，由于政治上的改革和军事上的胜利，曾做到了"诸侯东朝于齐"（见《史记·孟子荀卿列传》），并设立了一个"稷门学宫"，以招天下学者会于齐都，而创立精气学说的宋钘、尹文和把阴阳、五行二者合为一家的邹衍，都曾游学于齐之稷门学宫，但齐国在战国后期已是江河日下，似亦不大可能进行《黄帝内经》这样巨大的医学整理工作，至于燕、韩、赵等国当时更是没有这种整理的可能；然上述第3点谈到"黔首"一词，第4点谈到"摇因秦声之误"，表明《黄帝内经》与秦国有关，这是值得注意的，第5点谈到"秦医善除""秦多良医"，使秦国具有较好的医学基础。秦国自商鞅"变法修刑"，实行一系列的社会变革以后，"山东之民，无不西者"（见《商子·来民》），东方诸国的人士都到秦国，扁鹊由勃海"过邯郸""过洛阳"而"入咸阳"（见《史记·扁鹊仓公列传》），表明了各国医学家也都到秦国，这就使各地医疗经验和医学理论的交流及总结整理具备了充分的条件，因而也就只有在秦国，才有可能写出《黄帝内经》这样的医学巨著来。在先秦诸子著作中，只有在秦国写成的《吕氏春秋》一书中记述的医学内容最多，也可以作为《黄帝内经》成书于秦国的一个佐证。

总之，《黄帝内经》成书于战国后期，是在秦国写成的。

附记：陕西省岐山县，是因其境内有一"岐山"而得名。岐山之"岐"，字又作"郂"，亦作"嶅"，乃姬周之发祥地，秦国也曾一度在此建都。

《黄帝内经》中"歧伯"之"歧"，乃是"岐"字之借，《黄帝内经太素》《针灸甲乙经》中均作"岐"，可证。

岐伯出自岐山，《广韵·上平声·五支》说："岐……又姓，黄帝时有岐伯"。是岐伯姓"岐"，乃因山得姓，亦犹炎、黄二帝因水得姓也。《国语·晋语四》说："昔少典娶于有蟜氏，生黄帝、炎帝。黄帝以姬水成，炎帝以姜水成。成而异德，故黄帝为姬，炎帝为姜"。《说文·女部》亦谓"黄帝居姬水以为姓"。岐伯乃以岐山为姓则勿庸置疑矣，《云笈七签·轩辕本纪》明谓"……时有仙伯，出于岐山下，号'岐伯'，善说草木之药性味，为大医，帝请主方药。帝乃修神农所尝百草性味以理疾者，作《内外经》"。《广韵》和《云笈七签》两书虽不是先秦史料，但其记述，当亦有所据。从而进一步证明我的这一观点：《黄帝内经》是各国医疗经验在秦国集体总结成书的。

（李今庸 1978—1984 年北京．中医研究院研究生班讲稿）

《黄帝内经》的营卫理论及其临床作用

"营卫"理论，是祖国医学理论体系的重要组成部分。"营"和"卫"两者相互联系，在人身运行不休。保证着人身藏府以及各部组织的正常功能和人身生命活动。它来源于先天，在运行全身保证人身各部组织功能活动过程中不断地被消耗，又不断地在人身藏府组织功能活动中从饮食物里得到补充。

一、营卫的基本概念及基础

"营"之为字，古与"环"同声通用，乃"周绕"之义。《韩非子·五蠹》说："自环者谓之私。"谓一切围绕自己打圈子，其义即为"私"，今之所谓"自私"是也。然《说文·厶部》引此文作"自营为厶"，特明示其语出于"韩非"。其"厶"即"私"之本字。是营""环"二字古通用之一例也。《灵枢·营卫生会第十八》说"营周不休"，而《素问·举痛论第三十九》则有"环周不休"之句，是"营"。"环"二字古通用之又一例也。据此，则所谓"营气"者，乃谓"环气"也，即人身"循环不已之气"也。

根据《古文字学·汉字结构分析》载，"卫"字古作"ᵁᔆ⁵₃"，其义亦为"周绕"，故《仓颉篇》卷中以"卫"字释"营"义，说："营，卫也。"

"营""卫"二字，均为"环周"之义。《史记·五帝本纪》说："黄帝……以师兵为营卫"，即黄帝以众兵绕行其兵士之所居以为备蒦，在古代文献中，每有连用"营""卫"之字者，如《汉官旧仪》卷上"皇帝起居仪，官司马内，百官案籍出入，营卫周庐，昼夜谁何"、《贞观政要·辩兴亡》："昔启民亡国来奔，隋文帝不恡粟帛，大兴士众营卫安置，乃得存立"等是其例。其营卫之用，乃叠词同义。然在祖国医学里，"营""卫"之名，虽都取义于"环周"、营、卫二气，在人身都是流行不止，循环不休，有如环之无端，莫知其记，终而复始。但二者是有区别的，正如《灵枢·营卫生会第十八》所说："其清者为营，浊者为卫，营在脉中，卫在脉外"，唯在循环运行过程中，营卫相随而行，不容稍有差误耳。

《难经·三十二难》说："血为荣（荣乃营之借），气为卫"；《素问·调经论第六十二》说："取血于营，取气于卫"；《灵枢·寿夭刚柔第六》说："刺营者出血，刺卫者出气"。都表明了营是以血为基础，卫是以气为基础，血之循环流行即是营，气之循环流行即是卫。

二、营卫的生成及其运行规律

《灵枢·五味第五十六》说："谷始入于胃，其精微者，先出于胃，之两焦，别出两行营卫之道"（此文"之两焦"下，原有"以溉五藏"四字，疑他文错讹至此，删），是胃中化生的水谷精微，为营、卫二气的生化之源。水谷精微，出于胃，至于中、上两焦，"精专"部分和"慓悍"部分分别行于"营卫之道"，而化为营、卫之气。在人身中循一定路线，按一定方向运行不息。

（一）营气

《灵枢·经脉第十》说："脉为营"，《灵枢·营卫生会第十八》说："营出于中焦……中焦亦并胃中（口），出上焦之后，此所受气者，泌糟粕，蒸津液，化其精微，上注于肺脉，乃化而为血，以奉生身，莫贵于此，故独得行于经隧，命曰营气。"这就清楚不过地表明了饮食水谷化生的精微物质，其"精专"部分从中焦进入肺脉，通过心及其所主血脉的化赤作用，在脉中化为血液，是奉养人身的最宝贵物质。唯其如此，故其独能流行于经脉之中。唯其能在经脉中循环流行而不已，因而将其命之曰"营气"。据此，我们可以知道：血液在经脉中不断地循环运行，对人有益而无害，就是营气，反之，血液一有积滞，失去了流行之性，对人有害而无益，即成为了瘀血。毫无疑问，营气是以血液为物质基础的，故《灵枢·经水第十二》说："经脉者，受血而营之。"然而这许多年以来，有人引《灵枢·邪客第七十一》"营气者，泌其津液，注之于脉，化以为血，以荣四末，内注五藏六府，以应刻数焉"之文为据，歪曲原意，囫囵吞枣地说什么"营气是化生血液的物质"。它倒因为果，使血和营的关系发生了本末倒置，给祖国医学理论制造了无谓的混乱。说实在话，寻章摘句，断章取义，不求甚解，曲解《经》旨，实在不是一个学者应有的治学态度！

营气的运行路线，《灵枢·营气第十六》记载："营气之道，内谷为宝。谷入于胃，乃传之肺，流溢于中，布散于外。精专者，行于经隧，常营无已，终而复始，是谓天地之纪。故气从（手）太阴出注于手阳明，上行注足阳明，下行至跗上，注大指间与（足）太阴合。上行抵髀（脾），从脾注心中，循手少阴出腋。下臂，注小指合手太阳，上行乘腋，出颈内，注目内眦，上巅下项。合足太阳（此句当在"注目内眦"句下），循脊背下尻。下行注（足）小指之端，循足心，注足少阴，上行注肾，从肾注心，外散于胸中，循心主脉出腋，下臂，出两筋之间，入掌中，出中指之端，还注小指次指之端合手少阳，上行注膻中，散于三焦，从三焦注胆，出胁，注足少阳，下行至跗上，复从跗注大指间合足厥阴，上行至肝，从肝上注肺，上循喉咙，入颃颡之窍，究于畜门；其支别者，上额，循巅下项中，循脊入骶，是督脉也，络阴器，上过毛中，入脐中，上循复裹入缺盆，下注肺中，复出太阴。此营气之所行也，逆顺之常也。"这里论述了营气运行从肺手太阴经，至大肠手阳明经，至胃足阳明经，至脾足太阴经，至心手少阴经，至小肠手太阳经，至膀胱足太阳经，至肾足少阴经，至包络手厥阴经，至三焦手少阳经，至胆足少阳经，至肝足厥阴经，再回至肺手太阴经，形成营气运行的十二经脉循环路线。另从颃颡部别出，则循督脉上巅，下脊，入骶，过阴器，上腹胸，入缺盆，下肺，形成营气运行的任督循环路线。营气循环运行，都是在经脉之中，经脉是不参与循环的，尽管络脉中的血液也在流通。在经络系统中，十二经脉为主体，故十二经脉循环路线为主体循环路线。《灵枢·经脉第十》中记载的所谓十二经脉的循行路线和交接部位，实际上也是在论述营气运行的主体循环路线，并不是指十二经脉本体的起止。

营气在人身循行二十八脉一周，为漏水下二刻。一日一夜，漏水水下百刻，营气循环运行二十八脉五十周，即所谓"一日一夜五十营"。应周天二十八宿。以尽天地之数也。

（二）卫气

《灵枢·营卫生会第十八》说："卫出于上焦（上，原误为"下"，今改）。……上焦出于胃上口，并咽以上，贯膈而布胸中。走腋，循太阴之分而行。还至阳明，上至舌，下足阳明。常与营俱行于阳二十五度，行于阴亦二十五度，一周也（此三字当删）故五十度而复大会于手太阴矣。"饮食水谷化生的精微物质，其"慓悍"部分直至上焦，并咽上膈布胸中而走腋，循手太阴经脉之分而行于手，还至手阳明经脉之分上行至舌，下于足阳明经脉之分……，与营气相随俱行，一在脉外，一在脉中，日行二十八脉二十五周，夜行二十八脉亦二十五周，一日一夜循环流行二十八脉五十周。卫气之性慓悍滑疾，虽不受脉道约束，不能循行于经脉之中，但由于其与营气有阴阳关系，受营气影响，故如《灵枢·胀论第三十五》所说"并脉循分肉"而行，在经脉外沿营气的同样路线方向，循环运行于二十八脉，终而复始，莫知其止。《灵枢·动输第六十二》所谓"营卫之行也。上下相贯，如环之无端"亦是说的营、卫二气相随俱行于二十八脉内外，循环往复，无有终止。

由于营、卫二气之行，均起始自肺手太阴经脉内外，然后依次循环运行二十八脉五十周，而复会于肺手太阴经脉，故《素问·平人气象论篇第十八》说："藏真高于肺，以行荣卫阴阳也。"

然而，在《黄帝内经》里，对于卫气的循行规律，还有另一种记述。这种记述认为，卫气昼日行于阳二十五周，即平旦人之目张，则卫气出于目，上至手足太阳经脉之分，依次至手足少阳经脉，手足阳明经脉之分。其行于各条经脉之分者皆散失，唯行于足阳明经脉之分者从阴分至目，再行手足太阳经脉、手足少阳经脉，手足阳明经脉之分，而从阴分至目。如此循环运行六阳经脉之分二十五周，阳尽而阴受气。阴主夜，夜则人之目瞑，而卫气即从足少阴经脉之分入腹至肾，然后依次至心，至肺，至肝，至脾，再至肾，如此亦循环运行五藏之分二十五周，阴尽而阳受气。阳主昼，平旦目张，卫气又出于目。这一卫气的循行规律，与人之寤寐和卫护作用密切相关。这一关系，可以从人们的日常生活和有关睡眠的病态中充分地体现出来。

这里需要说明的是：营卫循环运行二十八脉在一日一夜里一定要为"五十周"之数，当是古人根据其测量人身骨度依之计算出来的脉之长度和观察人身血行速度，而计算得出的数字，且又取义于"大衍之数五十"（见《周易·系辞上》）而然。它的临床实践价值，尚有待于我们今后研究。然今人临床上针刺治疗则是常采用一日一夜循环运行"十二经脉一周"之法，即平旦寅时（3～5时），营卫旺盛于肺手太阴经脉；卯时（5～7时），营卫旺盛于大肠手阳明经脉；辰时（7～9时），营卫旺盛于胃足阳明经脉；巳时（9～11时），营卫旺盛于脾足太阴经脉；午时（11～13时），营卫旺盛于心手少阴经脉；未时（13～15时），营卫旺盛于小肠手太阳经脉；申时（15～17时），营卫旺盛于膀胱足太阳经脉；酉时（17～19时），营卫旺盛于肾足少阴经脉；戌时（19～21时），营卫旺盛于心包手厥阴经脉，亥时（21～23时），营卫旺盛于三焦手少阳经脉；子时（23～1时），营卫旺盛于胆足少阳经脉；丑时（1～3时），营卫旺盛于肝足厥阴经脉，一日一夜尽，次日平旦寅时（3～5时），营卫再旺盛于肺手太阴经脉，如此循环一周是为今人所取法。

三、营卫的相互关系

营、卫二气在正常情况下，虽然分别循行于经脉内外，互不相乱，但它们并不是墙内墙外绝不相通。相反，"营主血，阴气也；卫主气，阳气也。"（王冰语，见《素问·调经论第六十二》注）二者有着阴阳相关的密切联系。《素问·生气通天论第三》说："阴在内，阳之守也；阳在外，阴之使也。"《素问·天元纪大论第六十六》说："故阳中有阴，阴中有阳。"二者对立统一，互相联结，在经脉内外环流不休的过程中相互交通而不已。其相互交通之处，似乎是在三百六十五俞穴上，《素问·气穴论第五十八》说："孙络三百六十五穴会，亦以应一岁，以溢奇邪，以通荣卫""肉之大会为谷，肉之小会为豀，肉分之间，豀谷之会，以行荣卫，以会大气"，可证。

《素问·举痛论第三十九》说："经脉流行不止，环周不休。寒气入经而稽迟，泣而不行，客于脉外则血少，客于脉中则气不通。"这里言及了"脉外之血"和"脉中之气"，也从论述病理上佐证了脉中营血外交于脉外卫气，而脉外卫气亦内交于脉中营血。二者互相对立又互相依赖。

四、营卫的生理作用

《素问·痹论第四十三》说："荣者，水谷之精气也。和调于五藏，洒陈于六府，乃能入于脉也。故循脉上下，贯五藏，络六府也。卫者，水谷之悍气也，其气慓疾滑利，不能入于脉也，故循皮肤之中，分肉之间，熏于盲膜，散于胸腹。"《灵枢·邪客第七十一》说："营气者，泌其津液，注之于脉，化以为血，以荣四末，内注五藏六府，以应刻数焉。卫气者，出其悍气之慓疾，而先行于四末分肉皮肤之间而不休者也。昼日行于阳，夜行于阴，常从足少阴之分间行于五藏六府。"《灵枢·脉度第十七》说："气之不得无行也，如水之流，如日月之行不休，故阴脉荣其藏，阳脉荣其府。如环之无端，莫知其纪，终而复始。其流溢之气，内溉藏府，外濡腠理。"《灵枢·决气第三十》说："上焦开发，宣五谷味，熏肤充身泽毛，若雾露之溉，是谓气。"（卫气）《灵枢·本藏第四十七》说："卫气者，所以温分肉，充皮肤，肥腠理，司开阖者也。"《灵枢·天年第五十四》说："何者为神？……血气已和，营卫大通，五藏已成，神气舍心，魂魄已具，乃成为人。"这就充分阐明了营卫和谐循环流行的作用，内而充养五藏六府，外而温润皮肤腠理，筋肉骨节以及五官九窍，保证着藏府及各部组织的正常功能，以产生神的活动，而周全于性命。且卫气在营气的配合下，尚能抵御外邪的干犯，以免于疾病侵害。

《灵枢·逆顺肥瘦第三十八》说："脉行之逆顺奈何？……手之三阴，从藏走手；手之三阳，从手走头；足之三阳，从头走足；足之三阴，从足走腹。"这是对《灵枢·经脉第十二》中"十二经脉"循行规律的概括。所谓十二经脉的循行次序，实际是营气运行的主体循环路线。它体现了人身十二藏府的升降运动规律。所谓"手之三阴，从藏走手"者，正表明了手太阴肺，手少阴心，手厥阴心包等三者之气下降也；所谓"手之三阳，从手走头"者，正表明手阳明大肠，手太阳小肠，手少阳三焦等三者之气上升也；所谓"足之三阳，从头走足"者，正表明足阳明胃、足太阳膀胱、足少阳胆等三者之气下降也；所谓"足之三阴，从足走腹"者，正表明足太阴脾、足少阴肾、足厥阴肝等三者之气上升也。这个体现人身十二藏府升降运动的营气主体循环路线，即十二经脉循行规律，可以从针刺治疗中得到验证。《灵枢·卫气行第七十六》说："刺实者，刺其来也；刺虚者，刺其去也。"就是针刺治疗实证时，根据营卫运行方向即一般所谓经脉走向，采取逆刺进针，这在针灸学上叫做"逆而夺之"或"迎而夺之"；针刺治疗虚证时，根据营卫运行方向即一般所谓经脉走向，采取顺刺方式进针，这在针灸学上叫做"追而济之"或"随而济之"。前者是泻法，后者是补法。故《灵枢·九针十二原第一》说："迎而夺之，恶得无虚；追而济之，恶得无实"，《灵枢·小针解第三》说："迎而夺之者，泻也；追而济之者，补也，"从而表明了营卫运行的主体循环路线即所谓十二经脉的走向规律，是针刺治中"迎随补泻法"的理论根据。

五、营卫理论的临床作用

营卫二气，是水谷精微的不同部分，上至不同部分，通过不同组织的功能活动化生的。它们不同性质，在经脉内外的不同道路上沿同一路线按同一方向循环流行，常"弃其陈，用其新"而保持"日新"的过程，以充养人身内外上下各部组织的正常功能活动。"营卫相随阴阳己和"，藏府百骸，百官九窍，都"顺之而治"（见《灵枢·五乱第三十四》），人身则健康无病，此所谓"阴阳相随，乃得天和"者也。若营卫失常，则疾病即变化而生矣。诸如外感六淫的侵袭，内伤七情的干扰，以及饥饱劳逸的失度等，均可导致营卫失常而发病。然由于邪气性质、受邪轻重和邪伤部位以及各人体质等的不同，营卫失常的情况也有差异，或衰弱，或稽留，或行迟，或行速，或不相和谐，因而发生的病证也就千差万别，根据《黄帝内经》明文记载，粗略统计，营卫失常的病证，就有疟疾，霍乱，偏枯，痹证，疠风，伤寒，积聚，肠覃，膈证，失眠，嗜睡，目闭，多梦，关格，善忘，善欠，痛疽，胀证，腹满，气痛，肠鸣，胁胃支满，四肢厥逆，头重眩仆，寒热，少气，喘咳，烦心，密默，不语，肉苛等数十种之多，同时各个病证的转归也不尽一样。在祖国医学里，邪气和正气是一对矛盾，也是对立统一的。正气失常就是邪气，邪气也随正气的留止而留止，随正气的出入而出入，所以《黄帝内经》和《伤寒论》《金匮要略》等书里每有"真邪相搏"或"邪正相搏"之语，《灵枢·小针解第三》所谓"在门者，邪循正气之所出入也"，正阐明了这一点。根据正邪"对立统一"这一规律，在治疗营卫失常的各种病证中，分析邪正盛衰的实际情况，或驱逐邪气以和调营卫，或和调营卫以驱逐邪气，都是以达到邪去正复为目的。针刺治疗时，上文所提到的"迎随补泻法"，在运用时，就是要分析邪正盛衰的基础上，采取"迎而夺之"或"随而济之"的针刺手法。

《素问·气穴论篇第五十七》说"肉之大会曰谷，肉之小会曰谿，肉分之间，谿谷之会，以行荣卫，以会（舍）大气"，《素问·五藏生成篇第十》说："人有大谷十二分，小谿三百五十四（三）名，少十二俞，此皆卫气之所留止，邪气之所客也。针石缘而去之。"这说明了人身三百六十俞穴，都是卫气运行不息过程中稍事停留之处，也是邪气常客住之处，对于人身所发生的病证，当根据其具体情况选用适当的俞穴进行针灸治疗，通营卫，除邪气。

（李今庸于 1985 年 8 月在广西中医学院讲稿）

经典语言对临床医疗的指导作用举例

这里所谓"经典"，是指《黄帝内经素问》《灵枢经》《伤寒论》《金匮要略》等书。它是我们祖先长期与疾病作斗争的经验总结，奠定了中医药学的理论和辨证施治的体系，几千年来指导了中医临床医疗的实践，保障了中华民族的繁衍和昌盛，是我们民族的一份宝贵财富，我们应当对其发扬光大之。这里且作一些例举，以证其理论可靠，疗效确切。

1.《素问·至真要大论》

"诸气膹郁，皆属于肺。"

案例 患者某，女，54 岁，家庭妇女，1966 年 5 月就诊。

患肺痈多年，前不久因母子不和，而服敌敌畏欲自尽，被邻人发现送某医院洗胃抢救。脱离危险后，腹部胀大如鼓，遂来就诊。诊时见咳嗽，微引胸中疼痛，唾脓液痰，气味腥臭，口中干燥，小便黄，脉微数。病乃肺部痈脓，失于主气，治宜清肺解毒，排泄痈脓，拟苇茎汤合桔梗汤加味：

苇茎 30g　薏苡仁 10g　冬瓜仁 15g　桔梗 10g　甘草 10g　鱼腥草 15g　大贝母 10g　桃仁 10g

（去皮尖炒打）

上 8 味，加水适量，煎汤，取汁，去渣，日 1 剂，分 2 次温服。

药服 3 剂后，腹胀消失，咳嗽减轻。

继服 6 剂而病愈。

按：风热邪毒伤肺，血脉瘀滞，蓄结痈脓，则咳引胸中痛而唾腥臭脓液痰，且脉微数。邪毒伤于血脉，不在气分，故口中干燥而不饮水。肺为水之上源，水源不清，则小便为之变黄。肺主一身之气，蓄结痈脓，则失其主气之用，其所服之敌敌畏虽洗除，然被药毒所伤之气机难复，气机壅塞，故腹部胀大如鼓。此时如宽中利气消腹胀，其药温燥之性必有害于蓄结痈脓之肺藏，遂本《素问·至真要大论》"诸气膹郁，皆属于肺"之旨，仍拟苇茎汤合桔梗汤加味以治肺痈且消腹胀。方以苇茎为君，佐以鱼腥草、甘草清热解毒；薏苡仁、冬瓜仁、桃仁、桔梗活瘀排脓；大贝母化痰开郁结。共奏清热解毒、排脓开结之效。

2.《素问·至真要大论》

"诸风掉眩，皆属于肝。"

案例 患者某，女，40 岁，住湖北省随州市某镇，家庭妇女。1903 年秋末某日就诊。3 日前，在月经期间入河水中洗衣被，从而发病，开始恶寒发热，月经亦止而停潮。经治疗未效，3 日后其寒热自罢，旋即转为头目眩晕，不能起床，目合不语，时而睁眼暂视周围而遂闭合，目光如常，脉细沉涩。乃正虚血瘀，风木上扰；治宜滋水涵木，祛瘀息风；方拟左归饮加味：

熟地 15g　山药 12g　山茱萸 12g　茯苓 12g　炙甘草 9g　枸杞子 12g
车前子 9g　五味子 6g

以水煎服，日 2 次。

第 2 天复诊。服上方 1 剂，即大便下血而诸症遂失，神清人慧。仍拟上方 1 剂续服，以巩固疗效。

按:《素问·至真要大论》说："诸风掉眩，皆属于肝。"肝在五行属木而主风，有疏泄之用，藏血而司月经。经为血，喜温而恶寒。患者月经期间，于秋凉时入河水中洗衣被，水寒外浸，《素问·离合真邪论》说："寒则血凝泣"，血气因寒而凝泣不流，则月经停止；寒邪外伤而营卫不和，则恶寒发热。患者正气素虚，3 日后邪气趁虚入深，外则营卫自调而寒热退，内则血气凝瘀而肝不疏泄，且失其藏血之用，遂致木郁生风，风邪上扰清窍而头目眩晕。晕甚则不能起床，目瞑不欲语。肝肾虚弱，则脉见沉细；血气凝瘀，故沉细脉中又兼涩象。其血瘀未久，尚未坚结，且正气衰弱，不耐攻破，故治宜扶正以祛邪，助肝气以复其疏泄之用，则血活瘀行，风歇止而眩晕自愈。然肝木乃生于肾水，肝气盛常有赖于肾气旺，故治本于"虚则补其母"之法，用左归饮方加五味子、车前仁滋水涵木，补肾以养肝。服药后，肝旺而疏泄之权复，瘀不能留，故从大便下出而诸症咸退，病遂告愈。

3.《素问·调经论》

"神有余则笑不休。"

案例 患者某，男，40岁，住湖北省枣阳市某区镇，干部。1975年4月某日就诊。患高血压病已多年，忽于2周前发生时而无故微笑，自己明白而不能控制，形体胖，头部昏闷，口干，舌苔厚腻而黑，脉象弦数。乃痰涎沃心，神明失守；治宜化痰涎，泻心火；拟导痰汤加味：

胆南星 10g　炒枳实 10g　茯苓 10g　法半夏 10g　炙甘草 6g　陈皮 10g　大贝母 10g　石菖蒲 10g　黄芩 10g　黄连 10g　玄参 10g

上11味，以适量水煎药，汤成去渣取汁温服，日2次。

按：《灵枢·九针论》说："心藏神"，《素问·调经论》说："神有余则笑不休。"心邪盛，则见时而无故发笑而不能自控。形体肥胖多属痰盛体质。痰浊郁结，清阳不升，津液不布，则头部昏闷，舌苔厚腻而口干，脉弦。痰郁化火，火极似水，故脉兼数象而舌苔兼黑色。《灵枢·癫狂》说："狂者多食，善见鬼神，善笑而不发于外者，得之有所大喜。"喜则气缓，津聚为痰，痰涎沃心，发为狂证善笑。导痰汤方加味，用导痰汤化痰行气。加大贝母、石菖蒲开郁通窍，黄连、黄芩泻心火，以平心神之有余。《素问·藏气法时论》说："心欲软，急食咸以软之"，加玄参咸软，以遂心欲而滋水以制火。药服7剂，痰消火退，善笑遂已。

4.《素问·调经论》

"神不足则悲。"

案例 患者某，女，55岁，住湖北省襄樊市，家庭妇女。1972年5月某日就诊。儿子溺死，又家中失火被焚，3天前发病，神识不聪，烦躁欲走，多言语，善悲哭，舌苔白，脉虚。某医院诊断为"精神分裂症"乃心神虚馁，痰浊扰心；治宜补心神而化痰浊；拟涤痰汤：

法半夏 10g　炒枳实 12g　竹茹 15g　胆南星 10g　石菖蒲 10g　陈皮 10g　远志肉 10g　炙甘草 8g　党参 10g　茯苓 10g

上10味，以适量水煎药，汤成去渣取汁温服，日2次。

按：忧思过甚则气结聚液为痰，痰浊上扰，则心神虚馁而失守。《素问·调经论》说："神不足则悲"，故其发病则善悲哭而脉见虚象。《难经·三十四难》说："心色赤……其声言"，神明失聪，则精神恍惚而烦躁欲走，且多言语。涤痰汤方，用半夏、南星、竹茹、陈皮燥湿化痰，且陈皮同枳实行气以佐之，茯苓、甘草渗湿和中，以绝其生痰之源，党参、远志、石菖蒲补心安神，通窍益智。药服6剂，家中亦得到适当安慰而病遂愈。

5.《灵枢·本输》

"肺合大肠，大肠者，传道之府。"

案例 患者某，男，29岁，住湖北省枣阳市农村，农民。1950年10月就诊。发病2天，大便秘结。时欲大便而不得，左少腹有块状物移动疼痛，时向左侧胁腰部冲击，痛苦万状，小便黄，口舌干燥，脉缓。此乃肠胃燥结，传导失职；治本"通则不痛"之理；拟大承气汤方：

炒厚朴12g　炒枳实10g　芒硝10g　大黄10g（酒洗）

上4味，以适量水先煎前2味，待水减半加大黄微煎，去渣取汁，加芒硝于药汁中烊化，搅匀温服，日2次。

第2天复诊，服上方1剂，未见稍效，大便仍秘结不通，细审之则见其脉有涩象，改拟清燥救肺汤：

黑芝麻10g　党参10g　麦冬10g　霜桑叶10g　炙甘草10g　石膏10g炙枇杷叶10g（去毛尖）　杏仁10g（去皮尖炒打）　阿胶10g（烊化）

上9味，以水先煎8味，汤成去渣取汁，纳阿胶于药汁中烊化温服，日2次。

按：《素问·灵兰秘典论》说："大肠者，传导之官，变化出焉。"大肠燥甚，津液亏少，无以濡润肠道，则大便坚干不得出，而为大便闭塞不通，气结滞于内，不能下行，不能行而欲行。欲行而又不能行，故左少腹有块状物移动疼痛。气不下通则向后，故其疼痛时冲击胁腰之部。津液不足，则见尿黄、口舌干燥而脉见缓涩。唯其大便闭塞不通，故患者痛苦万状。治初本"通则不痛"之理，径与大承气汤以通便攻下，奈其津液枯少，徒事攻下无益也，遂改为清燥救肺汤方，用黑芝麻、阿胶、麦冬养阴救液，党参益气补肺生津，石膏、霜桑叶清燥滋干，杏仁、枇杷叶以复肺之清肃下降功用，甘草调和诸药。共奏养阴、增液、补肺、清燥之效，以复肺藏敷布津液和肃降之职。《灵枢·本输》说："肺合大肠"，《华氏中藏经》卷上·第二十九说："大肠者，肺之府也"。肺与大肠相表里，同主燥金，此治肺即所以治大肠，乃府病治藏之一例也。药服 1 剂则便通痛止而病愈。

6.《灵枢·五阅五使》

"心病者，舌卷短，颧赤。"（肾足少阴之上……挟舌本）

案例 患者，男，61 岁，住武汉市汉口，离休干部，因病肺癌住某大医院高干病房治疗已半年余，1976 年 9 月 23 日会诊：身热，神昏，喉中有痰，小便黄，口干，舌卷缩，其质焦红，脉细数，医院谓其舌缩为肺癌发展之必然结果，无法使其舌再为伸展，并断之曰"活不过十月一日"。乃邪热伤阴，阴气将竭，治宜育阴清热利水化痰，拟猪苓汤加味：

滑石 15g　茯苓 10g　猪苓 10g　泽泻 10g　阿胶 12g（烊化）　猴枣 0.6g

分 2 次以药汤冲服。竹沥 20g，分 2 次另服。以水煎前四物，待水减半，去滓，另阿胶烊化，温分二服，冲猴枣吞下，另服竹沥。

按：肺主敷布津液，肺气郁结，津液不布，则聚而生痰。肺为水之上源，源不清则流为之浊，郁热下灼，真阴被耗，故尿黄而口干，所谓"五藏所伤，穷必及肾"也。肾水将竭，无以上制心火，心主一身血脉而藏神，舌乃心之苗，心火内燔，故身热、神昏、舌卷缩而焦红，脉亦见细数。猪苓汤方，用阿胶育养其阴，滑石清肺热，且与茯苓、猪苓、泽泻利小便，一以去生痰之源，一以导邪热下出。猴枣、竹沥清热化痰，以补猪苓汤药效之不及，其奏育阴清热，化痰醒神之功。药服两剂，则热退神清，其舌舒展，顺利度过十月一日。惜肺癌之病根未拔，故延活至十二月份逝世。

7.《金匮要略·水气病》

"病（水）腹大，（小便不利）其脉沉绝者，（有水）可下之。"

案例 患者某，女，39 岁，住湖北省枣阳市农村，妇女干部。1954 年 4 月某日就诊。发病 1 个月余，开始左腹发生一鸡蛋大包块，继之满腹胀大如怀子六七月之状，月经量少，经色紫黑，小便黄，大便秘结，时噫气，面色黯，脉象沉细欲绝。病乃血瘀气滞，结为癥积，治宜破血攻瘀，佐以行气，拟方：

　　当归 15g　　川芎 10g　　赤芍 10g　　制香附 10g　　炒枳实 10g　　红花 10g　三棱 10g（醋炒）　　莪术 10g（醋炒）　　大黄 10g（后下）　　芒硝 10g（烊化）桃仁 10g（去皮尖炒打）以水煎 9 药，待水减半，下大黄，煎两沸，再下芒硝烊化，日 2 服。

　　按：《灵枢·水胀》说："肠覃何如？岐伯曰：寒气客于肠外，与卫气相搏，气不得荣，因有所系，癖而内著，恶气乃起，息肉乃生。其始起也，大如鸡卵，稍以益大，至其成如怀子之状，久者离岁，按之则坚，推之则移，月事以时下，此其候也。"寒邪内侵，则血气凝涩稽留，不能流行，积结为有形之物，形成腹内包块如鸡蛋大，且稍以益大，竟使满腹胀大有如怀子之状。瘀不在胞，故其月事仍以时而下。唯其血气凝结，阻滞经脉，故月事虽来而其量则少，脉象亦沉细欲绝。血气郁而化热，故经血紫黑而小便色黄，血不濡于肠道，则大便秘结。气不下通而上逆，故时有噫气。血不华色，则面色黯而无光泽。方用当归、川芎、赤芍养血活血，红花、桃仁、三棱、莪术破血攻瘀，香附、枳实行气以助瘀血之化除，大黄、芒硝攻下通便，缓解其气不下通之苦，并使化除之瘀血皆从大便下泄而出。药服 20 余剂而腹胀尽消，诸症皆退而愈。

8. 《伤寒论·厥阴病》

　　"手足厥寒，脉细欲绝者，当归四逆汤主之。"

　　案例　患者某，女，38 岁，住湖北省随县某镇，家庭妇女。1953 年春月某日就诊。1 年前开始发生月经错后，每次月经来潮皆愆期，或愆期数天，或愆期 10 余天，经色乌黑，半年后月经停止来潮。现月经停止半年，小腹部不温，四肢厥冷，苔薄白，脉沉涩细缓。乃肝寒脉凝，血行不通，导致月经停止，而病"闭经"；治宜养血通脉，温经散寒；拟当归四逆加吴茱萸生姜汤：

　　当归 12g　　桂枝 10g　　白芍 10g　　红枣 4 枚（擘）　　细辛 6g　　木通 10g炙甘草 10g　　吴茱萸 10g　　生姜 10g

以上煎服，日 2 次。药服 5 剂病愈。

按：《素问·上古天真论》说："女子……天癸至，任脉通，太冲脉盛，月事以时下。"王冰注："所以谓之月事者，平和之气，常以三旬而一见也。故愆期者，谓之有病。"今月经愆期至六七个月而未一潮，其为闭经之病矣。《灵枢·五音五味》说："冲脉、任脉，皆起于胞中。"冲为血海而为肝所主，肝居下焦，肝寒则所主之血海失其温养。《素问·举痛论》说："寒气入经则稽迟，泣而不行"，故其小腹不温而月经始而愆期，继而闭止。阴血虚寒，不与阳气相顺接，故手足为之厥冷。血中阳气不足，血行不利，不能鼓脉外出，则脉见沉涩而细缓。当归四逆加吴茱萸生姜汤方，用当归、白芍、红枣活血养血，细辛温经散寒，桂枝通血分之阳，木通通经络之滞，甘草补中以益血气生化之源，吴茱萸、生姜以逐陈寒，共奏养血通脉之效。方中桂枝、白芍、甘草、生姜、红枣为桂枝汤，善和营卫，调和血气，复其阴阳顺接之常，使寒去脉通，厥回经潮，故服药 5 剂病愈。

9.《伤寒论·厥阴病》

"厥者必发热，前热者后必厥。"

案例 患者某，女，38 岁，住湖北省枣阳市农村，农民。1950 年 10 月某日就诊。发病 10 余日。开始恶寒发热，旋即恶寒已而发热 3 天，则转为手足厥冷 3 天，今又转为发热已 4 天，心中烦闷不舒，舌苔白，脉数。乃病入厥阴，厥热胜复，治宜寒热互投，拟乌梅丸方，改丸为汤服：

乌梅 12g　黄连 10g　制附片 8g　黄柏 10g　干姜 8g　桂枝 8g　细辛 6g　党参 10g　蜀椒 8g　当归 10g

上 10 味，以适量水煎药，汤成去渣取汁温服，日 2 次。

按：病入厥阴，则随其厥阴之化，《素问·至真要大论》说："帝曰：厥阴何也？岐伯曰：两阴交尽也。"两阴交尽谓之厥阴。厥阴为阴气将尽，阳气初生。然阴气将尽而未尽，阳气初生而未壮，居于阴阳进退之界，进则阳胜，退则阴胜。故厥阴为病，进则阳胜而发热，退则阴胜而手足厥冷，阴阳进退，则证见厥热胜复。《素问·六微旨大论》说："厥阴之上，风气治之，中见少阳。"厥阴本风而标阴，中见少阳相火，今厥阴风火循手厥阴心包络经脉上扰心神，故心中烦闷不舒。寒热错杂，故舌苔白而脉数。乌梅丸方，寒热互投，以治其阴阳错杂。《灵枢·经脉》说："酸生肝"，故用乌梅之酸以补肝体为君；当归养血以和肝；《素问·藏气法时论》说："肝苦急，急食甘以缓之"，用党参、甘草之甘以缓肝经之急迫；黄连、黄柏以泄阳热之邪；桂枝、蜀椒、干姜、附片、细辛以祛阴寒之邪。寒以泄热，温以祛寒，各自为功，两不相妨。改丸为汤者，丸缓而汤速也。药服 1 剂而病愈。

10.《金匮要略·妇人产后病》

"产后下利，虚极白头翁加甘草阿胶汤主之。"

案例 患者某，女，35 岁。1969 年 8 月 9 日就诊。1969 年 8 月 5 日发病，发热，下痢红白黏冻，且时伴以鲜血，1 日达 20～30 次，里急后重，痛苦不堪，口渴欲饮水，恶心欲吐，食欲不振。经他医治疗未效而于 8 月 9 日就诊于余。诊见形体消瘦，精神困惫，舌苔黄，脉细数。此乃湿热郁遏肠道，气血郁滞，拟白头翁汤加味：

白头翁 12g　黄连 10g　黄柏 10g　广木香 6g　秦皮 10g　当归 12g
炙甘草 10g　地榆 30g　阿胶 12g（烊化）

上 9 味，以适量水先煎前 8 物，去渣取汁，纳阿胶于药汁中烊化，温服。药服 1 剂，大便转为正常，红白黏冻全无，里急后重消失，痢疾已愈。再以其方 1 剂巩固疗效。

按：湿热郁遏，熏蒸于肠胃，腐败气血，奔迫于后阴，而为下痢红白黏冻，且时伴以鲜血。血气瘀滞，气机不畅，故里急后重，下痢 1 日夜达数十次。胃气失降，故恶心欲呕，且食欲不振。热盛于身则发热，口渴欲饮水，舌苔黄，脉细数，其病为湿热痢而热重于湿，治本《伤寒论·厥阴病》篇"热痢下重者，白头翁汤主之""下痢欲饮水者，以有热故也，白头翁汤主之"之法，以白头翁汤泄热燥湿，凉血解毒为主，加当归行血以愈便脓，加广木香调气，枳壳、桔梗疏利气机以除后重。服药 2 剂未见稍效，遂以其邪热过甚而减去疏利气机之桔梗、枳壳，加入槐花、地榆以增强凉血泄热之力。服药后，发热、口渴、恶心等症消失，食欲亦好转；但下痢红白黏冻伴鲜血之证不减轻，1 日夜仍为数十次，里急后重，困惫不堪；舌苔黄，脉细数，此乃劳累体弱之故，遂本

《金匮要略·妇人产后病》篇"产后下痢虚极，白头翁汤加甘草阿胶汤主之"之资，于上方减凉血之槐花，加入阿胶以养阴止血，炙甘草汁资补中，助正气以除湿热。患者虽非产后，但其痢前身体衰弱，与"下痢虚极"实为相似，故服药1剂，即正复邪退大便转为正常，红白粘冻全无，里急后重消失，痢疾告愈。

11.《伤寒论·少阴病》

"少阴病，下利便脓血者，桃花汤主之。"

案例 患者某，女，48岁，1954年8月患痢疾，时缓时剧，绵延20年。经武汉、北京等地医院治疗未效，后剖腹探查诊断为结肠溃疡。1974年6月就诊于余。诊见患者形体消瘦，食欲不振，面色少华，常畏寒；大便时下脓血，便色乌黑，下血前常有多汗、小腹急痛，但无后重感，大便无血时则稀溏而色如果酱，或带白色黏液。近来发生上腹部满胀，每于饥饿时刺痛，得食则减，遇寒则剧，口泛酸水。月经时断时潮；经前小腹刺痛，经色乌黑，脉沉迟细弱，治以桃花汤加味：

赤石脂30g　干姜6g　党参12g　炒粳米15g　当归24g　川芎9g　炒白术12g　炙甘草9g　白芍15g　延胡索12g　红花9g　桂枝6g　蒲黄炭9g

上13味，以适量水煎药，汤成去渣取汁温服，日2次。服药5剂，大便基本成形，下血停止，便色转正常，汗出之症消失，畏寒减轻，精神、食欲、面色均好转，唯稍劳则小便遗出。仍拟原方去红花加炙黄芪12g。服6剂，诸症悉退，仅大便稍稀，仍以原方去桂枝、蒲黄炭，加山药12g、广木香4g以善其后。

又服药11剂，大便完全恢复正常，食欲转佳，体重增加，形体渐盛，诸症减退，其病告愈。

按： 患者脾肾虚寒，肠滑不固，故久久下痢以至20余年不愈，虽病痢而无后重感。气虚阳弱，则精神疲乏，食欲不振，面色少华，畏寒，痢前多汗或大便带白色黏液以及腹部饥饿则痛，遇寒则剧，口泛酸水，脉沉迟细弱。络伤血瘀，则大便色黑或如果酱，上腹部刺痛。月经前小腹刺痛，经色乌黑，亦为血瘀之征。病久则经血亏损，故形容消瘦。遂本《金匮要略·呕吐哕下利病》篇"下利便脓血者，桃花汤主之"之法，以桃花肠涩汤固滑以止下痢，加党参、白术、炙甘草补脾益气，加当归、川芎、白芍、红花、延胡索、蒲黄炭养血活血、止痛止血，加桂枝通阳温经，以助血行。服后精神、食欲、畏寒、大便均好转，下血及汗出亦止，唯劳则小便遗出，故于方中减破血之红花，加炙黄芪益气补虚以固摄，继之再去温通止血之桂枝、蒲黄炭，加山药以益脾固涩，广木香利气以防补药之壅。

12.《灵枢·禁服》

"代则取血络，而后调之。"

患者某，女，35 岁，住武汉市武昌区，大学教师，已婚，1971 年 5 月就诊。13 岁月经初潮，每次潮前小腹疼痛，近 3 年来常发生心悸，胸满，乍间乍甚，时发时已，发则心悸如捣，胸中满闷难受，脉则 3 至而停跳歇止 1 次，呈所谓"三联率"脉象，面色如常，病为络脉血瘀，心神不安，治宜活血破瘀，拟以桃红四物汤加减：

当归 12g　川芎 10g　制乳香 10g　赤芍 10g　红花 10g　制没药 10g
茯苓 10g　丹参 10g　五灵脂 10g　桃仁 10g（去皮尖打）　制香附 10g

上 11 味，以适量水煎药，汤成去渣取汁温服，日 2 次。

按：宿患痛经，且为月经潮前腹痛，乃血瘀胞中而然。《素问·评热病论》说："胞脉者，属心而络于胞中"，是胞脉上通于心也。心藏神，其手少阴脉之别络起腕后入于心中，胞中瘀血波及心经别络，络血瘀积，心神不宁，则心为之悸；血为气之府，血瘀则气滞，气机不利，则胸中满闷。络脉有邪，而经脉涩滞，故见脉至而有定气机不利，则胸中满闷。络脉有邪，而经脉涩滞，故见脉至而有定数歇止，是之为"代脉"也。桃红四物汤加减，以当归、川芎、赤芍、丹参养血活血，红花、桃仁、乳香、没药、五灵脂通络破瘀。气为血之帅，用香附行血中之气，以利气机而助血行，用茯苓以宁神。药服 10 余剂而病愈。

13.《金匮要略·痰饮咳嗽病》

"水停心下，甚者则悸，微者短气。"

案例　患者某，男，40 岁，湖北咸宁供销社干部。1976 年 6 月就诊。

严重失眠已有数年，经常彻夜不能入寐，每晚必赖安眠药方能入睡。形容消瘦，心悸，胸闷短气，咳嗽，唾白色泡沫，脉结。此证乃水饮内结，阻遏卫阳，阳不交阴所致。治宜温阳祛饮，拟二陈汤合苓桂术甘汤加味：

茯苓 15g　炒白术 10g　桂枝 10g　炙甘草 10g　制半夏 10g　陈皮 10g　牡蛎 15g（先煎）

以水煎服，日服 2 次。嘱停服其他安眠药。

第 4 天复诊，服上方 1 剂后，当晚停服安眠药即能入睡。连服 3 剂，感觉稍舒，要求加大药力，遂于原方以甘遂易甘草，拟方：

茯苓 15g　炒白术 10g　桂枝 10g　制半夏 10g　陈皮 10g　牡蛎 15g（先煎）　甘遂 1.6g（研末，分 2 次冲服）

以水煎汁，冲服甘遂末，日 2 服。

按：《金匮要略·痰饮咳嗽病脉证并治》说："凡食少饮多，水停心下，甚者则悸，微者短气"，水饮内结阻遏胸阳则胸闷，滞碍息道则短气，水气凌心则心悸，饮邪犯肺则咳嗽唾白色泡沫。津液内聚为饮，无以充养肌肤，故形容消瘦。饮邪结聚于内，卫气行于阳不得入阴，以致无法成寐而失眠。方用白术、甘草、茯苓健脾行水，半夏、陈皮燥湿祛饮，桂枝温阳化饮，《金匮要略》所谓"温药和之"也。加牡蛎潜阳以交阴，故服药即能入睡。药服 3 剂又加大药力，原方中去甘草加甘遂末冲服，每服则大便泻水数次，使水饮从大便而去，故诸症皆退，脉之结象仍在，乃饮邪所结之窠囊未除，病将复发，后果然。

14.《素问·藏气法时论》、《灵枢·九针论》

皆云："胆为怒。"

案例　患者某，男，20 岁。数年前曾发狂证多日，1966 年 11 月其病复发，狂走妄行，善怒，甚至欲持刀行凶。同年 12 月 5 日就诊于余。见其哭笑无常，时发痴呆，伴头昏、耳鸣、失眠、多梦、心悸、两鬓有掣动感，两手震颤，渐然畏寒，四肢冷，面部热，口渴喜饮，大便秘结。唇红，苔白，脉弦细数。治以柴胡加龙骨牡蛎汤去铅丹：

柴胡 12g　黄芩 10g　法半夏 10g　党参 10g　生姜 10g　大枣 3 枚（擘）　桂枝 10g　茯苓 10g　龙骨 12g　牡蛎 12g　大黄 8g

上 11 味，以适量水煎药，汤成去渣取汁温服，日 2 次。服药 4 剂，狂止症退，改以温胆汤加味：

竹茹 15g　茯苓 10g　炒枳实 10g　陈皮 10g　龙骨 12g　法半夏 10g（打）　牡蛎 12g　炒枣仁 10g　石菖蒲 8g　龟板 10g　炙甘草 8g

上 11 味，以适量水煎药，汤成去渣取汁温服，日 2 次。服药数剂，其病痊愈，至今未复发。

按：《素问·灵兰秘典论》说："胆者，中正之官，决断出焉。"《灵枢·九针论》说："胆为怒"。胆实痰郁，失其中正之用，无以正常决断，则善怒，甚则欲持刀行凶。胆主筋，司运动，其脉行于头面两侧，绕耳前后，故其狂走妄行，两手震颤，两鬓有掣动感而头昏、耳鸣。肝藏魂，胆为肝之府而为肝用，故失眠多梦。胆气通于心，心神失宁，故其哭笑无常，时发呆痴而心悸。胆气郁而不伸，其阳郁结于内，则面部热、口渴、大便结、唇红、脉弦细数。其阳不达于外，则四肢冷而洒然畏寒。柴胡加龙骨牡蛎汤升发胆气、化痰定神明。服药后怒止症退，再以温胆汤加龙骨、牡蛎、石菖蒲利窍化痰安神而收功。

15.《灵枢·经筋》

"足厥阴之筋……结于阴器……伤于寒则阴缩入。"

案例　患者，男，27 岁，住湖北省枣阳市某乡镇、农民。1956 年 10 月某日就诊。突发前阴垫垂上缩，疼痛难忍叫呼不已，痛苦不堪，四肢不温，脉吷。乃阴寒侵袭，阳气欲绝，治宜急投其汤，通经散寒，拟方针刺以治之。

归来左右二穴

刺入一寸，留针 10 分钟，左右穴同。

按：《诸病源发论·小便病诸候·遗尿候》说："肾主水，肾气下通于阴"，《灵枢·刺节真邪》："茎垂者，身中之机，阴精之候，津液之道也"是前阴乃人身之重要部位，所谓"身中之机"而为肾所主，并为"阴精之候"以反映肾之藏精情况。肾为寒水之藏，阴寒侵袭，肾阳欲绝，阴阳气不能相顺接，故其手足不温而苔白、脉伏。寒主收引，则肾所主之前阴茎垂向上缩入，此《灵枢·经筋》之所谓"伤于寒则筋缩入"也。寒则经脉凝滞不通，气血不通则发生疼痛，疼痛太甚则情不自禁而叫呼，故其前阴疼痛难忍而叫呼不已，《素问·痿论》

说："前阴者，宗筋之所聚，太阴、阳明之所合也。"又《素问·痿论》又说："阳明者，五藏六府之海，主闰宗筋"，故取胃足阳明经脉之左右"归来"二穴以刺之，通阳散寒，流畅气血，针入即愈。

（李今庸于 2006 年 9 月，香港浸会大学中医药学院专题讲稿）

经典语言对临床医疗的指导作用举例

心脑血管病的传统医学理论基础

  《灵枢·邪客》说："心者，五藏六府之大主也，精神之所舍也"，既然心是五藏六府之大主而为"精神之所舍"，何为"心、脑、血管"的病而连带多发？是必有其物质基础也。考：《尔雅·释言》说："谋，心也"，郭璞注："谋虑以心"，郝懿行义疏："心者，《释名》云：'心，纤也，所识纤微，无物不贯也'。《白虎通》云：'心之为言任也'，《管子·心术篇》云：'心者，智之舍也'。然则智藏于心，心任于思，思与智即谋虑所从出矣，谋者，《说文》云：'虑，谋思也'，本《释诂》文。《洪范》云：'聪作谋'，此云'谋，心也'者，《论衡·超奇篇》云：'心思为谋'。谋，心思，于《易》并属坎。"

  《说文·囟部》说："囟，頭會匘盖也。象形，凡囟之属皆从囟。"段玉裁注："首之会合处，头髓之覆蓋，《玄應》引蓋下有'顖空'二字，顖空，謂'顖腔'也。《内则》注曰：'夹囟曰角'。思进切。"

  《说文·思部》说："思，睿也。从心，从囟，凡思之属皆从思"。段玉裁注："《谷部》曰：'思者，深通川也……凡深通皆曰睿，思與睿雙聲……謂之思者，以其能深通也'。又《韵会》曰：'自囟至心，如絲相貫不絕也'，然则會意非形聲。息兹切。"

  《说文·心部》"息"下段玉裁注："如心思上凝于囟，故从心囟。"

  《素问·刺禁论》说："七节之傍，中有小心"，此"七"字误，当作"十"。古时"七"写作"十"，横长竖短；"十"写作"十"，横短竖长。二字形近，容易致误。胆为"小心"，其气与心通。《灵枢·本输篇》说："胆者，中精之府"。《难经·四十二难》说，胆"盛精汁三合"。与"心……盛精汁三合"同，《素问·五藏别论》说"胆为'奇恒之府'之一，亦'藏而不泻'。是故《素问·六节藏象论》说："凡十一藏取决于胆也。"

《灵枢·口问》说："忧思则心系急，心系急则气道约，约则不利，故太息以伸出之，补手少阴心主，足少阳留之也。"是手少阴心经与足少阳胆经同治也。《医经精义·下卷·藏府通治》说："心与胆通，心病怔忡，宜温胆为主；胆病战慄癫狂，宜补心为主……《内经》言'以苦补心'，是泻心火，即是补心，以益其阴也。"

失眠治验（一）

×××，男，40岁，住湖北省咸宁县某集镇，干部。1967年6月某日就诊。发病数年，长期失眠，经常彻夜不能入寐，每夜必赖安眠药以睡。形容消瘦，心悸，胸闷，短气，咳嗽唾白色泡沫，脉结。乃水饮内结，阻遏卫阳，阳不交阴，治宜温阳祛饮，拟苓桂术甘汤合二陈汤加味：

茯苓 15克　白术 10克炒　桂枝 10克　甘草 10克炙　半夏 10克制　陈皮 10克　牡蛎 15克先煎

以水煎服，日二次。嘱其停服安眠药。

第四天复诊，服上方一剂后，当晚停服安眠药即已入睡，连服三剂，感稍舒，要求加大药力，遂于原方以甘遂易甘草，拟方：

茯苓 15克　白术 10克炒　桂枝 10克　半夏 10克制　牡蛎 15克先煎　陈皮 10克　甘遂 1.6克研末分二次冲服

以水煎汁，冲甘遂末服，日二服。

按：《金匮要略·痰饮咳嗽病脉证并治》篇说："凡食少饮多，水停心下，甚者则悸，微者短气。"水饮内结，阻遏胸阳则胸闷，滞碍息道则短气，水气凌心则心悸，饮邪犯肺则咳嗽唾白色泡沫。津液内聚为饮，无以充养肌肤，故其形容消瘦。《灵枢·邪客》说："今厥气客于五藏六府，则卫气独卫其外，行于阳不得入于阴，行于阳则阳气盛，阳气盛则阳蹻陷（陷，乃"满"字之误），不得入于阴（则）阴虚，故目不瞑。"饮邪结聚于内，卫气行于阳不得入于阴，以致无法成寐而失眠，方用白术、甘草、茯苓健脾行水，半夏、陈皮燥湿祛饮，桂枝温阳化饮，《金匮要略》所谓"温药和之"也。加牡蛎潜阳以交阴，故服药即能入睡。药服三剂又加大药力，原方中去甘草加甘遂末冲服，每服则大便泻水数次，连服三剂诸症皆退而停药，惟脉之结象仍在，乃饮邪所结之窠囊未除，病将复发，后果然。

血府逐瘀汤治愈"失眠证"（二）

×××，男，62岁，退休干部，住武汉市武昌区。1998年4月某日就诊于余。患"心脏病""高血压"已多年，1997年3月又突发"中风"，经中西医药长期治疗未效。现经常心慌心悸，头目昏暗，右侧上下肢无力而活动不灵，右脚踏地无实感，失眠，常年赖"安眠药"以为睡，舌苔薄白，脉结甚，数至一止，或十数至一止。病乃血气瘀滞，心神不守，肝风内动，肢体失养，治宜活血破瘀，疏肝利气，方以血府逐瘀汤加味：

生地 15 克　当归 12 克　川芎 10 克　桃仁 10 克去皮尖炒打　赤芍 10 克　红花 10 克　柴胡 10 克　桔梗 10 克　川牛膝 10 克　枳实 10 克炒　甘草 10 克炙　香附 10 克制

上十二味，以水适量，煎药，汤成去滓，分温再服，日服二次，每日服一剂。

按：《素问·阴阳应象大论篇第五》说："心生血"，《灵枢·营卫气血生会篇第十八》说："心者，神之舍也。"心主藏神而赖血以养。今血液瘀积，失去流动之性而不能养心，心失血养则无以为宁而神不归舍，故心悸心慌而长年失眠。《素问·解精微论篇第八十一》："夫心者，五藏之专精也；目者，其窍也"，《灵枢·大惑论篇第八十》说："目者，心使也"，心神失守则无以司窍而使目，目不为心神之所使，故头目昏暗，视物不审。血主于心而藏于肝，肝藏血为风木之藏，其性喜条达，今血瘀则肝失条达之性而木气为郁，木郁则风生，肝风内动，风邪循虚而徼于人体身半之上下，则半身之经络阻滞不通，无血以濡养，因其右半身不随，活动受阻。《素问·脉要精微论篇第十七》："夫脉者，血之府也。"《灵枢·经水篇第十二》："经脉者，受血而营之"，《素问·举痛论篇第三十九》说："经脉流行不止，环周不休"。瘀血停滞，则血脉不能正常流行而为之不相连续，故脉见"结"象，脉动而时见一止也。拟血府逐瘀汤为治，方用生地、当归、川芎、赤芍为四物汤以养血活血，红花、桃仁以行血破瘀，柴胡疏肝解郁，川牛膝入肝祛风，桔梗、枳实疏利气机，甘草调和诸药，加香附行血中之气，以助行血破瘀之力，更有利于瘀血之消除。服药十余剂后，渐能入睡，坚持服药数十剂，失眠虽时有反复，但诸证好转，仍继续坚持服药近二百剂，诸证已退，尚待恢复和巩固，遂以原方改汤为丸，以其为病日久，故加党参以助正而促其体质康复。其丸药方附后：

生地 150 克　当归 120 克　川芎 100 克　赤芍 100 克　红花 100 克　柴胡 100 克　桔梗 100 克　川牛膝 100 克　枳实 100 克炒　甘草 100 克炙　香附 100 克制　党参 100 克　桃仁 100 克去皮尖炒打

上十三味，共研细末，过筛，炼蜜为丸，每服 10 克，一日服三次，开水送下。一直服用至 2000 年 12 月，睡眠恢复正常，诸证尽退，身体康复，嘱其将早起锻炼持之以恒，停止服药。

半身不遂治验（一）

×××，男，48 岁，住武汉市武昌县农村，干部。1966 年 9 月某日就诊。5 月份发病，突然昏倒，不省人事，苏醒后即出现右侧半身麻木，活动障碍，经过数月治疗，稍有好转，但仍右侧手足失灵，不能随意运动，食欲不振，苔薄，脉虚。乃气虚夹痰，阻塞身半之脉络，形成"偏枯"之病，治宜益气化痰，拟六君子汤加味：

党参 10 克　白术 10 克炒　茯苓 10 克　甘草 10 克炙　半夏 10 克制　陈皮 10 克　石菖蒲 10 克　远志肉 10 克　僵蚕 10 克

以水煎服，日二次。

按： 风痰阻窍，气血逆乱，正气不运，神识失聪而不守，则卒然发生中风昏倒不知人，是乃古人之所谓："虚中"也，故苏醒后即见半身不遂、食欲不振而脉象为虚。六君子汤方加味，用党参、白术、甘草、茯苓健脾益气渗湿，以消除其生痰之源；陈皮、半夏、僵蚕行气而祛风痰之邪；石菖蒲、远志开窍通塞，以利其痰浊之化除。共奏益气化痰、利窍开结之功。药服 20 剂左右而病渐愈。

半身不遂治验（二）

×××，女，55 岁，住武汉市武昌区，某商店售货员。1977 年 10 月某日就诊。数月前突然中风卒倒，昏不知人，移时苏醒后，即见右半身活动失灵，不能运动，口部向左侧歪斜，言语不清晰，苔白腻，脉沉弦。乃风痰阻络于身，血气不养，为"偏枯"之病，治宜利窍去壅，化解风痰，拟导痰汤加味：

胆南星 10 克　枳实 10 克炒　茯苓 10 克　半夏 10 克制　甘草 10 克炙　陈皮 10 克　石菖蒲 10 克　白附子 10 克　僵蚕 10 克　防风 10 克　远志 8 克去骨

以水煎服，日二次。

按：《素问·调经论篇》说："血之与气，并走于上，则为大厥。厥则暴死，气复反则生，不反则死。"风痰阻窍，气血逆乱，神识昏蒙，不能自持，则见突然中风昏倒，不省人事，是乃古之所谓"痰中"也。移时藏府气复，故苏醒。其神识虽已清醒有知，然风痰仍阻塞于身之右半，经脉不通，失其血气之濡养，故患者右侧半身不遂。右颊邪伤而皮肉筋脉缓纵，左颊无邪则皮肉筋脉相引而见急，故口颊㖞戾而左侧歪斜。《素问·阴阳应象大论篇》说："心主舌"，又说：心"在窍为舌"，且心手少阴之别络系于舌本，风痰壅窍，心脉受阻，则语言为之不利。风痰内郁为病，故苔白腻而脉沉弦。导痰汤方加味，用南星、半夏、白附子、僵蚕、防风化痰祛风，菖蒲、远志开窍去痰，甘草、茯苓健脾渗湿，以净生痰之源，枳实、陈皮行气，佐南星、半夏等药之化痰。断断续续服药数十剂，时经半年多而病愈。

心悸治验

×××，女，35 岁，住武汉市武昌区，大学教师，已婚。1971 年 5 月就诊。13 岁月经初潮，每次潮前小腹疼痛。近三年来发生心悸胸满，乍间乍甚，时发时已，发则心悸如搘，胸中满闷难受，脉则三至而停跳歇止一次，呈所谓"三联率"脉象，面色如常。病为络脉血瘀，心神不宁，治宜活血破瘀，拟以桃红四物汤加减：

当归 12 克　川芎 10 克　赤芍 10 克　红花 10 克　香附 10 克制　茯苓 10 克

乳香 10 克制　　没药 10 克制　　丹参 10 克　　五灵脂 10 克　　桃仁 10 克去皮尖打

以水煎服，日二次。

按： 宿患痛经，且为月经潮前腹痛，乃血瘀胞中而然。《素问·评热病论篇》说："胞脉者，属心而络于胞中"，是胞脉上通于心也。心藏神，其手少阴脉之别络起腕后入于心中，胞中瘀血波及心经别络，络血瘀阻，心神不宁，则心为之悸；血为气之府，血瘀则气滞，气机不利，则胸中满闷。络脉有邪，而经脉滞否，故见脉至而有定数歇止，是之为"代脉"也。桃红四物汤加减，以当归、川芎、赤芍、丹参养血活血，红花、桃仁、乳香、没药、五灵脂通络破瘀。气为血之帅，用香附行血中之气，以利气机而促血行，用茯苓以宁神。药服 10 余剂而病已。

李今庸 2016 年中国中医研究院学术专题演讲

《中医内科学》前言

医学是保障人类身体健康、促进社会生产发展的一门自然科学。它是人类长期和疾病斗争的经验积累，是在人类社会的生产活动中逐渐发生、发展和丰富起来的，它必须是再为人类社会的生产忠实服务，才会有真正广阔的前途。

在整个医学领域里，大体上可以分为基础医学和临床医学两部分。所谓基础医学，是为在一般医学理论上建立一些基本医学知识，为临床医学打下基础的医学部分；所谓临床医学，则是具体地运用医学知识来指导临床实践，解决一切疾病的预防和治疗的医学部分。然基础理论的来源，是在于临床实践，其理论的有用与否或价值几何，并为临床实践所检验。这显然说明着临床医学在医学中占有着极端重要的地位。

内科学是临床医学的首要学科，它关系着全部临床医学的任何一科，它是临床医学各科的基础。因此，学习、研究内科疾病在临床医学中有着非常重要的价值和意义。然学习、研究内科疾病之所以重要，正是人们所说的："是因为无论选择任何一个专科，假如没有足够的内科知识，就根本不可能担任医生的工作。"事实是这样，我们要想做一个很好的临床医生，要想很好地掌握临床医学的任何一科，没有相当的内科知识，都是很难设想的。因此，内科学是我们每个修习医学的特别是临床医学工作者的必读之书。

祖国医学的内科学，虽然是以独立的疾病名称一个一个地出现，但由于祖国医学整体观念和辨证论治的特点，每个疾病都不是各自孤立，而是与其他疾病有着互相的联系。在全部疾病和一切疾病的各个过程中，都是祖国医学特有的理论体系——即阴阳五行学说，藏府经络学说，营卫气血学说等基本理论贯串着。内科疾病通过这些基本理论的联系，拼成了一个内科的整体。对待内科疾病，必须以这些基本理论思想为指导，运用望、闻、问、切的所谓"四诊"的方法去观察、去辨认和运用阴、阳、表、里、寒、热、虚、实的所谓"八纲"的方式去分析、去归纳，求得对疾病的明确认识和彻底了解，达到辨证以论方议药而定治。祖国医学理、法、方、药的运用，存在于内科各个疾病中，并且还存在于内科每个疾病发展的一切过程中。

祖国医学内科学各个疾病的起因，总起来说，不外有喜怒忧思悲恐惊的七情内因和风寒暑湿燥火的六淫外因，以及房室跌扑所伤等的不内外因。然每个具体的引起人们发病的致病因素，都各与人体的藏府经络有着一定的联系。因此，它的伤人，也都有着一定的规律。掌握它的规律，了解它的变化，尽管每个疾病在其发展过程中都是变化万端，但万变总是不离其宗的。当然，由于祖国医学的特点，是在整体观念的思想指导下辨证论治，对于具体的问题，还必须进行具体的分析，才能达到执简御繁，以常应变。

（李今庸于 1960 年 8 月为湖北中医学院中医本科教材而写）

关于李时珍一课的辅导报告

伟大领袖毛主席说："明朝李时珍长期自己上山采药，才写了《本草纲目》。"

《本草纲目》，是一部巨大的中国药物学书籍。其书有 52 卷，分 16 门，共收载药物 1893 种，插了 1000 多幅画图，附了 1 万多个药方。它整理了我国明代以前的药物学成就，纠正了其中许多含混和错误的记录，又补充了当时所发现的新药物 300 多种，如半边莲、广三七等。这部《本草纲目》，不仅是一部总结我国 2000 多年来在药物学上的知识和经验的重要书籍，而且是一部具备了初期的植物形态分类学内容的巨大著作。对人民生活有很大的贡献，在学术上也有很高的价值，所以它出版后不但流传全国，而且传到国外，被翻译成为朝、日、拉丁、英、法、德等多种文字，对世界医学起着极大的影响，为世界人民的健康事业作出了伟大的贡献。苏联莫斯科大学的廊壁上镶了李时珍的石像。

李时珍是一个伟大的医药学家，字东壁，号濒湖，是明朝人，即现在湖北蕲春县蕲州镇人。1518 年出生在一个普通医生的家里。李时珍家里几代都是医生。他祖父是一个经常在外面跑码头的医生，父亲李言闻的社会地位也不高，但医术很高明，在给穷人治病的时候，总是尽心竭力，认真负责，还常常把自己制的药品拿出来送给病人。这些事使李时珍很受感动。

李时珍从小多病，20 岁时又染上了肺病。李时珍是在贫苦的环境里长大的，穷人们过的日子他都很了解。他知道："疾病" 两字临到穷人头上，差不多就等于是死亡，假使没有像他父亲那样的医生，他们的情况就更不堪设想。他就立下志向，发奋学医，认真研究医学知识。他为穷人治病，往往不受诊金，得到群众尊敬。他一面行医、一面研究，首先发现了一个问题，这就是和医生业务密切相关的古代药学书中有很多缺点："有当析而混者，如葳蕤、女萎二物而并入一条；有当并而析者，如南星、虎掌一物而分为两种。生姜、薯蓣菜也，而列草品；槟榔、龙眼果也，而列木部"等。于是他就立志要在《证类本草》的基础上，写出一部分类更细致的药学书籍来。他要更广泛、更周密、更严格地给中国的药物学再做一次伟大的总结。

李时珍这时只有二十几岁，学识和经验与前辈比起来，还远远不能，但他的雄心壮志完全可与前辈相称。这样，他就必须为了自己的工作再下一番苦功。传说他曾"读书十年，不出户庭"，他是一个职业医生，不可能完全脱离社会，所以这不出户庭的话是靠不住的，不过由这里也可想见他用功苦读的情况了。

李时珍和他父亲的藏书都不多，因为在古代，书籍大部分掌握在一些豪门贵族即官僚们的手里的。李时珍以名医身份（因医术高明）经常看病，接触了一些豪门贵族，如当时有个封建贵族有个孙子患了一种嗜食灯花的疾病，他用杀虫疗癣的方法把他治好了，这样，有机会看到了数以千计的书籍。他边读边记，为他编写《本草纲目》积累了大量资料。

1552 年，李时珍 35 岁了。他按照原来的计划开始写书了。他把平日对各家本草（药物学书籍）加以对比校勘而记下来的许多材料，按照自己所订的门类，一条一条地编辑起来。起初，工作还顺手，但越到后来就越觉得困难。

最使他感到茫然而捉摸不到的，是许多药物的形状和生长情况。这些虽然经过前人反复解释和辗转引申，却仍旧得不到一个清晰的概念，有时甚至于越读越糊涂。白花蛇能治风痹、抽搐、癫癣等病，李时珍认为这是一种很重要的药品，计划给白花蛇写一本传。起初，他在蕲州的药贩子那里找材料，打谱稿。后来有人告诉他，这些药贩子所收的蛇不全是真的，要看真的白花蛇，最好亲自到蛇出没的龙峯山去。李时珍跑了几次龙峯山，果然长了许多见识。他不但很清楚地看到白花蛇的形状——黑质白花，胁下有 24 个斜方块子的花纹，而且连捕蛇人的动作、捕到蛇以后怎样截去头尾，他也都看到了。大约在他纂辑《本草纲目》

的初期，这本《白花蛇传》就已经完成了。

一天，当他纂辑《本草纲目》，又因为不太明白前人对某些药物的解释而感到彷徨时，他父亲提示他："你为什么不想一想，你是怎样写出《白花蛇传》的呢?"

时珍恍然大悟：不论研究什么学问，除了博考群书以外，特别是还要多用眼睛去看，多用耳朵去听，多用脑子去想。换句话说，就是要用最大可能去直接观察。学问是从"真知灼见"中得来的这个道理，自己过去是明白的，也有过实践，现在一时倒被书本上的材料束缚住了。从此，他决心把药物研究上前人不曾以"真知灼见"来解决的一些问题，通过实地考察来一一解决。

从这时起，他的著述生活便从"博览群书"发展到"采访四方"，他的腿跟他的脑子一起开动起来了。

他为了明确药物的形态和生长情况，蕲州一带的原野和山谷，一次又一次地印上了他的足迹。他还先后到过鄂西北的武当山、江西的庐山、南京、安徽等地；还可能取道麻城，横越大别山等。

李时珍经常在外，到处考察和采访。采药人、农民、樵夫、渔人等各种行业的人，都成了他的朋友和老师。如药农带他去挖"土茯苓"；卖杂药的告诉他"三七"有止血特效。他获得了许多无法从书本上得到的知识。

李时珍的观察方法，即使是对一棵极寻常的柏树，也要仔细地看看，仔细地摸摸，再静下来仔细地想想；然后确定它的躯干是笔直的，皮是薄的，肌肤是腻的，花是细碎的，结实是和小铃一样，霜后裂开，中有籽如麦粒大的。他掌握了比较详细的材料以后，再进一步研究它的叶、实的治疗功用。

李时珍对于某些需要经过生物化学变化过程才能制成的药品，做过近似现代生物化学性质的观察和试验。研究了乳腐、豆豉这些东西的制造法，熟悉了它们变化的经过。他还研究了几种金属药物的炼制过程，也肯定了几种药物的治疗功用，例如水银可以治疗疮疥等。

李时珍有时也解剖生物，察看它们的藏府。他解剖过一个穿山甲，为的是要看一看他的胃里是不是真有未消化过的蚂蚁。

　　李时珍对开刀麻醉用的曼陀罗花也作过实验研究："相传此花笑采酿酒饮令人笑，舞采酿酒饮令人舞，予当试之，欲滇丰酙，更令一人或笑或舞引之，乃验也"，并指出："八月采此花，七月采火麻子花，阴干等分为末，热酒调服三钱，少顷，昏昏如醉，割疮灸火，宜先服此，则不觉苦也。"我国目前研究的中药麻醉剂的主要药物，就是曼陀罗花。

　　李时珍在近三十年的时间里，阅读了上千种的书籍，走了上万里的路，倾听了千万人的意见，在广大劳动人民的支持下，终于把这部《本草纲目》写成了，为人类作出了卓越的贡献。这部《本草纲目》的诞生，完全是李时珍长期上山采药，长期实践的结果，这充分证明了"实践出真知"这一条颠覆不破的真理。

　　李时珍在行医过程中，每诊治一种疑难病证，也都是一次严肃的学习。他以轻剂的巴豆治愈了一个六十岁老妇人的溏泄病后，从而又发现了治疗工作上的许多关键问题。他觉得学习的好处是无穷无尽的。后来他特别将这次治疗经过作成记录，并且用同样的方法治愈了成百的病人。

　　　　　　　　　　（李今庸早年为湖北中医学院中药本科教学讲稿）

关于李时珍一课的辅导报告

全国医学基础学科规划座谈会（回报稿）

　　这次卫生部召开的"医学基础学科规划座谈会"，由钱信忠副部长、黄家驷院长主持。参加这次座谈会的有北京、上海、天津、沈阳、南京、广州、武汉、长沙、杭州、西安等十个地区的医药院校代表约50余人。其中有生理、病理生理、病理、生化、解剖、组胚、放射、药理、生药、生物物理、微生物、寄生虫、中医基础等13个基础学科。分为两个小组。会议从11月1日开始，至12日止，共为12天。基本上分为三个阶段：①学习文件，武装思想，开展大批判；②制订规划；③大会堂报，交流情况。

　　11月1日：上午黄家驷院长讲话：这个会，是钱部长主持的。这次会议很仓促，这是为科学会议作准备的。昨天报道了中国科学院召开的自然科学学科会议。中国科学院这次会议不仅是中国科学院本身参加，还有高等学校参加。11月20日要召开全国科学规划会议，规模也较大，约千余人参加。规划包括3年的、8年的、23年的。3年、8年的具体一些，23年的是设想。

　　这次我们会议每学科约三个人，是部分学校参加。现在各单位全部生理学都在搞针灸麻醉，是不是还有生理学本身发展的问题？这次会准备开到12号，今天上午算是一个预备会，下午正式开会，明天学习文件，3号请科学院几个同志来介绍经验，4～10号工作，会内会外活动，11～12号备报。下午黄院长讲话：制定规划，是这次会的要求。实现科学技术现代化，我们要：①抓好整顿，②抓好落实知识分子政策，③抓好制定科学技术规划。根本措施：①端正路线，②加强领导，③发动群众。规划中要注意：①科研队伍，②健全科研机构，③实验设备，④经费。科研任务要做到"全面安排，突出重点"。中国医学科学院蔡良婉副教授介绍中国科学院自然科学规划会议情况。她说：这次（数、理、化、天、地、生）自然科学学科规划会议是中国科学院召开的。会议进行了一个月零几天，昨天结束。到会人数，开幕时宣布是1100多人，闭幕时有1200多人。代表年龄最大的有80多岁，最年青的有23岁，大多数为50多岁的。表明青年科学家太少了。国家计委副主任顾明国同志作了一个报告，说："黑龙江今年粮食丰收，四川今年粮食丰收。科学技术一定要走到经济建设的前面，要向科学要粮食。"中国科学院吕文同志报告，说："制定规划，要看到当前形势。这次规划要站得高，看得远。本世纪末，我国科学技术要接近当时世界水平，有些要赶上世界先进水平，个别要超过。3年、8年是打基础。四个现代化是这次规划的宏图。华主席提出科学院侧重理论、侧重提高。"会议闭幕时，方毅同志讲话："老一辈革命家对我们非常关心，叶副主席写了《攻关》。"四人帮"破坏很大，特别是对教育破坏更大。华主席对"四人帮"搞乱的思想扭过来做了很多工作，如对两个"估计"一定要批判，把知识分子的积极性调动起来。我们科学大会，外国很多人要来参加。很多在外国的中国科学家要回国为祖国服务，甚至说他们自己出钱。"生物学学科的这次规划，与医学有关的科研项目，有"肿瘤""计划生育""针麻""免疫"。

钱副部长讲话，说："卫生部召开这次规划会议，是在中国科学院要开规划会议推动下召开的。学科规划两个星期搞出来，卫生部明年一月份召开一个全国卫生科技大会，表彰先进，讨论和修改规划。"文革"前，我国临床学科和外国的差距不是很大的。基础学科的差距本来是很大的。现在临床学科的差距也是很大的。从我们的实际出发，把我们的规划搞好。"

这次规划要求：首先，把党中央向科学进军的路线搞正确，把我们的思想统一在"十一大"的基础上，这是为8亿人口，不是为你那个小单位；第二，以前作过两个规划，这次规划要做得更好；第三，临床与基础的关系。规划先分作，后综合。

11月2日上午学习文件：①华主席5月30日讲话（对科学工作的），②叶副主席《攻关》时，③邓副主席8月8日讲话，④中共中央关于召开全国科学大会的通知。

下午小组讨论时，先传达了朱潮同志的意见。小组说昨晚朱局长说："这次会议主要是订一个规划：第一，指导思想；第二，国内情况；第三，国外情况；第四，奋斗目标。八年包括三年，三年作为一个阶段，八年要有具体要求，还要有 23 年设想，要有重点项目；第五：队伍；第六，机构；第七，实验设备；第八，经费。"

11 月 3 日上午，由出席中国科学院自然科学会议的代表介绍"分子生物学"、"细胞生物学"的发展情况。

11 月 3 日下午至 9 日，各学科分别订出本学科的发展规划。

11 月 10 日上午瞻仰主席遗容。下午至 11 日大会汇报，交流情况。

11 月 12 日选出三个学科向临床学科及北京市一些单位介绍规划。

一、奋斗目标

我们订出了一个"中医基础理论学科规划（草案）"。其基本精神，一是用现代科学的知识和方法研究中医基础理论，进行基础理论的中西医结合；一是中医基础理论学科本身的继承、整理和发展。设想在 23 年内实现中西医结合，创造出统一的新医药学。8 年内，首先从藏象、气血、经络、治则等基本理论入手开展研究，采用内外环境对生命活动的调控原理上升到气血或阴阳的研究，可能在今后找到整体与分子水平之间的调控关系。其主要课题和要求。

（一）藏象学说

8 年内基本阐明"肾""肝""脾"的实质。前 3 年要在过去了解到肾阳虚的下丘脑—垂体—肾上腺皮质系统的紊乱的基础上，进一步从甲状腺、性腺、能量代谢、免疫学方面进行研究，探讨肾阴虚的本质方面要找到能客观反映肾阴虚本质的指标。在探讨"脾""肝"的研究，要通过异病同治，确立"证"的标准，同时采用除消化系统已有指标以外进行研究。有条件的地区和单位还可开始进行其他藏府研究的探索。

（二）气血学说

3 年内，从生化药理学、免疫学、生理学、生物能角度探索各类气分药（包括补气药、理气药等）的作用原理，并结合临床研究气虚、气滞特点，8 年内要基本阐明"气"的实质，以及"气帅血行，血为气府"的气血间的关系。

（三）治则治法的研究

8 年内以活血化瘀、扶正固本等治则为主。活血化瘀的研究已有广泛的临床基础，并已在血液流变性及血小板的聚集性方面获得进展，今后 3 年要在微循环、血液动力学、免疫学、酶学等方面作进一步探索，8 年内要求从分子生物学进行工作，找到活血化瘀引起上述改变的原理，进而基本阐明其实质。

3 年内要从临床、免疫、内分泌、酶学等方面探索扶正固本治则原理，8 年内基本阐明其实质。

其他治则如"通里攻下"参见"急腹症规划""清热解毒"等也要进行研究。

（四）四诊、八纲的研究

3 年内做到症状的标准化，8 年内要研制出能较准确地反映中医传统的"脉象"特点的新仪器，能客观地、科学地反映舌质、舌苔变化的仪器。对阴阳、虚实、表里、寒热等八纲辨证，从病理生理学、药理学、生化学、内分泌学进行较系统的研究。

（五）中药的理论研究

目前中药的研究，多从有效成分及有效单位着手，今后 3 年要紧密结合中医理论和临床，阐明某些有效方剂和药物的药性、配伍作用，摸索出运用中医理论和现代科学方法研究中药药理的一套基本方法，走出一条路子。8 年内开展多种复方的研究，为中西药理论结合奠定基础。

（六）经络学说

参见"针麻原理规划"。

（七）整理研究民族医学

对民族医学如藏医、蒙医、新种民族医学的理论和方剂药物，在整理和临床应用的基础上，用现代科学方法进行研究。

（八）整理古籍

为了加快医学基础学科中西结合的步伐，在采用现代科学知识和方法对中医学基础理论研究的同时，还要对中医学基础学科的各方面进行整理，组织力量在 3 年内分别整理出"藏象专辑""经络专辑""气血专辑"等，写出《十大古典医籍备编》《简明中医辞典》《中医辞典》和"金元四大家学术研究""温病学派研究"，校释出《灵枢经》和《素问》等古医书，在八年内，将中医学中各主要医籍进行分类编纂，写出《中医学全书》，对古典医籍进行"提要"，编出有关中医学基础理论研究的工具书，校释《难经》《脉经》《针灸甲乙经》《诸病源候论》等，并重印一批中医学基础学科的古代著作。

二、主要措施

1. 科研人员的配备和干部培养

从原曾参加西医离职学习中医二年以上，目前"用非所学"的人员中，安排一定力量参加基础理论研究队伍，充实各中医药研究所，三年内初具规模。

各个西医医学院校，组织一定力量从事中医基础理论研究工作，尤其鼓励基础学科及边缘学科的同志。

对中医基础理论有研究和专长以及中西医结合理论研究工作有成绩的相当于研究员或副研究员水平的同志培养研究生。研究生分两种，中医研究生看重在继承名老中医理论和实践的学术成就，并协助整理工作；中西医结合研究生进行中西医结合理论研究。均要求大专院校毕业水平，具有 2~3 年临床经验等。三年内各培养 80~100 人。

以北京、上海、湖北、广州等中医学院为主，开办中医基础理论训练班，培训研究力量。

2. 研究机构设置

根据地区特点，现有基础以及发展需要，3~8 年内逐步在北京、天津、上海、广州、湖北建立不同特点的中医基础理论研究中心。

全国各省市地区中医药研究所，三年内要从现有的 17 所发展到 29 所，各中医学院及研究所根据条件成立中医基础理论研究室（组），不仅进行中医基础理论的整理，要用新技术及现代科学最新成果研究中医理论。

中医研究院三年内开设中医基础理论研究所，并加强对各省市地区中医药研究所的业务联系工作。

加强国际学术交流，有计划地派人到日本、朝鲜、越南、法国、西德等国考察，1978 年召集国内中医基础理论研究工作经验交流会。

编辑出版国外医学参考资料中医中药分册。认真办好中医药刊物，创办中医杂志和中西医结合杂志各一种，有利于老中医的学术上争鸣及中西医结合理论研究的经验交流。

3. 设备和经费

中医基础理论研究，是一项创新的研究工作，往往根据本阶段工作情况及国内外最新发展来制订下阶段计划，故而常会突然需要某种先进仪器，建议拨一笔外汇在卫生部中西医结合办公室，以备购置迫切需要的仪器设备。

（1977 年 11 月）

全国医学基础学科规划座谈会（回报稿）

附录：从藏府学说来看祖国医学
的理论体系

　　人类在发展过程中，为了要健康的生活和繁衍种族，就要不断地和危害生命的疾病作斗争，这个斗争也就是认识、了解以及防治疾病的过程。随着人类物质文化的进步，这个认识过程也就日益深入。但由于处在不同的历史时期。人们的知识水平，认识方法不同，所以研究的对象虽然同样是疾病，却有着各种或同或异的见解。这也就是我们所习称的各个不同的医学派别。

　　目前，在医学领域中，我们所熟知的几个学派，他们对疾病的发生、发展、防治都有一套比较完整的理论体系。比如以德国病理学家魏尔啸嘘（1821—1902）首创的细胞病理学说，认为疾病的发生主要是和机体内的组织细胞有关，不同的疾病在组织细胞中有着不同的病理变化。根据这些特异性变化，可以制定疾病的发生及其转归，为临床诊断治疗提供可靠的证据。以苏联伟大的生理学家巴甫洛夫（1849—1936）首创的高级神经活动学说，及其弟子贝柯夫院士所发展的大脑皮质内藏相关学说，认为机体内的一切生理病理过程均取决于神经系统，特别是它的高级部位——大脑皮质。疾病的发生、形成以及在机体内所产生的一系列变化，无一不和大脑皮质的功能状况有关。近 20 年来，加拿大的病理生理学家塞里又提出了应激学说，认为脑下垂体——肾上腺皮质系统所引起的内分泌体液调节功能障碍，是疾病发生的中心环节。上述的几个学派虽然看法不同，看起来都有一定的片面性。例如，细胞病理学说过分强调了细胞组织的个别作用，而忽视了机体的整体统一。巴甫洛夫学说虽然重视机体的整体统一，但过分强调了大脑皮质在疾病中的主导作用。应激学说强调了垂体肾上腺皮质系统的作用，而对神经系统在这方面的控制作用估计不足。但他们从不同的方面对于探求疾病的本质都作出了一定的贡献，对于医学科学的发展，都起了重大的作用。

我们祖国医学已有几千年的历史，它对我们民族的生存和繁衍起了巨大的作用。我们通过较系统的学习后，深深地体会到古代医家在长期与疾病斗争的过程中，不仅积累了丰富的临床经验，而且形成了一套独特的理论体系。从其发展过程来看，它是从无数次临床实践的基础上，结合宇宙间一切事物的现象和变化，认为人体内具有与宇宙事物变化的类似规律；并采用了古代的哲学思想——阴阳五行学说，来说明自然界与人体，和人体内一切对立统一的生理、病理现象，以及它们之间复杂的有机联系，从而形成了祖国医学对机体整体统一的认识和"天人相应"的观点。

但是，由于历代医家所处的环境不同，积累的经验不同，看问题的角度不同，对人体的生理、病理现象的认识也就有所差异，因而产生了许多不同学派。如伤寒学派偏重于六经辨证，温病学派则主张卫气营血，李东垣、薛立齐、张景岳等则分别强调了脾胃和肾在发病中的作用。我们通过学习后，感到阴阳五行学说可以看作是祖国医学理论体系的说理工具，而在这个理论体系中，若以藏府学说为核心，则可以将这个理论体系中的经络，营卫气血、津液、精、神等一些基本理论，概括地统一起来。

藏府学说，以五藏六府为中心，认为藏府之间的内在平衡协调，整体统一，是维持机体正常生命活动的主要基础，外在环境对机体所发生的影响也主要是通过改变藏府之间的平衡协调状态反映出来。疾病的发生、发展、形成、转归，主要和藏府的功能状况有密切的关系，并用这个理论指导着临床实践，已经取得了极其辉煌的效果。所以，我们认为，若以藏府学说作为这个理论体系的核心，将会对整理提高和发扬祖国医学带来好处。

藏府学说是祖国医学理论体系的核心

作为祖国医学理论体系核心的藏府学说，是古人从长期生活、临床实践以及对人体解剖粗浅的认识基础上，通过综合、分析、比拟、推演而概括出来的对人体的生理、病理、诊断、治疗等的理论总结。有关藏府的记载，祖国医学最早典籍——黄帝内经，已有不少专门章节论述。根据前人的看法，藏包括肝、心、脾、肺、肾、心包络等，称为六藏；府包括胆、小肠、大肠、膀胱、三焦等，称为六府。此外，尚有脑、髓、骨、脉、女子胞等奇恒之府。由于六藏中的心包络，位于心之外围，主要表现心的功能，故通常称为五藏。则奇恒之府，虽各有其特殊的功能，但多隶属于五藏（肾主腰髓、脑为髓之海）。所以作为机体内结构和功能上的核心，主要是五藏六府。

　　在结构上，五藏六府各有其所属的经脉（如足厥阴肝经、足阳明胃经等）。这些经脉，源于五藏六府，贯穿于藏府和体表之间，内而通过经脉的络属成藏和府之间的表里关系（如足厥阴肝经属肝络胆，使肝与胆的构成互为表里），外而与四肢百骸，五官九窍，筋肉皮毛等建立各有所属的联系（如肝经上通目系）。可见，经脉在构成人体整体的结构上具有重大的作用。藏府机能的变化，往往可以通过经脉反映到体表；同样，经脉的变化，又可以影响络属藏府的机能活动。因而对临床上辨证施治，提供了理论依据。尤其在针灸治疗上，显得更为突出。

　　在功能上，总的说来，五藏具有产生和储藏精气的主要作用，而六府则具有腐熟水谷、分清泌浊、传化糟粕的功能。气、血、津、液、精、神等都是从藏府所产生的。例如，"气""血"的生成，虽然都来源于食物，但必须首先通过脾胃的受纳、腐熟、转运等作用以及有关的藏府一系列复杂的气化过程才能生成。以血来说，一般认为，"中焦受气，取汁变化而赤，是谓血"，而心、肝、脾三藏又分别担负着"主血""藏血"和"统血"的重要作用。谈到"气"，在祖国医学中的含义很广。由于其所在部位和功能上的不同，有营气、卫气、宗气、元气及藏府之气（如肝气、胃气）等名称，但从其生发的根源来说，则不外乎是来自先天父母的精气、后天水谷的精微以及肺所主呼吸之气相结合而成。这些"气"在功能上，除具有维持生命活动的主要作用外，而又预表着藏府机能活动的状态。但是，气、血两者，一旦离开藏府，就失去生化之源；因此，"气""血"的变化异常，也就反映了藏府机能的活动状态。此外，"津""液"也是维持人体健康的要素，来源于饮食，产生于中焦（脾胃），在功能上具有温润肌肤、利关节、濡空窍、补益脑髓等作用，而其分布调节则又与肺、脾、肾、三焦、膀胱等有密切的联系。一旦这些藏府的机能失常，必会影响"津""液"的输布、转化，而在临床上就会出现水肿、痰饮等证。至于"精""神"，也和藏府有着密切的关系。在内经中有"肾藏精""心藏神"等的记载，而其产生过程，"精"之先天来源于父母，后天又赖于水谷精微之不断补充、化生而成。"神"是人体精神和思维活动的概括，藏府所产生的精、气、血的充足与否，关系着"神"的盛衰，所以有"精气充足，神乃自生"的说法，可见祖国医学中所说的"神"，是具有物质基础的，它和迷信鬼神之神，显然不同。这样看来，"精""神"两者，是藏府机能活动的标志。

同样，藏府学说对药物在临床上的应用，也具有实际的指导意义。在生理情况下，五味对藏府有着不同的"亲和"作用，故内经中有"五味入胃，各归所喜攻"和"酸入肝，苦入心、咸入肾、辛入肺、甘入脾"等的记载。而在病理情况下，由于藏府机能的改变，对药物的性味发生"所喜""所恶"的不同感受，故内经又有"肝苦急，急食甘以缓之，脾苦湿，急食苦以燥之"等说法。祖国医学临床用药的主要理论依据，就是利用这样性味之偏，来矫正藏府机能之偏，以达到功能的恢复。在这种理论的指导下，后世医家从长期的临床实践中，又总结出药物对藏府及其所属经脉的疾病，在治疗上各有其特殊的适应范围。如黄连、栀子味苦入心，可清心火；甘草、大枣，味甘入脾，可补脾培中；而柴胡苦平，善走少阳。于是创立了药物性味归经的理论，并且依据藏府升降机能（如肝主升、肺主降）和病理失调性质（属寒、属热），又为寒热温凉，升降浮沉等临床用药理论提供了依据。从而可见，藏府学说不仅是祖国医学基础理论的核心，而且是临床用药的主要理论基础。

今以肝藏为例，来具体说明一下藏府作为机体结构和功能上的核心及其整体统一协调平衡的关系。肝为五藏之一，因其所属的足厥阴肝经、络胆，使肝胆相合，互为表里，肝经连目系，上出额与督脉会于巅；又过阴器、抵少腹，挟胃，与任脉相会；并有支脉贯膈上注于肺，以次使肝气通于目，并与督脉、阴器、任脉、脾胃、肺等发生直接的关连。此外，又通过其他藏府的经脉，如足少阴肾经，从肾上贯肝膈，使肝肾相连。这样在结构上通过了经脉之分支络属，肝藏即与其他藏府器官发生紧密的联系。在功能上，除了经脉在结构上的关系外，由于应用了"天人相应"的观点，结合临床实践的观察，用比拟推演的方法概括了肝藏的功能。以肝胆主春，具有生发之气，主风、主筋、性喜条达，在志为怒、在色为青，临床上如果出现了性暴易怒，手足抽搐等现象时，都认为与肝有关。肝藏的主风、主筋、主怒、主疏泄、开窍于目等的机能，都是在这样认识的基础上得来的。又利用了阴阳的对立统一来说明肝藏生理、病理的变化，以五行生克制化来说明肝藏与其他藏府的关系。例如在生理上，肝有肝阴、肝阳，在病理上，有肝阴虚，肝阳亢；肝气郁结，则肝木贼害脾土，肾水不足，则肝木失去涵养。这样，肝藏由于这些结构和功能上的连系，就和其他藏府器官建立了表里、内外、生克制化的复杂关系，体现了祖国医学的整体统一观。其他藏府，也有着类似的情况，不再一一列举。

从上面来看，人体各个藏府都具有其特殊的功能，而又相互依存，平衡协调，构成机体的整体统一；一旦某藏府的功能发生异常变化，除在本藏府及其所属经脉等出现一系列的改变外，与其他关连的藏府也会受到不同程度的影响。因此，如掌握了藏府的生理功能，就可以认识它的病理改变，在临床上，尽管证状千变万化，只要深入地综合分析，就不难从错综复杂的临床征象中找出矛盾的主次关系，而为疾病的分证、诊断、治疗等提供可靠的依据。但是，各藏府之间的密切合作，在生理上却受着"心"的统一领导，故内经中有"心者，君主之官，神明出焉……主明则上安，主不明则十二官危"的记载；在病理情况下，后世医家又相继发挥了"肾为先天之本""脾胃为后天之本"的专论。这些学说的产生，乃由于当时各人所经历的客观环境不同，积累的经验不同，因此所形成的论点也各有专长，并且都对推求病理机制和指导临床实践具有一定的实用价值。但是，我们认为，疾病的病理过程是一个动的过程，病变的主要矛盾往往随着机体内外不同情况而有所转化。故病变的矛盾，有时主要在肾，有时主要在脾或肝，甚而涉及两个以上的藏府。所以不能认为某一藏即为绝对的主导，而应在错综复杂的病症中，灵活地运用望、闻、问、切的诊断方法和理、法、方、药的理论原则辨证施治，即判定病变的主要矛盾所属的藏府施以不同的治法。这就是祖国医学的灵活性和整体观相结合的特点。

总的说来，藏府学说，是建立在整体观的基础上，充分反映了人体内外和环境的统一。它所指的藏府，除了指实质藏器外，更主要的是概括了人体生理功能和病理变化上的种种反映。所以说，藏府的机能活动，实质上就是整体的活动。从而可见，祖国医学中的藏府含义，与现代医学所指的藏器显然不同。因此决不能单纯以现代医学的解剖学、生理学以及病理学等观点去理解，而应把它看成是历代医学认识和研究机体生理功能及病理变化的理论概括。

至于阴阳五行学说，在祖国医学理论体系中，是作为说理的工具，借此来认识和说明人体一切生命活动的规律。这在内经中已有较详细的记载，例"内有阴阳，外有阴阳。在内者五藏为阴，六府为阳，在外者筋骨为阴，皮肤为阳……"这是表明阴阳的对立两面。但是对立的阴阳两面，复又阴阳，如"背为阳，阳中之阳，心也……腹为阴，阴中之阳，肝也……"同时在每一藏府之中，还有阴阳，如脾有脾阴、脾阳，肝有肝阴、肝阳等，并且认为阴阳经常处于不断的消长变化之中，从而使藏府之间及藏府之内形成了动的平衡。前人并将长期观察人体生理、病理机制的结果，结合了五行的特性，将体内五藏分属为木、火、土、金、水相配为肝、心、脾、肺、肾，借其相生相克，化生制约的规律，说明藏府阴阳对立统一之间的内在复杂联系，以此形成了藏府间相互依存、平衡协调，共同维持机体的正常生理活动，构成人体机能的内外在的整体统一。这样看来，人体内的阴阳，是相对而不是绝对、既矛盾而又统一，普遍存在于一切结构之中，又贯穿于一切机能活动的终始；而五行生克制化关系，又说明了机体内的复杂联系。祖国医学就是这样以阴阳矛盾的相对统一观念和五行生克制化规律，来辩证地说明藏府之间和藏府之内的对立统一和复杂联系。藏府机能的变化，决定着它属阴或属阳，而绝不是阴阳发生了变化，才使藏府机能引起变化。譬如，脾藏机能失调，出现了便溏、腹胀、面色㿠白等症状，才能称为脾阳虚，如果没有脾藏机能失调的变化，那么阳虚症状就不会出现，又如肾阳虚，临床上出现了肢冷、恶寒、小便清长，下利清谷等症状，才能称为肾阳虚，如果没有肾藏机能衰退的障碍，阳虚症状也不会出现。这样看来，脾阳虚或肾阳虚，都是在脾肾两藏的基础上才能提出，在治疗上，也就本着脾肾阳虚的特殊性，各选用适应的药物，才可以收到预期的效果。反之，不拘阳虚是属脾或属肾，单纯凭阳虚概念，就无法准确地施治。例如，桂附八味丸主用于治疗肾阳虚，而不适用于治疗脾阳虚。由此可见，藏府决定着阴阳，而不是阴阳决定着藏府。至于五行，也只能代表五藏的属性及其内在的复杂联系。因此我们认为，在祖国医学上所运用的阴阳五行，只是认识藏府的生理机能活动和病理变化的一种说理工具，祖国医学理论的核心看来应该是藏府学说。

藏府学说在临床辨证施治上的重要意义

诚如上述，祖国医学在长期与疾病斗争中不仅积累了丰富的治疗经验，并且从概括宇宙一切事物关系的广阔的知识基础上，以藏府为中心，将人体的所有组织建立了各有所属的相互联系，使机体内外形成统一的整体，并在这样的理论指导下来认识疾病的发生、发展、治疗和预防，逐渐形成了祖国医学独特的理论体系。

在病因学方面，祖国医学以"天人相应"观点用概括、比拟、推演等方法，将一些自然现象和人体的生理、病理机能结合起来。在概念上，大凡能使人致病的因素统称为病因，故内经有"夫百病之始生也，皆生于风雨寒暑、阴阳喜怒、饮食起居、大惊卒恐"的记载。历代医家不断地发挥和补充，将一切疾病发生的原因归纳为三因。外因，风、寒、暑、湿、燥、火（六淫）；内因，喜、怒、忧、思、悲、恐、惊（七情）；不内外因，虫兽、创伤等。同时有三因论的专著。

病因虽然是致成疾病的条件，但在三因中除"不内外因"在发病中可以起决定性作用外，其他病因仅是疾病发生的单方面条件，而引起疾病的根本原因却在于人体内部的变化，首先是藏府机能状态起着决定性的作用。所以内经认为"邪之所凑，其气必虚""风雨寒热不得虚，邪不能独伤人"，因而"忧患缘于内"就成了中医发病学说的指导思想。从这点来看，和辩证法认为"外因是条件，内因是依据，外因是通过内因起作用"的科学论断相一致的。不过由于历史条件的限制，祖国医学没有能和现代科学相结合，因而其理论主要是建筑在观察自然现象，结合藏府病理反应、临床症状和体征的特性类比推演而来。以六淫中的"风"来说，它是致成多种疾病的首要原因，所谓"风为百病之长"。如果肝藏机能失调，在临床上出现头昏目眩、唇甲色青、手足抽搐、口眼㖞斜、角弓反张等症状，则认为是肝风内动，所谓"诸暴强直皆属于风，诸风掉眩皆属于肝"；如果肺气不固，卫气失去固护之权，临床上出现头痛、发热、汗出恶风、脉浮缓等症状，则又认为是外感风邪侵袭的结果。依上看来，尽管风邪为患累及的藏府不同，但这症状的共同性质都是从"风者善行而数变"的特性抽象出来的，并且都是藏府机能首先失调所引起的结果。其他像"诸湿肿满皆属于脾，诸气膹满皆属于肺，诸寒收引皆属于肾"等病因也都是以此而来。所以，概括中医病因学说都是从人与自然相应，整体观点出发；藏府机能失调是发病先决条件，再根据藏府机能失调所反应的症状和体征的性质，综合分析推断成因。因此祖国医学的病因学说，实质上是认识藏府机能失调所反应的症状和体征的一种方法。换句话说，如果没有藏府机能失调所表现的症状和体征，则病因本身也就失去存在意义。所以，"辨证求因，审因论治"，也就成了中医病因学说特点的体现和治疗上总的方法和步骤。

"审因"在辨证施治（或称辨证论治）中占有很重要的地位。但"审因"并不能代替整个辨证施治过程，因为任何疾病都可以理解为在病因作用下、藏府机能失调的反应。所以在辨证中就必须依据藏府机能特性、发病部位、发展趋势、季节环境等，从整体情况来考虑藏府机能失调的性质——病机，才是更重要的一环。辨证实际上包括着"审因"和"辨证"两个过程，而且在很大程度上，中医治疗重视病机胜过西医重视病因。比如，疟原虫是引起疟疾的唯一病因，西医治疗中的抗疟疗法是针对病因施治，而中医则除针对病因的抗疟疗法外，并在机制削弱、抗毒力微的时候，却依据疟原虫所引起的症状，运用辨证施治的方法，调整藏府机能，加强抗病力量，更能取得扑灭疟原虫的效果。诚然，原因和结果是互相联系的，病因决定着它所引起的疾病、病理过程的特殊性质，因而西医确定病因对于各种疾病的治疗和预防都是非常重要的，但是针对病因治疗并不可能治愈所有疾病。一方面，在疾病发生上，除了致病动因以外，每个人的性别、年龄、生活习惯、社会环境等个体差异，致使相同的病因在不同人身上发生不同的反应；另一方面，原因和结果并不是一成不变的，在任何疾病中，随着病程的发展都可以见到原因和结果交替现象，况且这种疾病的因果关系又不是直接往复，一成不变，而往往与伴随的条件而有所不同。如同因致成的疾病或相同疾病的不同阶段，在临床症状和体征上有着千差万别的变化，这是常见的现象。祖国医学将病因作为辨证时的重要要求之一，"依证求因、审因论治"，是具有科学价值的。

藏府是整体机能的核心，病因又必须通过藏府发生作用，所以同样可以理解，任何疾病都是由于藏府机能紊乱的结果。而临床症状和体征同样可以认为是藏府生理功能有规律联系失调的反应，只不过由于藏府和其所属组织的机能不同，而呈现不同的症状和体征，概括成不同的病因。因此祖国医学辨证施治的一系列的方法，是以藏府学说为核心的。

为说明辨证施治过程，首先应当了解祖国医学所说的"病""证"这样两个概念以及两者的关系。中医所称的"病"，实质上是以突出的临床症状和体征为依据，作为临床纵的归类联系的一种方法，像崩漏、黄疸等都是病。而"证"是在病的基础上，结合周围环境、时令气候、个体特性，全面地考虑和概括了病因、病机、发病部位，有关藏府的生理、病理状态，全面而又具体地反映了疾病某一阶段的特殊性质和主要矛盾，为临床治疗提供了充分的依据。因而中医治疗所重视的是"证"，而不是"病"。从这里也不难看出，祖国医学的辨证施治与西医中的对症治疗显然有所不同。

辨证施治大体上是运用四诊（望、闻、问、切）搜集感性认识资料（症状和体征等）。四诊的主要理论依据是，以藏府病理反应的外在表现作为认识基础，来推断机体内的病理变化。比如面、舌、眼等部位都有五藏的分属，而脉诊的三部九候也主要是以藏府来分。如果所属部位发生异常变化，就可以认为是相应藏府的功能失常。不过这只是整个疾病的各个片面，如果停留在这个阶段，无疑将会走上"对症治疗"的途径。当依据藏府机能特性，对搜集的症状和体征结合整体情况进行抽象的思维加工，找出主导整个病程的病机，才能为临床立法处方提供可能。在这方面，我们祖先从长期临床实践中认识到，某些症状和体征同时出现或先后出现，在病理生理上有着共同意义和必然性。在不同的历史条件下，依据当时情况将不同症状和体征分为若干类型，给我们留下了丰富的为进行辨证思考所遵循的方法和在临床上常用的辨证传统的概念：外感伤寒以六经辨证，温病以卫气营血、三焦为分证纲领，经络分证通用于外感内伤，但三者是互相联系的。并且六经、三焦、卫气营血等都是藏府机能或派生机能的体现。实质上都是以藏府理论为中心，运用治疗规律，作全面的辨证，再遵循方剂学和药物学的理论原则，作出措施。这就是辨证施治的全过程。而八纲（阴阳、表里、寒热、虚实）分类又是古人从各种疾病的症状中提出来的共同特性的归纳，所以它又是贯彻在辨证全部过程中的概括的理论提纲。这样辨证方法，在一定情况下反映了疾病的内在联系，直到今天仍为中医临床辨认和揭露疾病本质的主要手段，并且对许多疑难大症取得了令人信服的效果。但是这些毕竟是一般的方法，因而也就不可能适应所有的情况，同时由于各种疾病发生的藏府不同，因而不同疾病又有其特殊性质和治疗的特殊规律，所以在辨证中就不能用简单堆砌的方法。运用各种理论原则必须以藏府为核心，有机地理解祖国医学中一些基本理论的基础，采用正确的思考方法，才能得出正确的诊断。因而祖国医学的辨证施治，既有可以遵循的一定的理论原则和治疗规律，而这些原则规律又不是完备的，还应在临床上充分体现出同病异治（一病多方）、异病同治（一方多病）、灵活多变的优越特性。

综上所述，疾病本质与外在症状和体征的联系，用辨证施治的方法给认识和治疗疾病提供了可能，同时我们祖先从长期与疾病斗争中以藏府学说为理论指导的一系列的总的辨证方法，又给我们实践工作遗下了准确和典范。因而我们有充分理由说，在以藏府为核心的基础上灵活运用各种辨证方法，将会对进一步揭露疾病本质、提高疗效展现出更广阔的途径。通过下面几个病例可以比较清楚的看到，藏府学说作为理论核心，在临床辨证施治上的地位和指导价值。

譬如肾炎，是一种常见的疾病，在祖国医学中属水肿病范畴。根据西医在临床上的急慢性两个不同阶段，祖国医学认为是不同藏府在不同阶段的病理反应，在病因学上，认为饮食劳倦则伤脾、形寒饮冷则伤肺、久卧湿地则伤肾，所引起的脾、肺、肾三藏的功能紊乱，五行生克反常，影响了外内水精布化运输等作用失调，就成为发病的基本原因。因为肾为水藏而主二便为排泄水液的要道，肾又为胃之关，关门不利，水道不通，水聚而成本病。脾主运化水谷，如脾失健运，土不制水，水反侮土，使水精不能运输，亦可发生本病。肺主气，肾脉上连于肺，肺为水之上源，气行则水行，如肺气宣化失职，则不能通调水道，下输膀胱，亦能导致水肿。总的说来，肺、脾、肾三藏的机能失调，是肾炎的根本原因。但在肾炎的不同阶段，往往是某一藏的功能失调为主。一般说来，急性期以肺为主，慢性期以脾肾为主，此外，三焦、膀胱对水肿的发生亦有密切关系。在治疗上，可根据各个阶段的病理特点和主要的病变所在的部位，而审证求因，辨证施治。在急性阶段，主要病变在肺，因肺属卫，外合皮毛，外感邪气首当其冲，故临证上既有水肿，又有表证，须从肺论治，宜开鬼门——宣肺解表，洁净府——通利小便，使水湿邪气分消而解。病情进入性阶段，主要病变在脾肾。如其因脾阳虚为主，患者除水肿外，另有腹胀、便溏、四肢发软、舌淡唇白、脉小沉缓，须从脾论治，宜健脾利湿；如其因肾阴虚为主，则另有腰酸肢冷、脉小沉细，须从肾论治，如脾肾阴气俱虚，应脾肾同治，宜温肾运脾。

上述仅是治疗的一般原则，具体情况尚须根据检查结果，运用理、法、方、药的理论原则，辨证施治，灵活运用，消肿的效果是好的。可见对本病的治疗，尽管对肾功能的恢复还不够理想，但从总的效果看来，祖国医学以藏府学说为核心，运用理、法、方、药的辨证施治进行治疗所取得的成绩，是可观的。

再如，功能性子宫出血病，祖国医学中属于"崩漏"范畴，现代医学治疗的办法也不多，患者可因长期流血影响健康及劳动生产，病情顽固者甚至须要考虑摘除子宫，对妇女在精神上造成很大负担。但是祖国医学在以藏府学说的理论指导下，疗效却很好，并且还促进卵巢排卵功能的恢复作用。至于本病的发病机制，原因不一，中医认为主要是肝、脾、肾三藏的机能紊乱所导致的冲任二脉失调（"冲为血海，任主胞胎"，与月经的关系最为密切）。因为"脾统血"而为气血之源，脾虚不能统摄，中气下陷，影响冲任不固，血不归经而发生本病。因肾气经过任脉通于胞宫（子宫），肾气的盛衰，关系着月经的来潮与停止，如肾气旺盛，冲任调和，月经即呈正常规律，反之，即可招致冲任不调而发生本病。因"肝藏血"而主疏泄，性刚强而喜条达，如大怒伤肝，疏泄失职，不能藏血，冲动血海，即可发生本病。又因中医认为肝肾同源，母病及子，所以当肾有病时，往往会影响肝也有病，因此，二者单独或联合影响本病的发生。总之，本病发生的根本原因，主要在于肝脾肾三藏的机能紊乱而引起的冲任失调，所以在治疗上，调理肝、脾、肾就成了治疗本病的根本原则。如脾虚不能统血者，以健脾益气为主，肾阴虚者，以滋阴为主，兼有肝旺者，养阴平肝，纯系肝气郁结者，当以疏肝理气为主；累及脾肾两藏皆病者，滋双补脾肾；日久不愈者因"久病及肾"，可以从肾着手，往往收到一定的效果。依照这种理论的指导，我们阅览了几篇临床报道，近期疗效很好，可见，祖国医学的藏府学说，是指导本病辨证施治以及取得疗效的可靠的理论根据。

通过上述两种疾病的举例，虽然有的是外感，有的是内伤也有的是内伤兼外感，但是对疾病的认识和治疗，都是以藏府学说为基础来辨证施治的方法在临床上的具体应用。从疗效反应来看，充分地说明中医治病不仅是经验问题，而更重要的是具有一整套与西医显然不同的、以藏府学说为核心的理论体系作为指导。这个理论体系，不仅过去对民族的生存和繁衍作出了巨大的历史贡献，而且今天在指导医学科学研究上以及临床实践中，仍然具有不可忽视的现实意义。

藏府学说给医学科学提供新的研究内容

从上面的论述可以看到，在祖国医学理论体系中，藏府学说显然处于核心地位，以藏府学说为纲，能够将祖国医学的基础理论如经络、营卫气血等统一起来。在临床上，无论在病因、诊断、治疗以及方剂药物、针灸等方面，都是受着藏府学说的指导的。它贯穿在祖国医学理论体系和临床实践的各个方面。

我们深深地感到，祖国医学的科学性是非常强的。虽然由于历史条件的限制，祖国医学未能和现代科学结合起来，以致有很多问题没有能得到进一步的说明，但由于它的理论是建筑在实践基础上，所以一直有着非常强大的生命力。它对藏府功能的概括认识，主要是由长期的临床实践得来而又经过无数次反复的临床实践所证实，因而这些理论绝大多数已不再是什么偶然性的主观假说，而是具有一定必然性的客观真理了。例如在 2000 多年前的内经中，就已经概括出有肝开窍于目，主怒、主筋等功能。按照这种认识，中医所说的肝藏功能和视器（目）以及神经精神系统有着很密切的关系。而现代医学对肝藏的功能认识，了解到肝藏和视器（目）以及和神经精神系统的关系，还不过是最近几十年来的事。至于是否肝藏和目的关系，仅仅是一个肝藏贮存维生素 A 的问题，肝藏和神经精神系统的关系仅仅是一个血氨解毒的问题，恐怕还不见得就是如此，需要进一步加以探索。但从这里也可以看到，祖国医学对藏府功能有着科学的预见性。祖国医学中还有很多对藏府功能的概括，例如"肾开窍于耳""舌为心之苗""肝主筋""肾主骨"等，这些理论已经不断反复地为临床实践所证实。但在现代科学上究竟如何解释，有进一步研究的必要。此外，在祖国医学中还有不少言之成理、行之有效的东西，例如，目前就有一些老中医，能根据观察妇女"人中"的形态、部位等的不同，来确定子宫的形态、位置等。经过和一些妇产科专家内诊检查进行对照，有 90% 的一致性，这也是藏府和体表联系——有诸内必形于外的具体说明。但在现代医学方面究竟如何解释，也还没有答案。此外，尚有一些在我国民间久已存在的事实，例如我国武术家能运气于掌，手碎巨石，运气后能经受鞭打而不受伤。祖国医学认为这是"气"的作用，但在现代科学上也还没有得到说明。所有这些，均值得我们每一个医学科学工作者，和有关的科学工作者深入思索钻研，也是我们在继承发扬民族遗产方面应尽的责任。

我们知道，症状和体征作为一个现象，是能够客观反映出疾病的本质来的，因为现象和本质是有内在联系的。但由于人们认识的过程是有阶段性和逐步深入的，因而不可能从一些简单的现象中一下子抓住疾病的全部本质。这一方面说明祖国医学有分析地对待形形色色的症状和体征，在掌握了解疾病本质中的科学性，同时也说明了疾病内在的本质隐蔽的特性又提出采用科学认识的必要。正如马克思所说："如果现象和事物本质是合而为一的，一切科学就成为多余的了。"正因为现象和本质之间有着内在联系，而又常常不易一下子认识，所以根据长期临床实践而综合归纳得来的祖国医学对藏府功能的认识，才有这样强大的生命力和具有科学预见性的可能。也正因为现象和本质之间常常表现的不完全一致，采用现代科学方法整理祖国医学又具有多么重要的意义。上面我们提到的很多问题和祖国医学对藏府功能很多概括性的认识，我们不能因为现代医学中还没有这样的发现，就怀疑它的现实价值，而应该承认这是祖国医学通过长期实践得来的理论概括，是具有一定客观真理的意义的。目前不能很好地进行解释，这只是因为我们所掌握的科学（认识事物的工具）还没有达到这样的高度。现代医学的发展，主要是近百年来在自然科学飞跃发展的基础上才达到今天这样的境地，在目前也还是不断地利用各项科学成果来充实、发展，很多过去所不了解的问题现在已逐渐有了头绪。但是，应该承认，在医学领域里，目前还有很多实践问题和理论问题未能阐明，有不少疾病无论在病因、发病机制以及治疗上都未能解决，更谈不到揭露机体的全部生命规律。要满足人类对健康的要求，还需要我们不断的努力。祖国医学在与疾病长期作斗争的过程中，不仅积累了丰富的经验，而且已形成了独特的理论体系，它从与现代医学显然不同的方面，对于揭露疾病的本质作出了出色的贡献，说明上述对藏府功能的概括认识是我们今后研究的一个方向以外，它对人体内外在整体观念的看法、辨证施治的思考方法以及灵活运用个体化的治疗法则等，都是现代医学中较为缺少的内容。系统深入地学习祖国医学，采用现代科学方法对祖国医学进行研究，首先是对其基本核心——藏府学说的研究，一定会使我国的医学科学事业有一个新面貌。

我们通过较为系统的学习，深深体会到祖国医学的确是一个"伟大的宝库"，需要我们医学科学工作者和有关的科学工作者共同努力，加以发掘。这对于发展我国高度的医学科学，保障我们民族的健康，建设社会主义社会，一定会作出更大的贡献。本文仅仅是我们对祖国医学一些肤浅的认识，不当之处，希望同志们多多指正。（注：本篇文章系第二届高级西学中班集体创作）

（李今庸1962年5月辅导湖北省中医学院第二届高级西医离职学习中医班之教学成果分别刊登在《光明日报》《人民日报》《健康报》《中医杂志》）

关于学习藏府学说的通知

本刊所登载的"从藏府学说来看祖国医学的理论体系"一文，是我院第二届西医离职学习中医班最近发表的一篇论文。文章以藏府为核心地阐述了祖国医学中的各项重大理论问题，为研究和总结祖国医学提供了新的内容。文章问世之后，受到了各方面的重视，人民、健康、湖北、光明等许多报刊均以主要篇幅陆续的转载或全文登载。各级辅导站收到本期辅导资料后结合内经的复习与考试，认真组织讨论。学习中应本着百花齐放的精神，大胆地阐述各自不同的见解，并将学习的结果，书面告诉我们。个人的学习心得，可以写成交稿，函寄辅导资料编辑室。

（1962年7月6日湖北省中医学院）

经典《金匮要略》讲析

张仲景和他所著《金匮要略》
的基本内容和学习方法

一、基本内容

我对《金匮要略》学习的建议比较多，我对它研究了多年了，说有研究谈不上，过去读了一下，也多年没有看它了。现在来和同志们一起共同讨论，我作为一个发言者，先发言，和大家一起讨论，有不合适的地方或者不当的地方，我们在学术上共同讨论共同提高，有不同的地方可以发表出来，可以多加证明。今天主要介绍《金匮要略》的基本内容和学习方法，也不一定很准确，只是提出我个人的看法。这个标题应该是张仲景和他所著《金匮要略》的基本内容和学习方法，"和"字后面加"他所著"三个字，加这三个字，意思比较好一点。

我们首先简单地介绍一下张仲景。张仲景，名机，后汉南阳郡涅阳县人，有的地方是写的南郡涅阳县人，不妥当，南郡，是荆州，湖北的荆州，他不是荆州人，是南阳郡不是南郡。南郡也没有涅阳县。涅阳县据考证，大约是我们现在河南东平县，张仲景是生于汉桓帝建和二年至元嘉二年，就是公元 148～152 年间，死于汉献帝建安 16～24 年，就是公元 212～219 年之间，张仲景的生卒确凿年代不可考，是推论，是根据他有关系的一些人物查出来，确定的一个大致年代。

因为范晔写《后汉书》的时候没有为他立传，因此他的详细情况没有，在延熙 9 年，就是公元 156 年，张仲景还是个小孩子的时候，"尝见何颙"，何颙是当时一个有名的人物，张仲景还是个小孩子，头上扎两条辫子，去见何颙，何颙是在平阴比较有名的一个人，何颙说他

"君用思精而韵不高，后将为良医，"说他"用思精而用不高"，将来可以当个医生。这个人大概是比较精明，能够思考一些问题，说他其他的活动不行，他不能搞别的事情，就是说政治上他不可能上去的，他不能搞政治，当然他原话不是说他不能搞政治，就是说他将来可以当名医，当个比较高明的医生。说他不能搞政治，因为在下面要说他长沙太守的问题。

张仲景他学医是学于同乡张伯祖，张伯祖的技术他全部学到手了，当时的人们称他"识用精微"比他的老师还强一些。他后来到洛阳，就是当时的京都，就是首都，到那里做了名医。他著《伤寒杂病论》一书，张仲景在灵帝的时候举过孝廉，孝廉不是官，就是因为他讲孝道，被举上去，传说他当了长沙太守这个话是不可靠的，我提出来未可确信，以前的很多书，底下就标长沙太守张机一段，实际上他当长沙太守是不可能的，据考证，他当长沙太守是没有的，大约有几条理由，一条理由就是在他生活的这个时代，就是从他生到死的这个时代，长沙太守一个接一个都有人存在，没有张机，因此没有他的机会。

长沙太守都有人，当中没有空，这是第一条理由吧，再一个就是张仲景所著的《金匮要略》也好，《伤寒论》也好，比较早的几个本子，都自题张仲景传，张机传，并没有提长沙太守，没有这个官衔，后来流传的一些本子才有官衔的，打开明代的本子，都没有。

明代的本子不是说明代才没有，后来加上的，比较早一点的版本没有，要按照当时的风气，如果他当了长沙太守，他必定会在他的书上大提长沙太守几个字，王叔和他是个太医令，他在《脉经》上就提出来了，王叔和和张仲景只隔五十年，年代很近的，王叔和他在《脉经》上就提到他的官衔，如果张仲景当了长沙太守他的著作上一定会提官衔，他的著作上没提，所以长沙太守不可靠。这是第二条理由。

再一个就是比较早的书，没有提到张仲景当长沙太守，讲医学史方面的，他的著作在四书经籍上大概提到过，没有提长沙太守，只提了张仲景，提张仲景当长沙太守最早是见于张杲的《医说》这一部书上，因此这是唐宋年间的人需要干这个事情，你比如说《内经》、《难经》明明这部书是扁鹊写的，唐宋年间的人说是扁鹊传，四书经籍最早说八十一难并没有说是扁鹊写的当时在新唐书，旧唐书才开始说是扁鹊写的，这是第三点吧，长沙在当时，在后汉时代，是一个军事要地，张仲景这样一个人不可能担任这样一个重要的任务，何颙就说他用思精而韵不高嘛，说他以后只能当个名医，再一个如果他当了长沙太守，那范晔写后汉书一定要为张仲景立传，因为长沙太守很大呀，而且长沙是一个重要的军事要地，如果张仲景当了长沙太守，那范晔写后汉书必定要为他立传。

当时张仲景的社会地位没有华佗高，华佗比张仲景大不了许多，华佗是老年人时张仲景是年轻人，只错这么个三四十年，或者叫做三五十年，社会风气没有多大变化，范晔为华佗立了传而没有为张仲景立传，就说明张仲景的社会地位比较低，如果他当了长沙太守，一定要给他写上一个传，所以根据这么些理由，张仲景当长沙太守不可靠。

说他当长沙太守有几种说法，一种是说他可能当了，没到差，所以长沙的历史上就没有他当长沙太守，这是个瞎话，另外一种说法就说长沙有个张姓太守，可能是张仲景，因为张仲景叫张仲景嘛，那个叫张羡嘛，羡跟景的意思差不多嘛，羡，景仰是一个意思，因为古人叫名字他是有这种意思的，这样就推测张羡可能是张仲景，这是推测的，没有根据。所以长沙太守不可靠。张仲景的伟大也不在于他当长沙太守，当了长沙太守，是个大官，也不能抹杀他在医学上的成就。总起来，从历史来讲，尊重历史事实的话，他的长沙太守应该打个问号。当长沙太守可能是唐宋人为了推崇他给他加的官衔。

后汉时代，疫病多次流行，张仲景呢，根据他在《伤寒杂病论》序言里面所说的，余宗族素多，向余二百，在建安纪年以后，不到十年，他的宗族就死了2/3，其中死于伤寒病的就占了7/10，张仲景伤感不已，就发奋读书，所谓"勤求古训，博采众方"，他就刻苦钻研古代医学理论，采用收集当时的经验，当时的国家医疗方法和治病经验，在他自己的医疗实践的基础上，参考了《素问》《九卷》《八十一难》《阴阳大论》《胎胪》《药录》并平脉辨证，写出了《伤寒杂病论》十六卷，这里《素问》《九卷》我们作了两部书，这里的《九卷》是另外一部书，就是现在的《灵枢经》。

　　王冰注《素问》引用了《九卷》这部书，校《针灸甲乙经》也引用了《九卷》这部书，因此《九卷》是一部书，《九卷》从当时他所引用的内容来看，就是现在《灵枢经》的内容，看来在唐代的时候，名字比较多，《九卷》《灵枢》《针经》《九书》都是这个内容。是不是另外各是各的书，从内容来说，看不出区别，内容来讲，似乎都是现在《灵枢》的内容。《八十一难》《阴阳大论》《阴阳大论》没有了，据考证就是现在的素问七篇大论，当然也有人不同意这个观点，《胎胪》就是妇产科书，《药录》也失传了。

　　张仲景写的伤寒杂病论是十六卷，他写出《伤寒杂病论》以后，就把古代的医经和医方两家在张仲景前，根据汉书记载医经家是医经家，经方家是经方家，是两大派，所以医经家里面不载多的方子，全部《内经》只有十二个方子，现在载是十三方，有一个小金丹是宋代人补上去的，内经十二方，他没有几个方子。《难经》没有方子，一个方子都没有，只是在甘肃武威出土的那个书只有方子没有理论，张仲景把医经和经方两家结合了，既有理论又有方药，他就创立了中国医学理法方药的辨证体系，这并不是说在他以前的《内经》就不讲辨证施治，而是说到张仲景写出伤寒杂病论之后，这个辨证施治的辨证体系就完全形成了，促进了我国古代医学的一大发展。

　　张仲景写的《伤寒杂病论》现在并没有存下来，现在我们都说《伤寒杂病论》包括《伤寒论》和《金匮要略》两个部分《伤寒论》是他里面的伤寒部分，《金匮要略》是他里面的杂病部分，这分开，有人说是王叔和分开的，有人说是宋代分开的，这里我的看法稍微有点差别。

　　《伤寒杂病论》这本书问世后，到了晋代，刚才讲了，张仲景和王叔和隔的年代不太远，到了晋代以后，他的伤寒部分，由王叔和整理写出了伤寒论一书他的《伤寒杂病论》还存在啊，所以当时王叔和订立出《伤寒论》之后，当时就出现了张仲景写的《伤寒杂病论》和王叔和整理的《伤寒杂病论》的伤寒部分也就是《伤寒论》这两部书并传于世，同时流传，直到唐代。我凭什么说他们同时流传呢？王叔和整理的伤寒论在流传这没有疑问，张仲景的伤寒杂病论也同时在流传，凭什么根据呢？根据就是第一，王叔和整理了这部书并没有烧他的原书，那就可能存在。第二条就是到了唐代，《外台秘要》以《金匮要略》的内容引用，都题名是《伤寒论》，他引的是《金匮要略》的内容，但他题的是《伤寒论》，《千金要方》这个书，他引的哪个书上的他没有注明，《外台秘要》他的价值很大，就在于他在文献上也有很大的价值，就是不仅仅对医学有很大贡献，在文献学上也有很宝贵的价值。

因为他记载了他以前书的内容，以前很多书的内容借他保存下来了，他保存下来的哪个内容是哪个书上的他写得很清楚，你可以复原，可以从他的书上考证过去一些书的内容，《外台秘要》引得现在的《金匮要略》的内容，署名是《伤寒论》，这就说明了《伤寒杂病论》还存在，他《伤寒杂病论》随便一写，省去两个字，写了《伤寒论》，《金匮要略》的杂病部分的内容他题了《伤寒论》，就说明《伤寒杂病论》当时还存在，王冰以后，不知道在什么时候，《伤寒杂病》论一书就失传了，之所以说失传了，在宋代林亿校书来说，林亿说"今世单传伤寒论十卷，杂病未见其书，或于诸家方中载其一二矣"在宋仁宗时代，林亿校正医书的时候，就是校正《金匮要略》的时候，他提到了现在只存《伤寒论》十卷，没有见到杂病这本书，杂病的内容只是在诸家的书中载了点罢，你比如说，《诸病源候论》也有几条，《千金要方》也载了点，《外台秘要》也载了一些，但是他的原书看不到，我们根据林亿他们写的《金匮要略方论序》，他校订《金匮要略》这本书的时候写的序里面载了这么一段话：

"翰林学士王洙在馆阁日，于蠹简中得仲景《金匮玉函要略方》三卷：上则辨伤寒，中则论杂病，下则载其方，并疗妇人，乃录而传之士流，才数家耳。尝以对方证对者，施之于人，其效若神。然而或有证而无方，或有方而无证，救疾治病其有未备。国家诏儒臣校正医书，臣奇先校定《伤寒论》，次校定《金匮玉函经》，今又校成此书，仍以逐方次于证候之下，使仓促之际，便于检用也。又采散在诸家之方，附于逐篇之末，以广其法。以其伤寒文多节略，故断自杂病以下，终于饮食禁忌，凡二十五篇，除重复合363方，勒成上、中、下三卷，依旧名曰：《金匮方论》。"

　　从他这一段文字就可以看到，《伤寒杂病论》是没有了，这个东西是翰林学士王洙在馆阁的时候，在蠹简中发现了《金匮玉函要略方》这部书，这部书是三卷，上者辨伤寒，中者论杂病，下者载其方，并疗其妇人，这么三卷，看来不是伤寒论，所以他们在校订的时候就把《伤寒论》删了，林亿他们删的，他们因为看到这个书比较简略，《伤寒论》有一个单行本在流传，就是王叔和整理的本在流传，比他系统的多，所以既然有一个更系统的书在流传，这个东西又很简略，所以他干脆把他删掉了，另外他上者论杂病下者载其方，方子和杂病不在一起，方子是另外的篇章，他古代写书大概就这样，你看《难经》，没有方子，内经有方子，但具体的药物没有，可能是在另外的一卷上，没有了，也不知道是因为当时他觉得方子大家都知道不想写，我们现在写个文章，有时候不也不写方子吗？　写个逍遥散，谁不知道逍遥散啊？因此就不写了，也可能当时是这种情况，他们把方子摆在后面，这个三卷本，方子本来是在后面，在后面，他翻的时候就有困难，你要翻他的病，还要查它的方，所以仓促之间就不便于查阅，所以林亿他们就把方子附在各篇的下面，这样，把伤寒删了，依旧写成三卷，名字还叫《金匮方论》，林亿他们这样做了之后，序里那段话一个是表明了宋翰林学士王洙在蠹简中发现的《金匮玉函要略方》三卷并不是张仲景所写的十六卷本的《伤寒杂病论》的原本，虽然他讲伤寒，讲杂病，也有方，也讲妇科，但是他只有三卷，张仲景的《伤寒杂病论》是十六卷，这就说明他发现的这个本子虽然有伤寒有杂病，但并不是张仲景的《伤寒杂病论》的十六卷本。

　　是唐宋这个时间的人，是对张仲景《伤寒杂病论》的删减本，就是那个人觉得《伤寒杂病论》太多了，张仲景有些现在的《伤寒论》《金匮要略》没有包进去的流传下来在别的书上有他的异文的，据我知道的已经有十几条，张仲景的著作的异文，就是在《伤寒论》《金匮要略》里现在已经可以找到的，大约有十几条，那就是说这个三卷本是唐宋年间的人读张仲景的《伤寒杂病论》觉得内容多，他就要搞个简本，他觉得好的，他就把他摘下来，编成一个本子，就编成了三卷而这个本子并不是《伤寒杂病论》的原本，他是简略的，因此他叫做《金匮玉函要略》，所谓要略就是有要有略的，要就是略就是说比较简略，重要的东西，张仲景叫《伤寒杂病论》他叫要略那么显然是唐宋年间对张仲景《伤寒杂病论》的删减本，我们知道孙思邈写的《千金要方》，现在一个流传本《千金备要方》就是删减了的，因为内容太多，他抄不了那么多，他就删减一些，抄些主要的他去流传去，所以林亿这个本子从林亿写的这个序来讲，是王洙发现的这个版本，是唐宋年间的人对《伤寒杂病论》的删减本，不是张仲景的《伤寒杂病论》的十六卷本的原本，所以林亿他们把上卷删了，把下卷的方子逐个注于症候之下，仍然叫他《金匮方论》，一直流传到今。

这就是我们现在流传的《金匮要略方论》，新编《金匮要略方论》，《新编金匮玉函要略方》，以及简称的《金匮要略》这些本子的来源，这些本子的名字不同，内容完全是一样，都是林亿他们校正以后的方子，林亿在序里说他校了一个《金匮玉函经》，现在流传的有，新中国成立后人民卫生出版社影印出版了的，这个《金匮玉函经》不是《金匮要略》，现在流传的《金匮玉函经》是《伤寒论》的别本，当中打开只有一条是《金匮要略》的原文，其余的内容是伤寒的文字，所以他是《伤寒论》的别本，不是《金匮要略》，这是第一个，另外还有一个《金匮玉函经》，内容比较杂，和这里面的内容根本不一样，也是谈医学的，是唐朝一个道人写的，他既不是《金匮》，又不是《伤寒论》别本的《金匮玉函经》，这个本子流传较少，但是也有，因为他价值不大，流传较少。

这是简单的提一下，不要把《金匮玉函经》混成了《金匮要略》，两种不同内容的《金匮玉函经》也不能混淆，现在流传的《金匮要略》一书，除了赵开美影印版叫做《金匮要略方论》，《新编金匮要略方论》，金匮上用玉函的就很少，我们现在一般都叫做《金匮要略》甚至简单地称为《金匮》，现在流传的《金匮要略》一书是现在流传的《伤寒论》一书的姐妹篇，尽管不是王叔和分开的也不是宋代某一个人有意识的分开的，而是我刚才介绍的这么个历史背景造成的，但是不管《金匮要略》是不是张仲景《伤寒论》所有的杂病部分，但毕竟是《伤寒杂病论》的杂病部分，因此他还是张仲景的著作，也是祖国医学的经典著作之一。他荟萃整理了后汉及其以前的医学知识，医疗经验，博采众方，一个是方药，一个是治疗方法，他的《金匮要略》就按摩，导引都提到了，他以阴阳五行，藏府经络，营卫气血，六淫以及七情学说为基础，以病名为纲，创造性地发展了具有整体观念的辨证施治的祖国医学理论。

《伤寒论》是以六经为纲，《金匮要略》是以病名为纲，他们的理论贯穿了祖国医学的基本理论。曾经有个人写文章说张仲景突破了五行学说，我就不赞成，他并没有否定阴阳五行，但是他没有被阴阳五行束缚，六经辨证就不是用五行，但是六经辨证也不是一点都没用五行学说，《金匮要略》的第一条"见肝之病，知肝传脾，当先实脾"就是五行，实际上张仲景就是以祖国医学的各个基本理论作为基础的，在《金匮要略》来讲，就是以阴阳五行，藏府经络，营卫气血以及六淫七情为基础的，以病名为纲，发展的医学理论。《金匮要略》是一部理论结合实际的医学专著，他和《黄帝内经》不一样，《黄帝内经》也结合实际，他还有十几个方子嘛，但《黄帝内经》毕竟讲理论多一点。

张仲景就联系实际更多一些，所以《伤寒论》和《金匮要略》这两部书现在一就争论不休，有人说是基础科，有人说是临床科，在北京中医学院就放在基础科里面，在湖北就放在临床教研室里面，说实在话我都不赞成，我认为伤寒金匮是临床基础，应该成立临床基础教研室，把他完全作为临床和内科同样看待是不对的，他是理论结合实际的医学专著，他第一篇讲总论，没有方子，只有第一篇的第十七条"如小便不利，与猪苓汤"是个举例，没有方子，方子在后面治疗篇，所以第一篇只有治疗原则没有具体治疗方药，第一篇是总则，第二篇到第十七篇是讲内科疾病的，第十八篇是外科疾病，第十九篇乱七八糟的，暂称为琐碎篇，第二十到二十二篇是妇产科病，第二十三篇是为杂疗方，第二十四到第二十五两篇为饮食禁忌，他包括几十个疾病，其中包括痉病湿病、中暑、疟疾、中风、痢疾、虚劳、肺痿、肺痈、肺胀、胸痹、心痛、短气、奔豚气、腹满、五藏风寒、癫狂、痰饮、咳嗽、消渴、小便利、淋病等。小便利有些人把它当做小便不利，其实不是，小便不利就和淋病重复了，在《千金翼方》上就有专门一行药治小便利等四五十种疾病及其辨证治疗方法，他在辨证施治的祖国医学中具有分类鲜明，辨证切要，文字质朴，经验可靠的优点。

他分类分得比较简明，辨证也非常切中要害，文字简练，抓住一个病的主要矛盾来进行叙述，经验可靠。所以他 1700 多年来一直在指导中医临床工作的实践，他是中医治疗内妇科疾病的一部中医典籍。我没有提外科，但并不说明他没作用，大黄牡丹皮汤就很有用。他的条文少，没有提到具体治法，因此我没有提。他是我们每个学习中医和研究祖国医学的一部必读之书。我们有必要进行彻底的学习。

二、学习方法

《金匮要略》成书于后汉年代，文字古奥，内容有很多错误，如果不用一定的学习方法就不容易学好它，当然我们就要掌握它的特点运用适当的方法，再利用一些工具书，来全部掌握它。现在来概述一下《金匮要略》的学法，作为大家学习《金匮要略》的参考。

第一点，学习主要精神，不要死记硬背。由于《金匮要略》这部书是王洙在简中发现，其中错误很多，也有很多条文脱落。所以要理解其精神，不能钻牛角尖。

第二点，要参阅汉代及其相距不远时代的医学著作，如《黄帝内经》《八十一难》《神农本草经》《伤寒论》《金匮要略》《甲乙经》《难经》《肘后方》《诸病源候论》《千金要方》《千金翼方》以及《外台秘要》这些书来帮助学习。我们说参阅这些书不是他在理论上做了很多参考，有的在张仲景书前，有的在以后，主要的有两个作用，第一个作用就是他们隔得时代不太远，他的语言文字和学术思想都比较相近可以相互贯通，就有利于我们比较正确的理解金匮的内容，第二个，因为他记载了《金匮要略》的某些内容，可以校正《金匮要略》文字、方子的错误，便于学习。这些错有些是在书写的过程中错的，另外有些内容还要运用训诂学的知识才能把它搞明白。

第三点，读于无字处，古人说过，读伤寒金匮要从他的正面反面尽量细读。在没字的地方要读出字来。第一个，是从下面的文字找出上面的内容。金匮的内容中往往有省略文字的地方，或者是古人就写的简单。所以我们就要从下面的文字中发现上面的内容，即读书要全面看。第二个，是以方测证，就是从方药里寻求症状，《金匮要略》这个书叙述症状不详细，就是症从方略，如麻黄加术汤就要有麻黄汤的症状。第三个，以症测方，有些病症里边没有方子，这就必须从病症里面找出方子来。将方子包括在症状里，就叫做寓方于症。

第四点，前后条文连贯读，虽然分了一条条的，但不能完全分开，因为文字有错简，或当时有些文字不能放在一起。如小青龙汤的加减五法。

第五点，前后疾病比较读。《金匮要略》一书和其他书一样，每个疾病及其发展过程都有自己的特点，尽管中医的病多数是以主要症状为病，每个病都有自己的特点。每个疾病和每个疾病的发展过程，又都有相互联系，相类似的症状。必须根据各自的特点才能区别于其他疾病。

第六点，必须与伤寒论的某些内容一起读。

第七点，有许多倒装法或加注文法要注意。

第八点，金匮年代久远，流传了一千多年，应从其写作文理来断定内容的是非。

第九点，金匮的参考书问题。第一个是《金匮方论衍义》，这是第一个注金匮的；第二个，尤在泾的《金匮要略心典》；第三个，《金匮要略论注》。其他如南京中医学院的金匮注释也是很全面的。陆渊雷的《伤寒论今释》，是用西医的东西解释金匮，可以看他后面附的经验医案。

总的来讲，《金匮要略》是一部理论联系实际的中医理论巨著，以它为基础，可以比较容易的学习中医的内科等知识，为学习后代书籍铺平道路。当然，《金匮要略》的经验还是1700年前的经验，所以它不能代替后来所发展出来的东西，但你学了它，有利于你学习后来的东西，它的经验还是可靠的。

（李今庸 1978 年北京．中医研究院研究生班讲课录音文字整理）

血痹虚劳病篇

这一篇包括血痹和虚劳两个病，血痹病是因虚劳而起的，就是所谓"骨弱肌肤盛，重因疲劳汗出，卧不时动摇，加被微风，遂得之"。虚劳病的原因很多，到最后有出现血痹的，就是"内有干血，肌肤甲错，两目黯黑"这样就说明血痹和虚劳病机有相通的地方，所以合为一篇。

第一节

血痹"骨弱肌肤盛，重因疲劳汗出，卧不时动摇，加被微风，遂得之。但以脉自微涩，在寸口关上小紧，宜针引阳气，令脉和紧去则愈。"这是讲血痹的成因和治疗原则。血痹的病机在《素问》上就提出过"卧处而风吹之，血凝于肤者为痹"，这里比《素问》说的更详细，提出"骨弱肌肤盛"现在讲就是养尊处优的人，他精气虚，虽然看着胖一点，但是实际上体质是虚弱的，即骨弱。他劳少逸多，阳气不能正常运动，所以阳气就不能卫外而为固，容易疲劳汗出，受风邪侵袭，再加上自己不注意避风，就更容易被卫风侵袭，阳气不能畅达，成为血痹。"脉自微涩，在寸口、关上小紧"是外面风寒侵袭，出现小紧现象，所以在治疗上，"针引阳气，令脉和紧去则愈"疏通经络，导引阳气。

第二条

"血痹阴阳俱微，寸口关上微，尺中小紧，外证身体不仁，如风痹状，黄芪桂枝五物汤主之"这一条承接上面一条，叙述血痹证的症状，外证是身体不仁，脉象是寸口关上微，尺中小紧，阴阳俱微就是营卫俱微。黄芪桂枝五物汤现在有用于治疗疼痛的，这属于异病同治。这里是用来通阳。这与前面的针法意思是一样的，都是通阳气。

第三条

"夫男子平人。脉大为劳，极虚亦为劳。"这一条是叙述虚劳病的主脉，金匮上所讲的虚劳病有轻有重，或者是一系列的衰弱症状，比如说失眠在这里也属虚劳，虚劳病的症状是以身体衰弱疲劳为特征，轻的重的都是。平人指的是已经有了虚劳的脉象，但症状不突出，叫做脉病形不病。脉大指肾精虚损，真水不能退火所以脉大，这个脉大是没有力量的，因为是肾精虚损，所以叫它为劳，肾虚亦为劳，脾气虚损，谷气不能内充，所以脉极虚。就是说这个人的形态上可能没有病，但在脉象上或者脉大，或者极虚，说明已经是虚劳病了。这条说明虚劳病着重在先天之肾和后天之脾。

第六条

"劳之为病，其脉浮大，手足烦，春夏剧，秋冬瘥，阴寒精自出，酸削不能行"这一条是论述肾精虚损，阳耗虚寒而精自出的虚劳病症。主要讲遗精的病，是由于肾精虚损，阳耗阴寒而精自出。其脉浮大，即虚损，阳浮于外，阴固于内，所以手足烦，春夏剧，秋冬瘥是由于人身体和四时相应，春夏时阳气上升，人身的阳气也外浮，就出现外面愈热，里面愈寒，所以春夏剧，秋冬瘥是说症状好转，不是病愈，秋冬时阳气潜藏，阳气下降，人身的阳气也藏于内，这样外热就减轻了，里面的寒气也减少了，所以秋冬瘥，阴寒精自出，酸削不能行，由于水火不能相交，肾气不能蛰藏，肾失去了蛰藏的作用，所以不能藏精，就阴寒精自出。肾气虚少，不能充固，所以酸削不能行。阴寒精自出是说遗精，是由阴寒引起，酸削不能行是讲症状，指酸软无力，酸削只是指下肢酸痛无力，酸削即酸痛，不能行之。"能"读"耐"。

第七条

"男子脉浮弱而涩，为无子，精气清冷。"脉浮是指阳虚不能内敛，弱是阴弱不能振作，即阳气虚弱，精气清冷，这样当然就无子了，就不能生育了。《诸病源候论》曾提过"丈夫无子者，其精清如水，冷如冰铁，皆为无子之候"这里讲精气清冷不能生育。有前人用当归生姜羊肉汤加附子治疗。

第八条

"夫失精家少腹弦急，阴头寒，目眩，发落，脉极虚芤迟，为清谷，亡血，失精。脉得诸芤动微紧，男子失精，女子梦交，桂枝加龙骨牡蛎汤主之。"这一条从他讲脉象来看，应该分两段来讲，到清谷亡血失精为一段，后面的为一段，因为这里讲了两个脉象，这条本来是讲梦失精的方子，就是梦遗的方子，前一段讲失精，即现代所谓滑精，后一段讲梦遗。失精是阳虚不能外固，阳气虚弱，少腹弦急，即肾阳不足，肝气下陷；阳气不足，清阳不能上升，即目眩，精气虚弱，所以头发脱落，脉极虚芤迟，迟就是阳气不足，芤即血少，所以出现清谷、亡血、失精。后面"脉得诸芤动微紧，男子失精，女子梦交，"因为阳气虚浮，不能为固，所以男子失精，女子梦交。用桂枝龙骨牡蛎汤主之，即桂枝汤加龙骨牡蛎，调和阴阳，偏重阳虚。病在肾，可以影响到肝，肝藏魂，若为病则梦失精、梦交。下一个方子天雄散：天雄三两，白术八两，桂枝六两，龙骨三两，用法是杵为散，酒服半钱匕，日三服，不知，稍增之。放在虚劳一篇，这一条是治阳虚滑精的方子。在无梦时用。

第九条

"男子平人，脉虚弱细微者，善盗汗也。"这是阴阳俱损，卫气不能内交于阴，而外邪为汗，所以出现盗汗。盗汗是睡着了出汗，醒后就停止。这里盗汗并不是阴虚盗汗，而是阴阳俱虚导致的盗汗。由于不断盗汗，津液虚少，引起身体消瘦。

第十条

"人年五六十，其病脉大者，痹夹背行，若肠鸣，马刀侠瘿者，皆为劳得之"老年人，说明精气已衰，其病脉大者，就是前面的脉大为劳，由于精气衰少，不能营养背部，即太阳经脉不能受营养，导致背部麻木不仁，若做或自讲，或肠鸣，或马刀侠瘿，说明这几个症状可能不同时出现，肠鸣，《灵枢》上说中气不足肠为之苦鸣，马刀侠瘿是两个病名，侠瘿就是瘰疬病，侠作夹讲，马刀是生于腋下的瘰疬病，瘰疬病也有虚劳引起的，《灵枢·寒热》寒热瘰疬在于颈腋者，皆何气使生！

第十二节

"脉弦而大，弦则为减，大则为芤，减则为寒，芤则为虚，虚寒相搏，此名为革。妇人则半产漏下，男子则亡血失精。"这里的减声转为紧。

第十三节

"虚劳里急，悸，衄，腹中痛，梦失精，四肢酸疼，手足烦热，咽干口燥，小建中汤主之。"前面讲的都是由于肾的虚损，这一条主要讲虚劳病脾精虚损的证治，但它引起的症状牵扯到五藏，虚劳里急，里急就是腹内拘急，《素问》讲厥阴所至为里急，悸是心跳，衄古代指鼻出血，肺开窍于鼻，因此衄是肺的病。腹中痛，是脾的病，梦失精，肾主藏精，是肾的病，这几个症状是肝心肺脾肾都有症状，由于重点是脾，脾主四肢，所以四肢酸痛，手足烦热，虚损精不足所以咽干口燥，就用小建中汤调阴阳，和营卫，适寒温。小建中汤就是桂枝汤倍芍药，加饴糖为君，这个方子就变成一个甜药。甜者入脾，饴糖就是谷做的，因此可以调饮食，所以桂枝汤和营卫，调阴阳，加饴糖，重加芍药主要是平肝，止痛。这个病是脾精虚损之后影响了五藏，所以治疗从脾以治本，另外就是从五行角度来讲，脾居中央，虚损之后应当治脾，治中央以运四旁，脾转输津液到四旁。小建中汤从方义来说主要是调和阴阳补益脾精，现在临床上治疗十二指肠溃疡，止痛的效果很好。

第十四节

"虚劳里急，诸不足，黄芪建中汤主之。"这个诸不足就包括了更多的症状，这个可以参考《千金方》的内容："疗男女因积冷气滞，或大病后不复常，苦四肢沉重，骨肉酸痛，吸吸少气，行动喘乏，胸满气急，腰背强痛，心中虚悸，咽干唇燥，面体少色，或饮食无味，胁肋腹胀，头重不举，多卧少起，甚者积年，轻者百日，渐致瘦弱，五藏气竭，则难可复常，六脉俱不足，虚寒乏气，少腹拘急，羸瘠百病，名曰黄芪建中汤。又有人参二两"。《千金方》的这些症状可以看做是诸不足里面的，因为这个诸不足比上面虚劳里急的小建中汤的症状多，所以加黄芪，成为黄芪建中汤。黄芪长于补气，所以小建中汤加黄芪治疗这个诸不足。气短胸闷者，加生姜，虚劳病是脾气虚弱，引起气短胸闷是可以的，腹满者，去枣加茯苓一两半，肚子胀的，加茯苓，这个腹胀是中焦有湿，由于有湿，所以也要去大枣，大枣甘甜生湿，所以要去大枣，茯苓以利湿，"及疗肺虚损不足，补气加半夏三两"它还治疗肺的虚损不足，补气加半夏三两，那么半夏补不补气？不补气，所以这里有错误，结合前面"名曰黄芪建中汤。又有人参二两"所以这里应是补气加人参二两，气逆者或者呕者加半夏三两，这里应该是脱了几个字。

第十五节

"虚劳腰痛，少腹拘急，小便不利者，八味肾气丸主之。"这里是虚劳病肾气不足的证治，前面桂枝龙骨牡蛎汤和天雄散是偏于肾精不足的，肾气丸主要是针对肾气不足的，肾居于腰中，故腰痛，肾居于下焦，所以少腹拘急，少腹就是小腹，古代指肚脐以下，同现在所说的少腹不同。肾气不能化，所以小便不利。用肾气丸滋阴助阳以化肾气。这个方子是常用方，消渴篇有个男子消渴，小便反多，也是肾气丸。这里的男子也是房劳过度，以致虚劳，病机都是肾气亏损，因此，都用肾气丸。第一点以六味补阴，以少量桂附温阳，来蒸化阴精，开胸顺气。肾气丸补阴精，光阴不能生长，因此用少量的桂附，温阳化气。这里少量阳药并不能压制住方子的阴性，所以肾气丸不能叫阳八味，也不是补阳的方子，而是补肾气的方子。第二点，地黄，这里是生地，熟地汉代没有。桂，不一定是肉桂，很多人认为是桂枝。因为《金匮》上都把桂枝写作桂。我觉得肉桂也可以，因为这里用作化气，肉桂比桂枝的作用大。所以肾气丸的看法很多，我认为还是滋阴助阳以化肾气，是补肾气的方子。

第十六条

"虚劳诸不足，风气百疾，薯蓣丸主之。"薯蓣是补中气的，也是脾气虚损的方子。是前面的虚劳诸不足兼有风气的方子。风气是什么东西？可以指很多病证，但是风气引起的病证其他原因也可以引起。在《外台》上有一条可以做参考，《外台》杂疗五劳七伤方里面有个大薯蓣丸和这个比较相似。"腰背强痛……补虚益气"里面有24味药，有16味药相同，可以拿来参考。这个方子主要是补脾精，也含有养阴补气祛风的药，所以症状就参考大薯蓣丸所描述的症状。薯蓣就是山药，因为是虚劳诸不足，承接着上面的小建中汤，所以仍然以薯蓣为主，补脾精，因为兼有风疾所以加了风药。

第十七节

"虚劳虚烦不得眠，酸枣仁汤主之"。症状就是不得眠，断句应该是"虚劳，虚烦不得眠"，虚劳和虚烦，虚是一样的，虚劳是个病名，虚烦是个症状，两个虚本质上没有不同。临床上的表现虚烦不得眠就是翻来覆去睡不着觉，但是心里没有什么烦躁，这一条的烦字，不指心里烦，这个烦可以做躁字讲，这个烦本质上是燥扰，面部发热，后来引申到心里有热，有的人晚上睡不着心里并不烦，有的失眠是心里发烦。这里是心里不烦。《诸病源候论》讲大病以后失眠，藏府尚虚，阴气……虚胆冷也，故不得眠，他解释不得眠是阴气虚，阳气不能入于阴，所以产生不得眠，这是讲大病后不得眠的，用温胆汤。他又说"若心烦不得眠者，心热也"。我主要是用这些论述来证明虚劳虚烦不得眠的症状，虚烦不得眠，就是胆冷，我觉得是肝阴不足，但在症状上虚烦和心烦不一样，心里有热，就心里发烦不得眠，虚烦不得眠那就只有烦扰，而无心烦症状。就是只是燥扰不能睡觉，心里并不发烦。临床上来讲，当然可以灵活运用，也可以用于心烦的失眠。这里安神用的是茯苓，茯苓和茯神在张仲景时代是不分的。从现在的临床经验来讲，茯神安神的作用更强，茯苓利小便的作用更强。但是他们还是有相同的作用。现在也用温胆汤加枣仁治疗失眠，主要针对痰浊引起来的。酸枣仁汤是肝阴不足，临床上的症状可能有肝郁症状，比如说口干，脉细，目昏或者多梦。

第十八节

"五劳虚极羸瘦，腹满不能饮食，食伤、忧伤、饮伤、房室伤、饥伤、劳伤、经络营卫气伤，内有干血，肌肤甲错，两目黯黑。缓中补虚，大黄䗪虫丸主之。"这一条是讲瘀血引起虚劳的症状和方治，五劳，说法很多，在《内经》上有个五劳所伤：久视伤血，久卧伤气，久坐伤肉，久行伤筋，久立伤骨，这个五劳不是内经上的五劳，是心劳，肝劳，脾劳，肺劳，肾劳，还有一种说法是志劳，思劳，心劳，忧劳，这里就是笼统地讲因为五劳所伤引起的虚极羸瘦，由于瘀血的阻塞，使营卫不能流行，营养肌肤，所以虚极羸瘦，腹满，应该是病人自己觉得满胀，但看上去不一定满胀，因为淤血阻滞于阴分，血属阴，阴在深部，因此外面看着不满，但是里面确实是瘀的，气机不行，所以病人自己感觉腹满，所以不欲饮食。内有干血，由于血积于里面，精血不能荣养肌肤，所以出现肌肤甲错，不能荣华于两目，就出现两目黯黑，肌肤甲错，不是说皮肤干燥，它不能荣养于肌肤，肯定皮肤干燥，但不一定甲错，即肌肤甲错一定皮肤干燥，但皮肤干燥不一定肌肤甲错，所谓肌肤甲错，就是皮肤上面如鱼鳞错出，临床上这么严重的并不常见。两目黯黑，在哪里黑这里没有说清楚，我觉得应该是两个方面，一个是眼圈周围都是黑的，一个就是白眼珠是青黑色，就是青色比较重。这两个症状都可以出现。缓中补虚是个治疗原则，由于干血出现了虚极羸瘦，腹满不欲饮食，肌肤甲错，两目黯黑，在治疗上要缓中补虚，用大黄䗪虫丸治疗，这是个攻瘀血的药物，通过攻瘀血治愈这个疾病，达到缓中补虚的作用，因为虚极羸瘦，所以要补虚，又因为有干血，所以要破血而不能用人参黄芪去补，通过破瘀，达到缓中补虚的作用。

大黄䗪虫丸方：

大黄十分（蒸）　黄芩二两　甘草三两　桃仁一升　杏仁一升　芍药四两　干地黄十两　干漆一两　虻虫一升　水蛭百枚　蛴螬一升　䗪虫半升

右十二味，末之，炼蜜和丸小豆大，酒饮服五丸，日三服。

（李今庸1979年北京．中医研究院研究生班讲课录音文字整理）

肺痿肺痈咳嗽上气病篇

我们今天讲肺痿肺痈咳嗽上气病篇。

《肺痿肺痈咳嗽上气病脉证治第七》，讨论肺痿、肺痈、咳嗽上气三个病，咳嗽上气以上气为主，凡不属这三个病的范畴，就不是本篇的范围，如痰饮咳嗽病。这里咳嗽上气是肺胀，因为他们的病位都在肺，又都可以出现咳嗽上气的症状，所以三个病合为一篇。为什么痰饮咳嗽不在这篇？因为痰饮咳嗽的病位主要在脾，这个咳嗽上气的主要在肺，尽管痰饮咳嗽也有影响肺的，但就整个痰饮来说，它在脾。

第一条

"问曰……或从便难……此为肺痈。咳唾脓血：……此为肺痈" 这一条，分四段读。

第一段，从开头到"故得之"是说明肺痿的成因，是由于亡津液的关系，上面说了许多因素，"或从汗出，或从呕吐，或从消渴，小便利数，或从便难，又被快药下利"，这个便难，是津液不足的便难，又用了泻药，本来便难就不是阳明燥结的便难，是由于津液不足的便难，又用了下药通大便，重亡津液，呕吐，消渴，小便多或者大便难被快药下利，这些因素都是引起津液虚少，津液不足，就产生虚热，无以濡养肺，肺没有津液濡养，就成为肺痿。

第二段，从"寸口脉数起，至为肺痿之病"止。说明肺痿的脉证。肺痿的脉数，因为津液不足，产生虚热，故脉数，因为津液不足不能入于肺，肺发生枯萎，发为肺痿病，肺叶枯萎，不能输布津液，津液聚集就成为浊唾涎沫，因此就出现咳浊唾涎沫。浊唾，是指稠痰，涎沫就是稀痰。张仲景为什么没说痰？因为汉代还没有痰这个字，后面有痰饮病篇，这个痰是错的，应该是个淡字，以后会讲。《内经》上也没有痰字，上面都是用涕字代替。因为病变在肺，所以咳嗽。

第三段，从"若口中辟辟燥起，到此为肺痈"止，是说明肺痈的脉证。肺痈病，由于风热蓄积于肺藏，伤在血分，风热的病应该是渴的，但由于它未伤在气分，而在血分所以"口中辟辟燥"，而不渴。口中干燥并不饮水。热邪在血分不饮水，伤寒论有一条"阳明病但欲漱水不欲咽者，此病衄"说的就是这个。由于热邪伤肺，所以使肺气郁结，因此咳即胸中隐隐痛，因为他是风热，所以脉数，因为是风热，所以脉滑数。

第四段，末三句，说明肺痿肺痈都有咳唾脓血，和脉数，但是肺痿病是虚热，所以脉虚数，肺痈病是实邪，所以脉实。就是以脉的虚实为辨。这里把咳唾脓血断在下面，作为肺痿肺痈的共同症状。两条理由，一是文献上它断在下面，王叔和《脉经》把后三句作为一条，《千金方》也是把咳唾脓血作为肺痿肺痈的共同症状。二是我曾经遇到一个病人，是肺痿就有咳唾脓血的症状。

第二条

问曰"病咳逆，脉之何以知此为肺痈？……"这一条是说明肺痈病由于风热蓄结不解而成的，讲肺痈的病因病机。"脉之"，就是诊之，因为金匮很多地方以脉论病机，"有脓血，吐之则死"因为肺痈禁用吐法，"寸口脉……吸而不出"寸口脉微而数，是说微则为风，风的脉象本来是浮或缓，这里出现微脉是因为风邪进入血脉之中，因此不见浮缓而见微，所以微则为风，风邪疏泄，所以说微则汗出，数是主热的，热入于内，外反无热，所以说数则恶寒，后面"风中于卫，呼气不入……吸而不出"因为风热的邪气进入肺的血脉之中，影响呼吸，"风伤皮毛，热伤血脉"，风伤于表，热入于里，实际上两个邪气一起进，先进入卫分，然后就进入血脉之中。热过于荣的过字，当个到字讲，风热的邪气伤肺，因为他开始伤在皮毛，皮毛内舍于肺，所以邪气从皮毛而进入肺，进入肺后，就咳嗽，风热壅塞"口干喘满，咽燥不渴"。"多唾涎沫"，因为津液从热化，所以出现浊痰，"时时振寒"就是热邪深入，伤于肺，肺气不能荣养于皮毛而时时振寒。热邪进入血脉中"血为之凝滞，蓄结痈脓，吐如米粥"就是热伤血脉，血脉受伤血液行走不利出现凝滞，凝滞后风热的邪气煎熬，腐败气血，所以他蓄结成痈脓，"吐如米粥"。"始萌可救，脓成则死"是说肺痈病的形成，开始形成可以治疗，脓成则死这句话不可靠，临床上肺痈已经成脓后不一定死亡。《千金方》上是脓已成则难治，这个比较合理。

第四条

"上气喘而燥者，属肺胀，欲作风水，发汗则愈。"这个肺胀主要是由于外邪激动内饮所引起，里面素有痰饮，外邪把内饮激动，上犯于肺，引起肺气上逆，出现上气，喘息。这里上气做病症的名词用。因为上气躁动不安，由于是外邪，故这一条是讲肺胀第六条的。

"咳而上气，喉中有水鸡声，射干麻黄汤主之"这里讲上气，就是指哮喘病，喉中水鸡声，因为喉中阻塞，呼吸冲动痰涎，引起喉中痰有声音，用射干麻黄汤治疗，外散表邪，内降水饮，这个方里，麻黄散表邪，射干，紫菀，款冬花降肺气，细辛在这里陪五味子用，治咳嗽。张仲景凡用五味子都配细辛或干姜。五味子收敛，和细辛同用才能治咳嗽。生姜半夏降水饮。这是上气病的主方，射干麻黄汤不偏于寒热，临床上凡是咳喘都用射干麻黄汤。因为有"喉中水鸡声"这个症状。

第八、九条

"咳而脉浮者，厚朴麻黄汤主之。""脉沉者，泽漆汤主之。"这两条，《千金要方》第五"咳而大逆上气，胸满，喉中不利如水鸡声，其脉浮者，厚朴麻黄汤"千金卷方十八第五"复上气，其脉沉者，有上气的症状，且寸口脉沉，胸中引胁痛，胸中有水气，宜服泽漆汤"泽漆汤有几点要说明，一是泽漆，是大戟的苗，是攻水比较厉害的，紫参是什么不太确定，有可能是紫菀。厚朴麻黄汤证也是外邪激动内饮，上泛于肺。因此同样用麻黄以散表邪，用半夏以降内饮，脉沉是水饮内停，可能引起身肿，痰饮和水肿都是水邪，停于内腔就是水饮，静止于皮肤就是水肿，厚朴麻黄汤他是外邪激动内邪上泛，当然也可能出现身肿。

因此肿不能作为区别两者的地方，主要还是脉沉脉浮区别，另外在症状上，一个是咽喉不利如水鸡声，一个是胸痛引胁痛，脉沉，方子里用了人参，就说明外邪不重，主要是内饮上泛，内饮上泛正气不足，饮邪上泛，又阻遏了阳气，郁而发热。所以这个方子用人参，桂枝，黄芩。泽漆汤以泽漆为君，因为泽漆逐水。

第十条

"大逆上气，咽喉不利，止逆下气，麦门冬汤主之。" 这一条一般认为是肺痿病的主方，由于津液大伤，肺卫阴虚，其气大逆，引起上气。因为气逆于上，所以咽喉不利，在治疗上应该止逆下气，以麦门冬汤治疗养阴降逆。从病机来讲是虚热，没有很大的火。咽喉不利，可以是上逆引起喉咙不利，只有是阴虚引起的，有喉咙不利的症状，脉不一定数，麦门冬汤的效果都很好。但如果是饮邪停于胸中，引起咳嗽不利，那就要逐水了。脉虚，口干，咳嗽不利，这样的症状麦门冬汤的效果很好。麦门冬汤的用药，除半夏以外的药都是生津液的，主要是补肺痿，或者说，都是甘药，补脾胃的药。只有半夏是用于降逆。在大量生津药中用温性的半夏没有关系，不会伤津，与麦冬同用，既加强了降逆的作用，用相互配合麦冬合半夏，不至于太滋腻，半夏得到麦冬的配合，不至于太燥。麦冬是用量太大，七升，张仲景从没有这么大的用量，因此怀疑是量错了。可能是三升。

第十二条

"咳而胸满……桔梗汤主之。" 咳而胸满，因为是肺痈病，是风热邪气，壅遏于肺的血脉中，所以胸满。振寒不是表证，是因为肺部化脓，肺气无以荣养于皮毛，皮毛之气不足，发生振寒，振寒作恶寒讲。脉数，因为是风热邪气，风热邪气郁于血脉，所以不渴。用桔梗汤清热排脓。金匮中，肺痈化脓以后，用桔梗汤化脓。外台的附方桔梗白散，所描述的症状和金匮一字不差，但是药只有桔梗一味相同，它用的是贝母和巴豆，他和桔梗汤的区别首先就是病人要体质壮实，因为巴豆是泻药。若体质比较衰弱，只能用桔梗汤慢慢来。这两个方子都有桔梗，说明桔梗是排脓的。

第十三条

"咳而上气……越婢加半夏汤主之。"这个也是上气症，肺胀，所以出现咳嗽上气。其人喘，目如脱状。是指病人感觉不好受，感觉眼睛好像要往外凸。这里和厚朴麻黄汤以及射干麻黄汤一个大的区别就是脉浮大。前面咳而脉浮者厚朴麻黄汤主之，其脉只见浮不见大，脉浮而大，说明热邪，所以用越婢加半夏汤主之。就以麻黄石膏同用。厚朴麻黄汤也是麻黄石膏同用，但他以干姜细辛为主，说明这个是以上气，喘为主症，咳不太重。他有热的症状，所以用了石膏，没有用干姜细辛五味子。

第十四条就不讲了。

总结一下，咳嗽的病，主要是外邪激动内饮，因此在治疗上，就是外散表邪，内降水饮。所以这个方面的方子就多一些了。射干麻黄汤，厚朴麻黄汤，小青龙加石膏汤，越婢加半夏汤，都是外散表邪内降水饮。前面三个方子如何区别？从金匮原文来看，射干麻黄汤有喉中如水鸡声，别的没有。所以现在一看到喉中如水鸡声就射干麻黄汤，其实并不尽然，因为厚朴麻黄汤也有喉中如水鸡声，小青龙加石膏汤同样也有喉中如水鸡声"，因为他们都咳嗽上气。这三个方子都是外散表邪内降水饮，但他们的药物不尽相同，射干麻黄汤作为治疗咳嗽上气的主要方子。因为上气这个病多数是寒邪，且这个方子既没和石膏配合也没和桂枝配合。临床上，这三个方子都是治疗咳嗽上气，因此都有喉中如水鸡声，厚朴麻黄汤和射干麻黄汤比较起来，厚朴麻黄汤有烦躁，因为里面用了石膏，小麦，小麦除烦。小青龙加石膏汤用了石膏，说明有烦躁，同时具备小青龙汤的证。另外从文字上看，小青龙汤心下有水汽。而且与桂枝配合，说明恶寒重。越婢加半夏汤的脉大，说明有热邪。另外小青龙加石膏汤烦躁而喘，有喘的表现。越婢加半夏汤也有喘的症状，厚朴麻黄汤也应该有喘，而且较重，为什么呢？因为它厚朴、杏仁同用，厚朴、杏仁就是专门治喘的。

千金苇茎汤"治咳有微热，烦满，胸中甲错，是为肺痈"这是临床上常用的有效的方子。胸中甲错，就是胸部皮肤甲错。苇茎汤治疗肺痈应该在正化脓或化脓不久的时候，没有到完全虚弱的时候。已经化脓，或化脓很久，用桔梗汤排脓。这一条应该在第十一条"肺痈喘不得卧，葶苈大枣泻肺汤主之"的下面。千金方就是在这一条的下面。因此这两条要联系起来读，这条除了喘不得卧还出现了一身面目浮肿，鼻塞清涕出，这个肺痈不是蓄结痈脓的肺痈。他也是外有寒邪，内有饮邪，外邪引动内邪而发的肺痈，此痈字当作壅。清涕出说明有寒邪，喘不得卧等说明内有饮邪。葶苈大枣泻肺汤是泻肺，不是解表，他鼻塞清涕出，不合适。

肺痈是肺气壅塞不是肺气痈脓，是饮邪上泛肺，引起了肺气壅塞。另外说一点，葶苈大枣泻肺汤泻肺很有效，但是肺气虚一定不能用。

这一篇的三个病肺痿肺痈咳逆上气，病变部位都在肺，所以作为一篇，肺痿是由于多种原因亡津液，津液不能濡养于肺，引起肺痿；肺痿的症状以脉象虚数，口中有浊唾涎沫，治疗以麦门冬汤为主方。另外还有一种虚寒肺痿没有讲，用甘草干姜汤。肺痈病是由于风热邪气蓄结于肺的血脉之中，蓄结痈脓，临床表现以咳吐脓血腥臭，口中辟辟燥，脉滑数。治疗在刚成脓以千金苇茎汤，已经化脓后，身体较弱以桔梗汤排脓。咳嗽上气是以外邪激动内饮所引起，外邪激动内饮上泛与肺引起咳嗽上气，治疗是外散表邪，内降水饮，以射干麻黄汤，厚朴麻黄汤，小青龙加石膏汤，越婢加半夏汤，如果正气较弱，无表邪，脉沉的，以泽漆汤。后面葶苈大枣泻肺汤也是外有表邪，内有水饮，外寒激动内水，咳逆上气，喘鸣上气，用此方以泄肺气。

（李今庸 1979 年北京．中医研究院研究生班讲课录音文字整理）

肺痿肺痈咳嗽上气病篇

痰饮咳嗽病篇

　　所论述的痰饮病有悬饮、痰饮、溢饮、支饮等，篇题所说的痰饮是广义的，指本篇的各种饮病，篇中各节所说的痰饮是狭义的，是四饮中的一种。咳嗽一证，是由于饮邪而引发的，与因表邪及肺痿肺痈咳嗽上气病篇的咳嗽不同，所以这一篇实际上是讲痰饮，咳嗽只是痰饮病的一个症状，痰饮病不一定都有咳嗽。痰，在汉代没有这个字，这个痰，是淡字的演变。东汉许慎有一部专门释字的书《说文》没有记载这个字。说明东汉这个时候还没有痰这个字。在《内经》、《千金翼方》上，痰饮都作淡饮。这个淡字，是水的流动现象，所以它是饮，是痰饮。

第一节

　　"夫饮有四……"这一条就是根据东汉时代当时把饮病分为四种。

第二节

　　"四饮何以为异……谓之支饮。"主要是承接第一节的四饮名目，来详解命名为四饮的原因以及四饮在临床症候上的区别，更详细讨论四饮命名的来源，或四饮在症候上的区别。所以素盛今瘦，是由于津液不能充盈于肌肉，化为饮邪，饮邪走于肠间，沥沥有声，谓之"痰饮"。"痰饮"有人提出可能是个错误，莫思梅（音注）根据《诸病源候论》的留饮候这一条怀疑是留饮，其中有一条说"留饮者，由饮水多，水流走于肠胃间，漉漉有声，谓之留饮"。她认为这个具体的痰饮病，是留饮的错误。这一点，我不以为然，因为证据不足。仅仅因为留饮候这一条断定证据不足，因为《诸病源候论》还有痰饮候，它的条文同《金匮要略》的痰饮候除个别字外几乎完全一样。他说"其人素盛今瘦，水走肠间，漉漉有声，谓之痰饮"，这里只是把沥沥换成了漉漉，这在当时是可以互用的，因为都是拟声词，可以通用。因此，怀疑是留饮，证据不足。"饮后水流在胁下，咳唾引痛，谓之悬饮"，"饮水"，即水邪，本来痰饮病就是水邪分布在各个不同的部位，出现不同的症状，叫不同的名称。水饮流在胁下，阻碍了气机畅通，所以咳唾牵引胁下疼痛，谓之悬饮。悬字和牵字通用，牵引疼痛，就是悬痛，这一条的悬饮根据《诸病源候论》来讲，是暴饮水引起的，他饮水过度，流于胁下引起的。第三个，饮水流行，归于四肢，当汗出而不汗出，身体疼痛，谓之溢饮。《素问·脉要精微论》中"溢饮者，可暴多饮，而溢于肌体肠胃之外也。"这里溢后面是错字，应该是溢入，《诸病源候论》："溢饮，为于大渴而暴饮水，水汽溢于肠胃之外，在于皮肤之间"。据《素问》的话来讲，暴渴多饮，因为渴，喝的很多，这一喝到肠胃里面之后就溢到外面去了，溢于肠外，而寄之于肌肤。这里《金匮要略》的文字就是"归于四肢"，流于四肢，在向外溢，如果汗出，就好了，"当汗出而不汗出"，皮肤紧凑，不能出汗，他不出汗，就阻塞了肌肤的阳气畅通，所以身体疼痛，因为他是"渴暴多饮"，水汽外溢，所以叫他溢饮。"咳逆倚息，短气不得卧，其形如肿，谓之支饮"，支饮是饮气支于胸膈，上泛肺藏，阻塞气道，所以咳逆倚息，所谓"倚息"就是要有所依靠，头靠在那里，不能睡下去，气机阻塞，由于阻塞于气道，因此只能倚卧呼吸，不能平卧，所谓"短气不得卧"，饮气支撑于胸膈，引起了肺卫之气不通，所以出现了"其形如肿"，一般临床上见得首先是眼胞有点肿，当然眼胞肿是放在水气病里面的。由于他是饮邪支撑于胸膈所引起，所以叫做支饮。这个第二节就是这一篇所讨论的痰饮病的主证，或者说是纲，它把痰饮病分为四类，取名水饮病。水饮的邪气留在不同的部位，出现不同的症状，做出不同的命名。那就是饮邪走于肠下，叫痰饮，饮邪流于胁下叫悬饮，饮邪归于四肢皮肤。叫溢饮，支撑于胸膈，叫支饮。

第八节

"夫心下有留饮，其人背寒冷如手大"，"手大"有的本子做"掌大"，这一条只说一下讲留饮，留饮是指饮邪留于身体内，有些书上把他和四饮并列成为五饮，这不对，留饮可以引起四饮里面某种饮病，留饮留在心下，心的阳气通于背，由于饮邪的阻塞，阳气不能行于背，故"背寒冷如掌大"第九条。

"留饮者，胁下痛引缺盆，咳嗽则辄已"这是留饮引起的悬饮，"胁下痛引缺盆"，不仅仅在胁下痛，而且引到肩部的缺盆，胳膊部也疼痛了，这里"已"作"转盛"讲。

第十一条

"膈上病痰，满喘咳吐，发则寒热，背痛腰疼，目泣自出，其人振振身瞤剧，必有伏饮。"这一条讲的是伏饮，留饮是留在身上不去，伏饮是潜伏在体内不去，也是造成四饮的原因，并不是跟四饮并列的另外的饮病。"膈上病痰"这句是错的，应该是膈上之病。"满喘咳吐"，为什么咳嗽会吐呢，因为肺之气是下降的，胃之气也是下降的，肺胃之气，经常连在一起，因为肺，手太阴之脉，起于中焦，中焦，亦并胃中，"发则寒热，背痛腰疼"营卫不和，就发生寒热，但是他的背痛腰疼显然是有外邪影响到太阳经脉。太阳经脉起于目内眦，通过腰背部，所以"目泣自出"。在《脉经》上有个注语，说是"一作目眩"从一般症状来讲，目眩是对的，因为饮邪阻遏，清阳之气不能上注，所以出现目眩。但是从临床来讲，他咳满咳吐；也引得眼泪出来。"其人振振身瞤剧"由于阳气郁而不升，所以"振振"，全身振动。这有点像伤寒论的真武汤症，但没有它重。做肌肉跳动讲。他满喘咳吐，发作的时候发热恶寒，背疼腰疼，目泣自出，振振瞤剧，必定是有伏饮存在。就是伏饮伏留在膈上，这一条，总的来讲是论述膈上伏饮发作的病证，这里讲了伏饮，留饮，就是四饮发作的基础。

第十二条

"夫病人饮水多，必暴喘满，凡食少饮多，水停心下，甚着则悸，微者短气。……"人突然饮水很多，来不及消化，就停到胃里，发生喘满，因为饮邪上泛于心肺，引起喘满。这是饮病暴得的原因。"凡食少饮多，水停心下"这是说饮病渐渐积累而成的，凡是饮食少，说明脾气虚，饮食不消化，但是饮水较多，由于脾气不足，不利于运化，饮水又多，所以脾气就不能运化水饮，水不运化津液，所以就慢慢发生饮病，这是渐集而成的饮病，不是突然来的、饮邪为病，"甚着则悸，微者短气"严重的水气凌心，引起心跳，轻微的阻碍气机，使气不畅通，而发生短气。"脉双弦者，寒也，皆大下后善虚。脉偏弦者，饮也"两个手都是弦脉，是寒，是因为大下以后，引起了阳气虚弱，出现的虚寒。内里阳气虚，所以脉象双弦，脉偏弦者，饮也，饮邪在人身体上的流注，往往是偏着一边，所以脉象只在一边见弦象。这个弦脉以双弦，偏弦来区别寒和饮。

第十五节

"病痰饮者，当以温药和之，心下有痰饮，胸胁支满，目眩，苓桂术甘汤主之。"这里叙述了痰饮病的治疗原则，是说明苓桂术甘汤的主治病症，痰饮病是阳气不运，水饮聚而为饮病，所以当以温药和之，以温阳化饮的方法治疗。温阳化饮的药物治疗，下一条就说明这个问题。

第十六条

"心下有痰饮，胸胁支满，目眩，苓桂术甘汤主之。"饮邪在心下，阻遏气机，支撑于胸胁，因此，胸胁支满，饮邪阻遏清阳不能上升于孔窍，所以目眩，用苓桂术甘汤温阳化饮，这一条是痰饮病的主证，主方，"病痰饮者，当以温药和之"有些书把它当做包括四饮在内的痰饮来看待，但古代是当做狭义的痰饮来讲的，在汉唐时代，都是把这一条作为狭义的痰饮的治疗原则的。

第十七条

"夫短气有微饮，当从小便去之，苓桂术甘汤主之，肾气丸亦主之。"前面讲"食少饮多，水停心下，甚着则悸，微者短气"说轻微者与短气的症状，这里讲"短气有微饮"是一回事，因为他有短气的症状，表明了他有微饮，有微饮者从小便去之，这也表明这个短气的症状还与小便不利的症状并见，如果没有小便不利，就不能"当从小便去之"，微饮如果是支饮，就不一定了，所以这个微饮是从小便去的，一定有小便不利。"苓桂术甘汤主之，肾气丸亦主之"，苓桂术甘汤是温脾化饮，肾气丸是温肾化饮，肾气丸也有小便不利，虚劳篇提到小便不利，少腹悬急，肾气丸主之，这里短气既有苓桂术甘汤又有肾气丸，是不是说短气既可以用苓桂术甘汤又可以用肾气丸？当然不是，那就还有症状，用方测证。苓桂术甘汤主之，一定要有心下悸，肾气丸是温肾化气的，说明至少要有腰痛一证。

第十八条

"病者脉伏，其人欲自利，利反快，虽利，心下续坚满，此为留饮欲去故也，甘遂半夏汤主之。"病者脉伏的下面应该有心下坚满一句，"此为留饮欲去故也"应该在利反快下面，病者因为饮邪存于内，所以脉伏，心下坚满，由于某种原因，阳气通，所以其人欲自利，他自己大便要拉稀，而且拉完以后要舒服一些，这就说明是留饮要去，但是正气不足，阳气不足以化饮气，所以"心下续坚满"，在这种情况下，用甘遂半夏汤来驱逐饮邪。甘遂半夏汤里甘遂半夏多于甘草，甘遂是反甘草的，这里二者同用，十八反并不是要完全遵守的，二者很多地方都一起用。但并不是说十八反就完全没有用，曾经有报道说甘草能增强药物的毒性。我们说二者可以同用，但还是要谨慎点好。半夏降饮，甘草和甘遂相反，利用他的相反来达到相成，里面用点芍药利小便。毒药发挥作用之后，毒性从小便排出去，甘遂单独作为汤剂用两钱、三钱都没有多大的利水作用，没有那么厉害。做散剂作用更厉害。

第十九条

"脉浮而细滑，伤饮。"脉弦数，有寒饮，冬夏难治。脉沉而弦者，悬饮内痛。病悬饮者，十枣汤主之。"脉见沉弦，前面讲过，脉偏弦者，饮也，所谓悬饮内痛就是前面所说的咳嗽引胁痛，用十枣汤攻逐水邪。本条主要是说悬饮的证治。前面"脉弦数，有寒饮，冬夏难治。"这条可能是错的，因为"冬夏难治"解释不通。

第二十三条

"病溢饮者，当发其汗，大青龙汤主之，小青龙汤亦主之。"是溢饮的证治。前面讲到，饮水流行，归于四肢，当汗出而不汗出，身体沉重谓之溢饮，这个溢饮很像水肿。这里的溢饮是暴饮水，水溢于肠胃之外，移于皮肤之中，应该出汗而不出汗所以身体沉重，不出汗就阻遏身体阳气，出现身体沉重。所以治疗上当发其汗，大小青龙汤主之，并不是说一样的症状大小青龙汤都可以治，大青龙汤的主要症状是烦躁，因为里面有石膏，因此溢饮证加烦躁是大青龙汤证，里面郁而微热所以要加石膏清热，小青龙汤与它的一个重要区别是心下有水气。

这里一条病症有两个方子，这个有可能是编《伤寒杂病论》删减本的人弄的，他觉得两个方子的主症差不多，就把它们放到一起了。大青龙汤方子后面，有"汗多者，温粉粉之"大青龙汤吃完后，应该是取微似汗，汗多就出现变证，就要亡阳，所以汗多者要温粉粉之，就是身上打粉，温粉是米粉，炒热的米粉，其他地方提到用粉的也是米粉，温粉是米粉在《千金方》治小儿出汗里面几个方子都用了粉，粉在古代药用大概从战国时代就有了，也做装饰，做化妆品。

第二十四条

"膈间支饮，其人喘满，心下痞坚，面色黧黑，其脉沉紧，得之数十日，医吐下之不愈，木防己汤主之。虚者即愈，实者三日复发，复与不愈者，宜木防己汤去石膏加茯苓芒硝汤主之。"这一条讲支饮的症状和治疗，膈间有支饮，饮邪支撑于胸膈，所以喘满，心下痞坚，面色黧黑是因为饮邪阻遏，阳气不胜，所以面色灰暗，黧黑，其脉沉紧，是因为寒饮内结，因为饮邪弥漫于三焦，所以用吐下的办法不能解决，吐，只能吐出上焦的，泻只能泻出下焦的，木防己汤利大便，木防己是通利大小便的，桂枝化饮，人参以助正气，所谓虚者即愈，主要是指心下痞坚这一个症状，如果痞坚觉得不重，这样就治好了，即虚者即愈，如果是痞坚得很厉害，"实者三日复发"是由于饮邪在里面坚结，因此木防己汤不能立刻解决，所以当时症状轻微一下，马上又复发了，因此，用木防己去石膏加茯苓芒硝汤主之，木防己汤去掉了石膏，加茯苓芒硝来治疗，茯苓健脾利水，芒硝攻坚，把饮邪攻下来，这里面有几个问题，就是木防己汤用石膏的原因，和桂枝同用，应该有烦躁，第二点石膏十二枚鸡子大不恰当，量太大，一枚差不多。

第二十六条

"支饮胸满者，厚朴大黄汤主之"这一条文字应该有脱落。

第二十八条

"呕家本渴，渴者为欲解，今反不渴，心下有支饮故也，小半夏汤主之"。这一条是支饮的证治方法，或者说是支饮的主方。"呕家本渴"这个呕字，跟吐时一样的，我们后来把呕字和吐字分开了，有人说是"有物无声谓之吐，有声无物谓之呕，"我觉得在古代来讲呕和吐根本是一类事情。吐是物从身体出来，叫做吐，呕是形容在吐的时候人的形态，呕吐的病人本来会因为丢失津液而口渴，"渴者为欲解"他口渴说明病要好，因为里面的痰饮吐出来了，这个时候要"稍稍与饮之"喝多了会产生水饮或水肿。要是反而不渴，就说明是心中有支饮，导致呕吐。此时应该用小半夏汤来化心中支饮，散结散水。半夏辛可以散饮邪，他同时可以降逆止吐，生姜在这，一方面是可以控制半夏的躁，一方面也可以降逆止吐。《千金方》上用的是小半夏加茯苓汤，也可以，茯苓可以健脾利水。这里的半夏不是现在用的法半夏，是生半夏洗后的。现在的美尼尔综合征（梅尼埃病）就类似于是饮邪。

第二十九条、第三十一条

"腹满，口舌干燥，此肠间有水气，己椒苈黄丸主之。假令瘦人脐下有悸，吐涎沫而颠眩，此水也，五苓散主之"。按此二条，非指定支饮而立说，大约统言水饮家之条目。

第三十二条

"咳家，其脉弦，为有水，十枣汤主之。"这里开始讲咳嗽，痰饮病不一定都咳嗽，这里咳嗽是痰饮病的一个症状，不断咳嗽，出现弦脉，能用十枣汤么？当然不行，仅仅有这个症状不行，必须是饮致咳，肺痈肺痿肺胀的咳嗽不能用十枣汤，这里讲的咳家，一定是饮气咳，怎么知道是饮气咳？"停滞在胸。水气上冲，肺得此气，便成咳嗽。经久不已，渐成水病。其状不限四时昼夜。遇诸动嗽物即剧，乃至双眼突出，气如欲断。汗出，大小便不利，吐痰饮涎沫无限。上气喘急，肩息，每旦眼肿，不得平眠。此即咳家有水之证也。"这才说明是咳家有水的证据，十枣汤逐水饮从大小便出，这样肺气才能安宁，咳嗽自己就好了。

第三十三条

"夫有支饮家，咳烦，胸中痛，不卒死，至一百日，或一岁，十枣汤主之。"老病支饮的人，饮邪使胸中的阳气受阻，心神不安出现咳嗽，心烦，胸中疼痛。"这样很快就会死亡。因为已经神气不安，胸中阳气严重受阻，很快可能发生猝死。如果不猝死，至一百日，就是说体质还可以时，还是应该十枣汤，不管他是一百日或一年。因为饮邪不去，人就不能安宁，所以还是要用十枣汤。按照金匮的原意说，只要支饮家达到了这么个症状，造成了心神不安，阳气严重受阻，出现咳烦胸中痛，他至一百或一岁，发病时间虽然长了，还是要用十枣汤，不用十枣汤他就有死亡的危险。必须用十枣汤攻逐饮邪，但是必定要注意一下身体是否能够承受。

第三十五条

"咳逆倚息不得卧，小青龙汤主之"。这是支饮的主方，也是内饮外寒的一个主方。因为他前面的症状"咳逆倚息不得卧，其形如肿，谓之支饮"，这里用小青龙汤，把"气短"这个症状省略了，"微者短气，甚者心悸"，就是短气是必然会有的，因为饮邪阻塞影响到呼吸，这条用小青龙汤主之，就说明了是内有饮邪，外又受了寒邪。

第三十六条

"青龙汤下已，多唾口燥，寸脉沉，尺脉微，手足厥逆，气从小腹上冲胸咽，手足痹，其面翕热如醉状，因复下流阴股，小便难，时复冒者，与茯苓桂枝五味子甘草汤，治其气冲。"小青龙汤喝下去之后，出现多唾口燥，多唾，就是吐稠痰，口中干燥，这个有两方面，一方面是好转现象，出现了稠痰，饮邪得之阳化，是好转现象，另一方面，由于这个病的津血不足，这个人服小青龙汤发汗，复伤津血，因此，这个多唾口燥又是肺阴受伤的一个表现。在临床上，就是不吃小青龙汤，病人出现了多唾口燥，肯定这一次痰饮病的发作要停止，要好转，很多咳嗽哮喘的病人，他到最后吐稠痰，他就是好转了，因为他得到了阳热之化，这个多唾口燥本来一方面是好转现象，由于他是津血不足，所以又是肺阴受伤的现象，寸脉沉，尺脉微，手足厥逆，气从小腹上冲胸咽，他就是因为素来津血不足，又发了汗，咳逆倚息不得卧用小青龙汤本来是对症的，由于这个病人素来体质津血虚弱，又吃了小青龙汤发汗以后，引起亡阳，肾气上冲，就出现"手足厥逆，气从小腹上冲胸咽"，"其面翕热如醉状"是肾气上冲的一种表现，肾气上冲，冲上以后又下降，所以"复下流阴股"，这个是肾气上冲于面，冲到一定的程度，又下降到阴股，不回到肾中，所以小便难，他是下流于阴股，没有到肾中，因此不能够中和肾气，因此出现小便难，由于它是饮邪，胸中的支饮阻遏了升降，阳气不能归根，所以时时昏冒，所谓"时复冒者"用茯苓桂枝五味子甘草汤来治疗气冲。治疗气冲，因为它是痰饮病，用了茯苓，去饮邪，桂枝是降冲逆的，《伤寒论》上肾气要冲用的是桂枝加桂汤，茯苓桂枝甘草大枣汤，在全部伤寒中，五味子单独用只有这一个方子，其他的方子，五味子都是和干姜或者细辛或者三者一起用，因为这里是用五味子敛肾纳气，治疗冲气，不在于止咳。

第三十八条

"咳满即止，而更复渴，冲气复发者，以细辛、干姜为热药也。服之当遂渴，而渴反止者，为支饮也。支饮者，法当冒，冒者必呕，呕者复内半夏，以去其水。"桂苓五味甘草去归加干姜细辛半夏汤，这是止咳的方子，"冲气复发者"，这是因为细辛干姜为热药，复耗津液，因此饮气重新复发，因为津液受伤，出现口渴，如果是这样的现象，上头的方子"服之当遂渴"，只要渴重新复发，就说明是干姜细辛这些热药伤害了津液，如果他服了上面这个方子之后不再渴，这就说明里面有支饮，因为支饮一般是不口渴的，要是支饮，按规律来说，阳气不升，头要眩冒，冒就是头里像东西捆着一样，昏，重，由于昏是饮邪上走引起的，所以冒者必呕，必定引起呕吐，这就要在方子里用上半夏，以去其水。用半夏以去水降饮。

总结这一篇主要是讨论广义的痰饮病，咳嗽可以看做痰饮病的一个症状。本篇主要讲的是痰饮病引起的咳嗽，其他原因引起的咳嗽不包括在本篇中。痰饮病的发生原因一般来讲，都是由于脾胃的阳气失常，不能够运化，使饮邪停聚而发生。主要从脾论治。渴暴多饮，食少饮多都是因于脾胃。痰饮病在发病过程中，有些症状如咳嗽，喘满，心悸，短气，吐涎，胁痛，肠间有声并不是全部都出现。这些症状因痰饮所在的部位不同，它所反映的症状就有所差别，正因为它所存在的部位不同，临床上出现的症状有所差别，所以本身就把他分为悬饮，痰饮，溢饮，支饮，就是说饮邪都是中焦所发生。温化是主要治疗方法，根据证的不同采用不同的药，比如说兼有表证的或者流于四肢的应该温而发汗，使水饮从外面泻出，用大小青龙汤，没有表证，水饮只停留在里面的，应该用温化或者利小便的方法，使水饮化津四布，或者从小便排出。用苓桂术甘汤、肾气丸、五苓散、泽泻汤、小半夏汤、小半夏加茯苓汤以及木防己汤等，如果是水饮内结，发汗利小便的方法等力量不够，就应该用温而攻逐，用温药以攻逐饮邪，使水饮从大便里面排出，用十枣汤、己椒苈黄丸、甘遂半夏汤，以及木防己去石膏加茯苓芒硝汤等，痰饮病的所在虽然有在上在下在内在外的不同，治法上也有发汗攻下，利小便的区别，但总体来说，痰饮病的发生一般是由于阳气不能运化水饮，水饮停聚成为饮邪，所以治法上多以温阳为主，即使用的是攻下逐水的方法，它的目的也是为了使饮邪去而阳气通行。

（李今庸 1979 年北京·中医研究院研究生班讲课录音文字整理）

惊悸吐衄下血胸满瘀血病篇

这一篇是论述惊悸、吐血、衄血、下血、胸满瘀血等多种病症，它的病机多数是肝木欲动，心营失调，或者阴血失调，所以合为一篇，心主血肝藏血，所以这一篇与心和肝有关系。这里首先解释一下营和血的关系。血液在经脉里运行叫做营气，血是营气的物质基础，但血不等于营气，只有血在运行的过程中又滋养人体，才叫营气，如果血不运行，就叫瘀血。所以难经上说心主血肺主卫……营卫相随，循环上下，营和环在古代同声通用，所谓营气，就是它不断在人身上循环运行。

第一条

“寸口脉动而弱，动即为惊，弱则为悸。”动脉是说脉见于关上，上下无头尾，蹶蹶然动摇，这里是指动脉见于寸关尺的某一部，其他地方见弱脉，不是说弱和动同见一个部位，惊则气乱，所以动则为惊，因为只有惊引起气混乱，气混乱脉搏就出现动摇的现象。悸是属于里虚，里气虚弱，才引起心悸。他是因惊引起脉动，惊是外来的，因为里气虚弱才出现悸的现象，说明悸是从内来的，悸就是后面说的怔忡。这两个经常连在一起。这两个相互影响，因惊可以致悸，有心悸的人容易受惊，凡受惊，几乎没有不心悸的，凡是有心悸，往往易受惊，就是里气虚弱，不能够适应外界环境，容易受惊。这一条以惊悸的脉象说明了惊悸产生的原因，是脉象出现了既动而弱，就是里气已虚，而又受到外界的干扰，所以出现惊悸。

第二条

“尺脉浮，目睛晕黄，衄未止。晕黄去，目睛慧了，知衄今止。”

这一条是说衄血的舌脉证法，就是舌脉配合诊断衄血的依据，其脉浮，说明肝肾之气上冲，肝气郁热，风火上逆，所以出现目睛晕黄，所谓诸脉者，皆属于目，所以肝肾郁热就引起目睛晕黄，这个晕是指眼睛白眼珠上有黄色，但这个黄是风黄的黄，不是黄疸的黄，是热邪引起的，这个晕是月晕的晕，不是眩晕的晕，风火上冲表明肺气清肃下降失调，就表现在脉浮，目睛晕黄，因此知道风火还没退，如果目睛的晕黄去掉了，就表明风热已退，说明肺的清肃下降之职要恢复，因此知道衄血快要停止了。

第三条

"从春至夏衄者，太阳；从秋至冬衄者，阳明"，主要是指外邪，太阳，是指这个邪从背部太阳经到鼻部成为衄血，阳明是说邪从胸部沿着阳明经脉上行到鼻部成为衄血。这两个都是由于外感邪气伤人引起的衄血，所以《伤寒论》里面只有太阳经和阳明经有衄血。

第四条

"衄家不可汗，汗出必额上陷，脉紧急，直视不能眴，不得眠。"衄家伤血，若发汗血更虚，不能养经脉，就引起只是不能眴，不得眠，汗出必额上陷，脉紧急，我觉得应该断成额上陷脉紧急，额上陷脉，在额角髮际"头维穴"动脉应手处，这里也是诊脉的部位，跳动也看得到。

第六条

"夫吐血，咳逆上气，其脉数而有热，不得卧者，死。"这条是吐血的病人，出现了咳逆上气，因为吐血以后，心血虚少，心主火，心阴不足，不能配阳，心火亢盛，引起虚火刑金，咳逆上气，兼有其脉数而有热的，表明火盛，阴精将竭，阳气无根，因此，不得卧者死。当然现在来说并不是完全不能治，陈修园用二加龙骨汤加阿胶治好了几个病人，二加龙骨汤就是桂枝加龙骨牡蛎汤去掉桂枝加附子、白薇，叫做二加龙骨汤。

第七条、第八条、第九条

"夫酒客咳者，必致吐血，此因极饮过度所致也。""寸口脉弦而大，弦则为减，大则为芤，减则为寒，芤则为虚，寒虚相搏，此名曰革，妇人则半产漏下，男子则亡血。""亡血不可发其表，汗出则寒慄而振"。

第十条

"病人胸满，唇痿舌青，口燥，但欲漱水，不欲咽，无寒热，脉微大来迟，腹不满，其人言我满，为有瘀血。"这一条是讲瘀血的脉证。由于瘀血久滞，血为气之府，气为血之帅，气血相辅而行，由于血瘀滞，气也不能畅通，所以病人胸闷，血瘀不能荣养于口唇，出现唇痿，由于气血瘀滞，出现舌青，舌青包括舌质青和舌质上有青斑或紫斑，后者更常见。瘀血可以出现青紫舌斑，但不是所有的瘀血都会出现青紫舌斑。血瘀则津液不能输布，因此出现口燥，但是血瘀于内，气分没有热，所以虽然口燥但欲漱水，并不想吞下去，所以这个症状在问诊时要区别清楚。在讲肺痈时，讲到口中燥，没有讲到他要喝水，肺痈是风热的邪气郁结于肺的血脉之中，因为他在血分，所以口中燥，但并不想喝水。因为没有表征，所以无寒热，因为血脉瘀滞而脉行迟涩，脉的运行发生了迟涩，所以脉象出现微大来迟，血属阴，瘀血又郁积于阴部，所以腹不满，其人言我满即病人在外表看来并没有胀满现象，病人自己感觉满胀，这是因为瘀血瘀积于内，在深部，因此外面看不到，但是确实里面有瘀积，气血不流通，因此病人感到胀满，所以其人言我满。这一条就基本提出了瘀血的特点，口燥但欲漱水不欲咽，腹不满，其人言我满等，其他的症状都是配合辨别，比如舌青。胸闷也比较常见，临床上很多跌打损伤的病人也会有胸满，很多病人的损伤并不在胸部，但也出现胸满，就是血瘀，肺主全身之气，影响胸部，出现胸满，当然这个胸满要结合一些其他的症状才算瘀血，因为许多其他的病也有胸满，所以这一条主要讲瘀血的脉证，主要突出了瘀血病证的临床特点。

第十一条

"病者如热状，烦满，口干燥而渴，其脉反无热，此为阴伏，是瘀血也，当下之。"这条承接上面一条，论述瘀血脉证补充治疗原则，症状基本上就是上面的，这里只是补充了攻下的治疗方法，如热状就是烦满口干燥，像有热的症状，但实际上没有热。这里讲口干燥而渴，为什么会渴？前面讲的是如热状，并没有说有热，因此这个而渴是错误的，而字应该是不字。应该是口干燥不渴，这种错误在古代文字上很常见，因为这两个字在篆文上很像。其脉反无热，就是说脉没有数的现象，而是出现上一条说的微大来迟的现象，这说明是瘀血阻滞，所以"此为阴伏"，当下之，不是现在用承气汤下，应该是攻下破瘀，应该是下瘀血汤一类，当然临床应用可以很灵活，像血府逐瘀汤，少腹逐瘀汤。但是桃仁承气汤在这里用的话就力量不足，应该说它对瘀血初瘀的效果比较好，因为桃仁破瘀血只对新瘀的效果比较好，对于久瘀的效果就差点。

第十二条

"火邪者，桂枝去芍药加蜀漆牡蛎龙骨救逆汤主之。"这里的火邪，《伤寒论》说"太阳病以火熏之，不得汗，其人必躁，到经不解，必圊血，名曰火邪"。

桂枝救逆汤方：

桂枝三两　甘草二两（炙）　　生姜三两　牡蛎五两（熬）　　　龙骨四两　大枣十二枚　蜀漆三两（洗去腥）

右为末，以水一斗二升，先煮蜀漆，减二升，内诸药，煮取三升，去滓，温服一升。

第十三条

"心下悸者，半夏麻黄丸主之。"这一条很多人是有疑义的，在道理上，主要是中焦的阳气失去运化，津液聚集起来成为水湿，水气凌心，所以心悸，那为什么不用苓桂术甘汤呢？因为这个病水气凌心太久，水气逆久，就化为湿痰，跟暴得的水气不一样，暴得的可以发汗利小便治疗，这种因为逆的太久，化为湿痰，因此就只能用半夏麻黄丸，用半夏逐水饮，用麻黄发阳气，开经络，另外作为丸药；加用蜂蜜，就可以和养中气，化痰涎生阳气。

半夏麻黄丸方：

半夏麻黄_{等分}

右二味，末之，炼蜜和丸小豆大，饮服三丸，日三服。

第十四条

"吐血不止者，柏叶汤主之。"这是吐血利用温法的一个方治。吐血不止说明吐血时间长，量多一些，因为是虚寒所以用柏叶汤温，柏叶是一个苦涩的药物，它微寒祛邪，干姜可以温中，用艾叶可以逐寒调经，也是温药，所以这个方子只有柏叶是微寒的，总体是温。主治是因为脾胃寒湿引起吐血，所以用柏叶汤。马通汁是马的大便用水浇汁所得，马通汁可以导邪下行，所以在温中止泻，调理气血基础上，用马通汁导邪下行。马通汁现在很少用，清代开始主张用童便代替，这一条既然吐血不止，时间也长，那么可能还有别的症状，既然用温法，他的症状至少会出现面色白，另外是中焦虚寒，那应该是色淡，苔白，大便可能稀溏，脉象或缓或迟，这样就区别于下面第十七条。

柏叶汤方：

柏叶　干姜_{各三两}　艾_{三把}

右三味，以水五升，取马通汁一升，合煮取一升，分温再服。

第十五条

"下血，先便后血，此远血也，黄土汤主之。"这一条是远血的方治，实际上还是脾胃的虚寒的方子，按照《金匮要略》的条文，由于脾虚生寒，肝木郁火产生风燥，血冲泻于肠胃之中。

黄土汤就是用灶中黄土，白术，甘草补中燥湿，用地黄阿胶黄芩滋血清热，用附子以温肾摄水，他是因为脾肾的寒湿，重点在脾引起的。之所以叫黄土汤，就是温补脾胃以治下泻，这个方子里面没讲症状，只讲到了先便后血，这个方子的药物，有一个灶中黄土，现在只有偏远的农村才能找到，他一定是要烧柴草得到的灶土，后来也叫灶心土。清代有人主张用赤石脂代替，附子用黑姜碳代替。因为他是脾中寒湿，这两味药可以祛除寒湿。

黄土汤方（亦主吐血衄血）：

甘草　干地黄　白术　附子（炮）　　阿胶　黄芩各三两　灶中黄土半斤

右七味，以水八升，煮取三升，分温二服。

第十六条

"下血，先血后便，此近血也，赤小豆当归散主之。"（方见狐惑中）下血，先出血后小便，说明出血在肛门附近，因此叫近血，用赤小豆当归散主之，就说明是虚热引起的，因为赤小豆可以利湿清热，当归活血润燥，所以现在这个方子用在痔疮下血效果还可以。这是肝脾湿热下陷，瘀腐在肠里，引起下血，因此用赤小豆当归散来利湿清邪热，活血润燥，引血归经以治疗，属清法。这里远血用黄土汤，近血用赤小豆当归散，一个用温法，一个用清法。但是远血和近血的区分并没有这么简单，黄土汤既然是温中的，可能会有四肢不温，苔白脉缓的症状，赤小豆当归散可能出现便结尿黄。

第十七条

"心气不足，吐血，衄血，泻心汤主之。"这一条是吐血衄血用清法的方子，这里大黄黄连黄芩是清热的，心气不足的临床表现在这里没有说，泻心汤证临床的表现有心烦，大便干、燥，脉浮等。

这里对血证的治疗原则基本上就是一个温法一个清法，上焦的柏叶汤温法，泻心汤清法，下焦的黄土汤温法，赤小豆当归散清法。这里吐血要注意，我们现在一见到血证就要把它止起来，这是不准确的，如果是泻心汤证，如果要止，肯定出问题，吐血是没有止法的，若勉强止之，就会后患无穷，血离开了经络，勉强止之，它不能出来了，它既不能出于之外，也不能回经络，它只能停积在体内为瘀血，瘀血不去后患无穷，有可能会引起再吐血，有可能发为痈脓，长大疮。所以一般不能用止法。

泻心汤方（亦治霍乱）：

大黄二两　黄连一两　黄芩一两

右三味，以水三升，煮取一升，顿服之。

这一篇首先用脉象叙述惊悸的必然，并指出吐血，衄血，下血，胸满，瘀血都是由于木火失调导致，虽然症状不一样，但是它的病机是相同的，都是木火失调引起。惊悸的发生多是由于里气亏虚和外有干扰所致，和血证关系也较密切，因为瘀血，血虚都可能引起心悸，心悸表明里气虚就容易受惊。所以用半夏麻黄丸治疗水气凌心。治疗血证，内温里清，活血行瘀，各有法则，寒的就应该温气阴，邪伤里的应该清邪，泻心汤和赤小豆当归散化瘀利血，清热利湿，不使留血为患，瘀血为病虽然没有方子，但提出破血当下之的治则，即攻下破瘀法。

（李今庸 1979 年北京．中医研究院研究生班讲课录音文字整理）